传统文化经典

汤头歌诀

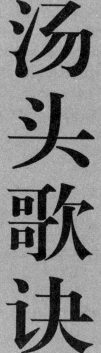

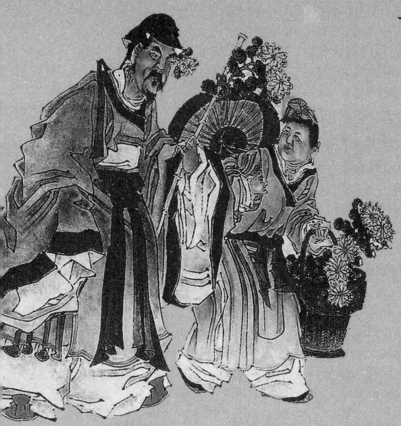

读国学经典 品传世文化

（清）汪昂 何琭◎主编
◎编著

典藏版 精编插图

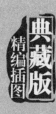

北方妇女儿童出版社

图书在版编目(CIP)数据

汤头歌诀/(清)汪昂编著;何大明等主编.—长春:北方妇女儿童出版社,
2010.1

ISBN 978-7-5385-4341-4

Ⅰ.汤… Ⅱ.①汪…②何… Ⅲ.方歌-汇编

Ⅳ.R289.4

中国版本图书馆CIP数据核字(2010)第011449号

图书策划　刘刚　魏广振

设计制作　腾飞工作室　☎13810585133

装帧设计　创品牌

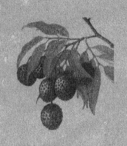

汤头歌诀

编　著	(清)汪昂	
主　编	何琭	
责任编辑	王天明　熊晓君	
出版发行	北方妇女儿童出版社	
地　址	吉林省长春市人民大街4646号	
邮　编	130021	
电　话	0431—85644762	
经　销	全国新华书店	
印　刷	北京龙跃印务有限公司	
开　本	710×1000　1/16	
印　张	23	
字　数	278千字	
版　次	2010年4月第1版	
印　次	2016年7月第6次印刷	
书　号	ISBN 978-7-5385-4341-4	
定　价	36.80元	

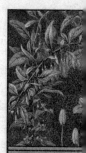

目　录

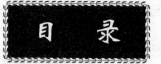

汤剂详解

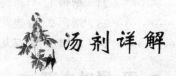

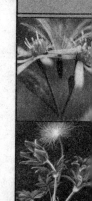

汤头歌诀

1

目 录

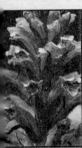

汤头歌诀

三、攻里之剂

四、涌吐之剂

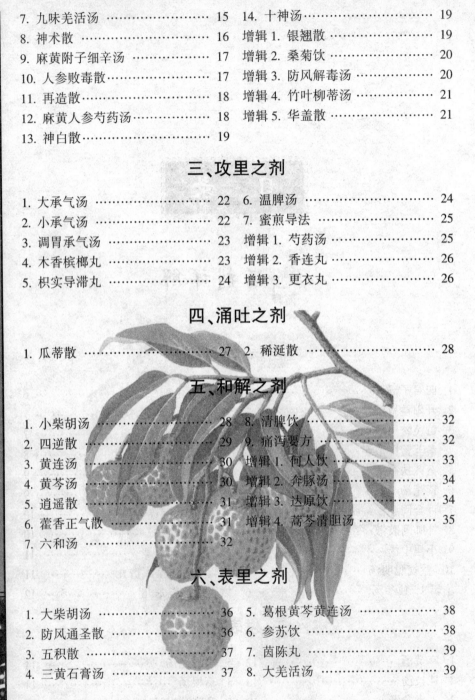

五、和解之剂

六、表里之剂

七、消补之剂

八、理气之剂

九、理血之剂

十、祛风之剂

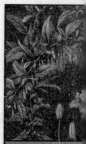

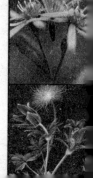

汤头歌诀

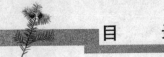

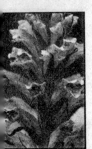

汤头歌诀

十一、祛寒之剂

十二、祛暑之剂

十三、利湿之剂

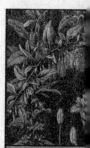

汤头歌诀

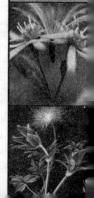

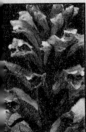

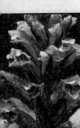

汤头歌诀

二十、经产之剂

二十一、便用杂方

二十二、幼科

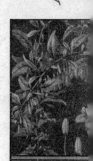

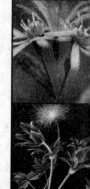

汤头歌诀

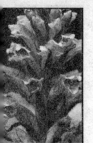

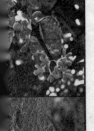

汤头歌诀

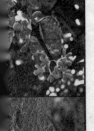

药材详解

一、解表药

二、清热药

三、清热燥湿药

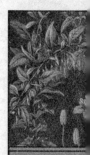

四、泻下药

五、利水渗湿药

六、化湿药

七、祛风湿药

八、理气药

汤头歌诀

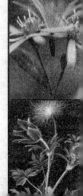

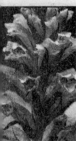

九、活血祛瘀药

十、止血药

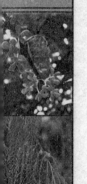

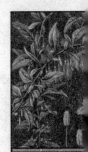

十一、消食药

十二、驱虫药

十三、化咳止痰平喘药

十四、祛寒药

十五、开窍药

十六、平肝息风药

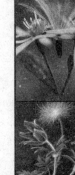

汤头歌诀

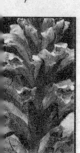

十七、安神药

十八、补虚药

汤剂详解

 一、补益之剂

"补"就是补充,"益"就是增加。用滋补强壮的药物,以补充和增加人体的气血阴阳,治疗因气血阴阳不足而发生的一切病症的方剂,就叫补益之剂。

1. 四君子汤《局方》助阳补气。

【歌诀】

> 四君子汤中和义　参术茯苓甘草比
> 益以夏陈名六君　祛痰补气阳虚饵
> 除祛半夏名异功　或加香砂胃寒使

【白话解说】

本方是宋代《太平惠民和剂局方》(简称《局方》)里的一张方剂,由人参、白术、茯苓、炙甘草四味药等分,研成细末,每次二钱,水煎温服。清代吴谦等编纂《医宗金鉴》时改为人参、白术、茯苓各二钱,炙甘草一钱,加生姜三片,大枣二枚煎服。

本方四味药的药性都比较平和,有助阳补气的作用。适用于一切阳虚气弱、脾虚肺损、面色萎白、言语轻微、四肢无力,脉来虚弱等症状。本方加上半夏、陈皮,叫做"六君子汤",有补气祛痰的作用,适用于阳虚气弱而有湿痰的证候。

宋代钱乙著《小儿药证直诀》把六君子汤去掉半夏,名"异功散",治阳虚气弱而见胃脘饱闷,饮食减少,腹部虚膨的症状。

若六君子汤证再见到呕吐痞闷,胃脘痛,或腹痛泄泻

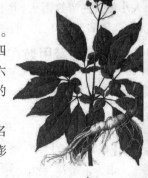

人　参

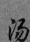

等症状时,是胃虚有寒,应当再加木香、砂仁,名"香砂六君子汤"。本方制成水丸,即"香砂六君子丸",每次服二钱,每日二、三次,开水送下,主治相同。

按:四君子汤是一张补阳气的主方,药性平和,配伍精当,后人在它的基础上变化出许多方剂,这里所介绍的仅仅是最常用的几个。方中的人参,现在一般用党参。

2. 升阳益胃汤(李东垣)升阳益胃。

【歌诀】

升阳益胃参术芪　黄连半夏草陈皮
苓泻防风羌独活　柴胡白芍姜枣随

【白话解说】

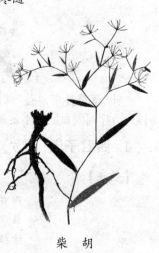

柴　胡

本方由黄芪二两,人参、半夏、炙甘草各一两,羌活、独活、防风、白芍各五钱,陈皮四钱,白术、茯苓、泽泻、柴胡各三钱,黄连二钱,共十四味药组成。每次服三钱,加生姜五片,大枣二枚同煎。有升发阳气,增强脾胃消化的功能,所以叫做升阳益胃汤。适用于平时脾胃虚弱,又见身体酸重,肢节疼痛,口苦舌干,饮食无味,大便不调,小便频数,并且还有恶寒等症状的病人。

脾胃衰弱的人,消化大多不良,饮食物中的营养成分也就不能完全被吸收,所以用六君子(参、术、苓、草、夏、陈)助阳气,强脾胃,消除因为消化不良而产生的湿痰。同时还重用黄芪补肺气以固卫阳,和敛脾阴、调营血的白芍配合,使阴阳气血都受到补益,营卫也得到调和。

脾胃虚弱的人还容易停湿,阴阳气血不足的人抵抗力就差,容易被外邪侵入,所以又用柴胡、防风、羌活、独活等升阳散风和利湿的泽泻来配合治疗。同时还加入小量黄连清热泻火,并且能防止升散太过。所以本方是一首发中有收,补中有散,扶正祛邪的良方。假使小便通利的去泽泻,口不渴的再去茯苓。

3. 黄芪鳖甲散(罗谦甫)劳热。

【歌诀】

黄芪鳖甲地骨皮　艽菀参苓柴半知
地黄芍药天冬桂　甘桔桑皮劳热宜

【白话解说】

本方由黄芪、鳖甲、天冬各五钱,地骨皮、秦艽、茯苓、柴胡各三钱,紫菀、半夏、知母、生地黄、白芍、桑皮、炙甘草各三钱半,人参、桔梗、肉桂各一钱半,共十七味药组成。每次用一两成药加生姜煎服。

本方有补阴阳、益气血、清劳热的功用，适用于气血阴阳皆虚的病人而见五心（即心窝、手心与足心）烦热，四肢无力，咳嗽咽干，骨蒸，自汗或盗汗（睡着了就出汗，一醒汗就止），饮食减少，日晡（下午四五点钟）发潮热等证。

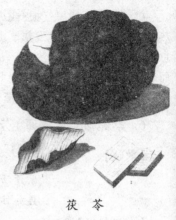

鳖甲、天冬、白芍、生地、知母，可以滋阴补肾，泻肝肺之火，黄芪、人参、肉桂、茯苓、炙甘草，可以益气固卫，补脾肺之虚。再加桑皮、桔梗，泻肺中之热，半夏、紫菀，祛痰止嗽，秦艽、地骨皮，清虚热，除骨蒸，柴胡解肌热，升清阳。所以本方是一张治疗虚劳烦热的良方。

茯苓

4. 秦艽鳖甲散（罗谦甫）风劳。

【歌诀】

> 秦艽鳖甲治风劳　地骨柴胡及青蒿
> 当归知母乌梅合　止嗽除蒸敛汗高

【白话解说】

本方由鳖甲（酥炙）、地骨皮、柴胡各一两，秦艽、当归、知母各半两，共六味药研成粗末，每次用五钱粗末，加青蒿五叶，乌梅五个同煎。治风劳病，见骨蒸盗汗，肌肉消瘦，唇红颊赤，午后壮热，咳嗽困倦，脉来细数等症状，每日早饭前与临睡时各煎服一次。

风劳是感受风邪之后，没有及时治疗，以致风邪传里，变生内热，消气血，日久成劳。所以用鳖甲、知母滋阴，当归补血和血，配地骨皮除骨蒸，止盗汗，病属风邪入里，所以用秦艽、柴胡祛风外出。乌梅酸涩，能引诸药入骨，敛热止汗，青蒿苦寒，有芬芳之气，能引诸药入肝，清热除蒸。若汗出多，再加黄芪一倍，益气固表而止汗。

5. 秦艽扶羸汤（杨士瀛）肺劳。

【歌诀】

> 秦艽扶羸鳖甲柴　地骨当归紫菀偕
> 半夏人参兼炙草　肺劳蒸嗽服之谐

【白话解说】

本方由柴胡二钱，秦艽、人参、当归、鳖甲（炙）、地骨皮各一钱半，紫菀、半夏、炙甘草各一钱，共九味药组成，加生姜三片，大枣一枚煎服。

汤头歌诀

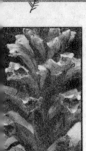

汤头歌诀

　　肺劳是由于忧思气损，或火热伤肺，或肺虚气寒所造成。如见到骨蒸体瘦，潮热(即每日一定时间就发热。虚劳潮热多见于下午)，自汗、咳嗽、声音嘶嗄，四肢倦怠等证时，就应用本方治疗。方中柴胡解肌热，秦艽清骨蒸，鳖甲、地骨皮滋补阴血而退骨蒸，人参、甘草补气，当归和血补血，紫菀、半夏除痰止嗽而治嘶嗄。再加姜枣调和营卫。所以是治疗骨蒸劳嗽，身体日渐羸瘦的良方。

6. 紫菀汤(王海藏)劳热久嗽。

【歌诀】

紫菀汤中知贝母　参苓五味阿胶偶
再加甘桔治肺伤　咳血吐痰劳热久

【白话解说】

　　本方由紫菀、阿胶(蛤粉炒)、知母、贝母各二钱，桔梗、人参、茯苓、甘草各五分，五味子十二粒，共九味药组成，水煎温服。(还有加莲子的，主治相同。)

　　本方用紫菀、阿胶，润肺补肺，消痰止嗽。五味子补肾水，敛肺气。知母、贝母清肺化痰，止血镇咳。人参、茯苓、甘草，补脾益气以保肺。再加桔梗引诸药入肺，增强补肺清热，止嗽化痰的功用。所以治疗肺气大伤，阴虚火旺，肺中热甚，而致久嗽不止，咳血吐痰，少气懒言，胸胁逆满，以及由肺痿变成的肺痈，都很有效。

　　肺痿是肺中热极，肺阴受伤，咳吐涎沫，或痰中夹有血丝。若不及时治疗，肺热愈盛，肺阴愈伤，变成肺痈，而见口中干燥，咳吐腥臭的浊痰，咳时胸中隐隐作痛等症状。总的原因是肺伤气损，阴虚有热。

7. 百合固金汤(赵蕺庵)肺伤咳血。

【歌诀】

百合固金二地黄　玄参贝母桔甘藏
麦冬芍药当归配　喘咳痰血肺家伤

【白话解说】

　　本方由生地二钱，熟地三钱，麦冬一钱半，百合、炒白芍、当归、贝母、生甘草各一钱，玄参、桔梗各八分，共十味药组成，用水煎服。

　　因为肺阴不足，肾水也虚，虚火上炎，而致咽干喘嗽，痰中有血，所以首先用味甘性平的百合，保肺止嗽，生、熟地滋养肾水，补阴清热，再用味甘性寒的麦冬，清热润肺，元参助二地滋肾壮水，贝母润痰化痰，当归、白芍，养血平肝，甘草、桔梗，清肺利咽。方中重用甘寒一类的药物，肺肾双补，使真阴受益，虚火自平，因虚炎而造成的症状，也就自然消失，这是从根本着手的一张良方。本方制成蜜丸，即百合固金丸，每次服三钱，每日二次，开水下，主治相同。

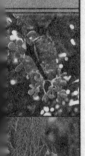

8. 补肺阿胶散(钱仲阳)止嗽生津。

【歌诀】

> 补肺阿胶马兜铃　鼠粘甘草杏糯停
> 肺虚火盛人当服　顺气生津嗽哽宁

【白话解说】

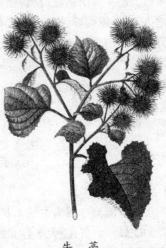

本方由蛤粉炒阿胶一两半，马兜铃、炙甘草、炒鼠粘子(即牛蒡子)各一两，杏仁(去皮尖)七钱，糯米一两，共六味药组成，研为细末，大人每次用一两，小儿每次用一、二钱，水煎服。治疗肺虚有火，咳嗽痰燥，不易咯出，咽中气哽的证候。方用阿胶滋肾水，清肺火，补阴益血，马兜铃清热降火，鼠粘子润肺滑痰，杏仁润肺化痰，降气止咳，甘草、糯米，补益脾胃而保肺。于是能清热顺气、生津润肺燥，使咳嗽和气哽都得以安宁。

牛蒡

9. 小建中汤(张仲景)温中散寒。

【歌诀】

> 小建中汤芍药多　桂姜甘草大枣和
> 更加饴糖补中脏　虚劳腹冷服之瘥
> 增入黄芪名亦尔　表虚身痛效无过
> 又有建中十四味　阴斑劳损起沉疴
> 十全大补加附子　麦夏苁蓉仔细哦

【白话解说】

本方有补虚散寒，温建中脏(脾胃)的作用，所以叫建中。本方由桂枝汤加重芍药的用量，再加饴糖组成。具体方药是芍药六钱，桂枝、生姜各三钱，炙甘草二钱，大枣六枚，饴糖一两，水煎温服。

饴糖甘温，是温补脾胃、止虚寒腹痛的药物，炙甘草、大枣，助饴糖补脾胃之虚，桂枝、生姜，温中通阳，散里寒，芍药敛阴和营，以治阴阳气血都虚、里有虚寒而致的腹中急痛，也适用于虚劳病人感受风寒而不能用发表剂的证候。但本方甘味太重，有呕吐症状的病人不宜服。

本方再加黄芪一两半，叫做黄芪建中汤，是张仲景《金匮要略》里的一张方剂，对表阳虚而身体疼痛的证候很有疗效。

又有十四味建中汤，是《局方》里治疗劳损的方剂，有补益气血、调和营卫的作用。由人参、白术、茯苓、炙甘草、熟地黄、白芍、当归、川芎、炙黄芪、肉桂、附子、半

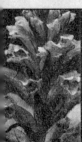

夏、麦冬、苁蓉十四味组成,各等分研成细末,每次用三钱,加生姜三片,大枣一枚,水煎温服。能治阴证以斑(简称阴斑)。它的原因是由于平素肾虚,阴寒太盛,逼迫虚火上炎,熏灼肺脏而成。或者是胃气虚极,虚火浮散在外而成。症状是在手足胸背等部位出现稀疏的淡红色斑点,高出皮肤,像蚊子叮咬引起的小红点一样。这种病比较严重,必须用温补的方法治疗,若误用寒凉,就很容易造成不良后果。

10. 益气聪明汤 (李东垣) 聪耳明目。

【歌诀】

<blockquote>

益气聪明汤蔓荆　升葛参芪黄柏并

再加芍药炙甘草　耳聋目障服之清

</blockquote>

【白话解说】

本方能治疗因为中气不足,清阳不升而造成的目生内障,视物昏花,和耳鸣耳聋的证候。由黄芪、人参各五钱,葛根、蔓荆子各三钱,白芍、黄柏各二钱,升麻一钱半,炙甘草一钱等八味药物组成,研成粗末,每日服二次,在临睡和清晨各用四钱药末煎服一次。

本方所治是由于饮食倦损伤了脾胃,以致心火太盛引起的病证,所以用人参、黄芪、炙甘草,甘温补脾胃,葛根、升麻、蔓荆子,鼓舞胃中清阳之气上行于头目。再加白芍敛阴和血以平肝,黄柏降火以补肾,于是中气得到补益,清阳上升,肝肾受益,耳聋目障的病证都能清除,所以方名叫益气聪明汤。

增辑 1. 独参汤《伤寒大全》专补元气。

【歌诀】

<blockquote>

独参功擅得嘉名　血脱脉微可返生

一味人参浓取汁　应知专任力方宏

</blockquote>

【白话解说】

本方用人参一味,浓煎取汁,能救治突然出血不止,面色㿠白,气短脉微的危证。因为在大量出血,阳气欲脱的时候,必须用大补元气的药物,才能抢救危证。人参性味甘寒,功能大补元气。但必须大量专用,才能显出其效力来。

每次用人参一、二两,煎浓汁,也可用党参或太子参四至六两代替。

增辑 2. 龟鹿二仙胶 (王肯堂) 大补精髓。

【歌诀】

<blockquote>

龟鹿二仙最守真　补人三宝气精神

人参枸杞和龟鹿　益寿延年实可珍

</blockquote>

【白话解说】

本方用龟板八十两,鹿龟一百六十两,枸杞子三十两,人参十五两。先将龟板鹿角漂泡后,用水冲洗,放在锅中分次水煎,取煎出的胶液,煎至胶质尽,去渣。枸杞子、人参,分别用水分次煎,取煎出液,煎至味尽,去渣。然后将上项煎出液合在一起,用小火缓煎,防止焦枯,等煎至稠膏状时,倾入凝胶糟内,待其自然冷凝,取出切成小块,阴干即成。每块重约一钱五分,用酒化服,初由一钱五分,渐加至三钱,每日空心服。治疗一切精神虚弱不足之病,体虚人无病也可服用。

古人说:鹿善通督脉,龟善通任脉,二味最能补人真气。人参能补中气,枸杞能滋阴液,四味合用,气血双补,性味平和,对人身精、气、神都有补益之功,病后虚弱服之可以很快复元,体弱服之可以增强体力。但本方为平和补养之方,治大病急病,须与他方配合方好。

增辑 3. 保元汤(李东垣)温补气虚。

【歌诀】

　　　　保元补益总偏温　　桂草参芪四味存
　　　　男妇虚劳幼科痘　　持纲三气妙难言

【白话解说】

本方是温补阳气的方剂,由肉桂(春夏三、四分,秋冬七八分)甘草(炙)一钱,人参二钱,黄芪(炙)三钱,四味组成,水煎温服。治疗男妇虚劳损怯,元气不足,及小儿出痘,阳气不足,痘难胀起,或浆清稀,皮薄发痒,难灌浆难收敛等证。

人身元气,藏在肾中,即是肾气。胃气由脾胃受水谷生化而出。肺司呼吸,受天地之气,即是肺气,此三气是人身之本。今用人参补肺气,甘草补胃气,黄芪、肉桂温肾气补命门,于是内外上下之气皆得到补益,自然能使因气虚而致的诸证康复。

增辑 4. 还少丹(杨倓)温肾补脾。

【歌诀】

　　　　还少温调脾肾寒　　茱淮苓地杜牛餐
　　　　苁蓉楮实茴巴枸　　远志菖蒲味枣丸

【白话解说】

本方用山茱萸、淮山药、茯苓、熟地、杜仲、牛膝、肉苁蓉、楮实、小茴香、巴戟天、枸杞、远志、石菖蒲、五味子各二两,红枣一百枚(加姜,煮熟去皮核用肉),炼蜜和丸如梧桐子大,每日服二次,每服三钱,淡盐汤下。治脾肾虚寒,身体瘦弱,腰膝酸软,神疲无力,饮食无味,健忘怔忡或遗精白浊,阳痿早泄等证。

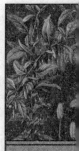

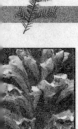

本方用肉苁蓉、巴戟天、楮实、小茴香,温补肾阳,熟地、枸杞,滋补肾阴,阴阳并补,使肾阳不致上亢。又配合杜仲、牛膝,补肾以强腰膝,山药、茯苓、红枣,健脾以助运化,山萸、五味子,涩精以固肾,菖蒲、远志,通心肾以安神,所以,本方有温肾暖脾,涩精止遗的作用,对因肾阳虚衰导致脾阳不足的一系列脾肾虚寒、精亏气少的证候,有较好的疗效。服药后影响食欲的,可加砂仁、木香、陈皮,理气健胃,促进消化吸收的功能,使药力能发挥更好的作用。

增辑5. 金匮肾气丸(张仲景)治肾祖方。

【歌诀】

金匮肾气治肾虚　　熟地淮药及山萸
丹皮苓泽加附桂　　引火归原热下趋
济生加入车牛膝　　二便通调肿胀除
钱氏六味去附桂　　专治阴虚火有余
六味再加五味麦　　八仙都气治相殊
更有知柏与杞菊　　归芍参麦各分途

【白话解说】

本方是治肾阳不足的祖方,由熟地黄八两,山萸肉、淮山药各四两,丹皮、茯苓、泽泻各三两,熟附子、肉桂各一两,共研细末,和蜜作丸,如梧桐子大,每服三钱,淡盐汤下。治疗肾阳不足,腰痛脚弱,下半身常有冷感,小腹拘急,小便不利,或小便反多,以及阳痿精冷、脐腹疼痛等证。

熟地黄、山萸肉,补益肾阴而摄精气,山药、茯苓,健脾渗湿,泽泻泄肾中水邪,丹皮清肝胆相火,而桂附补命门真火,引火归原。于是肾中真阴真阳皆得补益,然后阳蒸阴化,肾气充盈,而诸证自消。

济生肾气丸即本方加入车前子、牛膝,利水的功能更强,所以能治脾肾阳虚,不能制水,因而小便不利、腰重脚肿、腹胀便溏等症。

钱乙将本方减去桂附,名六味地黄丸,专治小儿先天阴虚,及男妇肾阴不足,虚火上炎的证候,如腰酸足软,自汗盗汗,咳嗽发热,耳鸣咽干,以及失血失音等证。

若在六味丸中再加五味子、麦冬,名八仙长寿丸(即麦味地黄丸)治虚损劳热,咳嗽吐血,潮热盗汗等证。若去麦冬,名都气丸,治肺虚劳嗽,甚至喘不得卧。

六味丸加枸杞子、菊花,名杞菊地黄丸,治肝肾阴虚,目眩畏光,久视昏暗,迎风流泪等症。

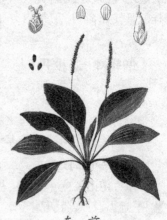

车前

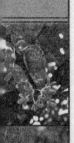

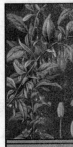

六味丸加知母、黄柏,名知柏地黄丸,治阴虚火旺,骨痿髓枯,咽痛虚烦,骨蒸盗汗等证。

六味丸加当归、白芍,名归芍地黄丸,治肝肾阴虚,相火内动,头眩耳鸣,午后潮热,或两胁攻痛,手足心热等症。

六味丸加人参、麦冬,名参麦地黄丸,治肺肾两亏,咳嗽气喘,内热口燥等证。

总的来说,六味地黄丸是补肾阴的祖方,后世加减颇多,这里的举的只是比较常用的几个,都做成蜜丸,每服三钱,每日二次,淡盐开水送下。

增辑 6. 右归饮(张景岳)温补肾命。

【歌诀】

> 右归饮治命门衰　　附桂山萸杜仲施
> 地草淮山枸杞子　　便溏阳痿服之宜
> 左归饮主真阴弱　　附桂当除易麦龟

【白话解说】

本方用熟地一至二两,山药二钱,山茱萸一钱,肉桂一、二钱,附子一至三钱,枸杞二钱,炙甘草一、二钱,杜仲二钱八味药组成。治疗一切命门火衰,气怯神疲,饮食减少,腹痛腰酸,大便溏薄,阳痿等证。

本方为肾气丸去茯苓、丹皮、泽泻治水之药,加入枸杞、杜仲、甘草等扶阳之品,使水火平补之方,变为专门补火之剂,所以用于因命门火衰所引起的一切病证都有良好的效果。

左归饮是右归饮减去杜仲、肉桂、附子、加茯苓治疗肾阴不足,虚火上炎,腰酸遗精,口燥盗汗,也就一般说的真阴亏的证候。

右归饮和左归饮的分别,也正如肾气丸和六味地黄丸一样,一是益火之原,也就是补右肾命门火,所以名为右归,二是壮水之主,也就是补左肾真水,所以名叫左归。

按:景岳原方,左归饮的药味经右归饮少桂、附、杜仲,无龟、麦,有茯苓,方只六味,和歌诀中说的不同,今据原书改正如上。

增辑 7. 当归补血汤(李东垣)血虚身热。

【歌诀】

> 当归补血有奇功　　归少芪多力最雄
> 更有芪防同白术　　别名止汗玉屏风

【白话解说】

本方用当归二钱,黄芪(炙)一两,水煎服。治疗血虚发热,肌热面赤,脉大而虚。

血实则身凉,血虚则身热。当归味甘南厚,能滋阴养血,黄芪味甘而薄,能补益阳气。然而有形之血不能自生,必须得阳气的温煦而后才能生,即所谓阳生阴长,本方黄芪五倍于当归,而补血的功效很强,就是这个道理。

玉屏风散用黄芪六两,防风、白术各二两,共研细末,每服三四钱,用黄酒调服。对于卫虚表不固而自汗不止,或气虚感受风邪,自汗不止等证,有补气益卫,固表止汗的功用。因本方能补气固表,好像屏风能挡住风邪不使侵袭人体一样,所以有玉屏风的方名。

增辑8. 七宝美髯丹(邵应节)补益肝肾。

【歌诀】

> 七宝美髯何首乌　　菟丝牛膝茯苓俱
> 骨脂枸杞当归合　　专益肾肝精血虚

【白话解说】

本方用何首乌大者赤白各一斤(九蒸九晒),菟丝子(酒浸蒸)、牛膝(酒浸蒸)、当归、枸杞子、茯苓各半斤,补骨脂四两(黑芝麻拌炒),七味共研细末,蜜和作丸,如梧桐子大,每服三钱,用淡盐汤或酒送下。治肝肾阴亏,气血不足,消渴、小便淋沥、遗精、崩带以及羸弱、周身痿痹等证。

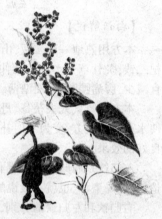

何首乌涩精固气,补肝坚肾。茯苓补心气而渗湿,牛膝补肝肾而强筋骨,当归、杞子,养血补肝,菟丝子、补骨脂助阳益肾,所以本方是专门补益肝肾,滋养精血的良方。精血足则须发美,故有美髯之名。

何首乌

增辑9. 补心丹《道藏》宁心益智。

【歌诀】

> 补心丹用柏枣仁　　二冬生地与归身
> 三参桔梗朱砂味　　远志茯苓共养神
> 或以菖蒲更五味　　劳心思虑过耗真

【白话解说】

本方用柏子仁(炒研去油)、酸枣仁(炒)、天冬(炒)、麦冬(炒)、当归身、五味子(炒)各一两,生地四两,人参、元参(炒)、丹参(炒)、桔梗、远志、茯苓各五钱,共研细末,蜜和为丸,弹子大(每丸重三钱),朱砂为衣,临卧用灯芯汤送下一丸。(一方无五味子,有石菖蒲四钱)。治思虑过度,耗伤心血,怔忡健忘,大便不利,心烦不寐,口舌生疮等证。

心血不足则心火亢炎，所以用生地、元参补水以制火，丹参、当归补心血，人参、茯苓补心气，天冬、麦冬清上炎之火，五味子收敛心气，远志、柏子仁、酸枣仁清心养神，朱砂入心泻火安神，桔梗载药上行，于是心血渐足，虚火平息，自然神志安宁，怔忡健忘均除，而能熟睡。

用菖蒲去五味子，是嫌五味子酸敛，而取菖蒲的通心气，同远志配合还能交通心肾。宜于健忘甚而不能入寐的证候。

本方治疗心血虚而有热的心悸、健忘、失眠，有良好效果，是比较常用的成药，临床也可作为汤剂用。

增辑 10. 虎潜丸(朱丹溪)脚痿。

【歌诀】

　　　　虎潜脚痿是神方　　虎胫膝陈地锁阳
　　　　龟板姜归知柏芍　　再加羊肉捣丸尝

【白话解说】

本方用虎胫骨(酥炙)一两，牛膝(酒蒸)、陈皮、白芍(炒)各二两，熟地三两，锁阳、当归各一两半，知母(盐酒炒)、黄柏(盐酒炒)各三两，龟板(酥炙)四两，干姜一两(春夏秋季不用)，共研细末，用羯羊(被阉的公羊)肉煮烂，捣和药末作丸，如梧桐子大，每服五、六十丸(三钱)，淡盐汤送下。治疗精血不足，脚膝痿弱，不耐步履。

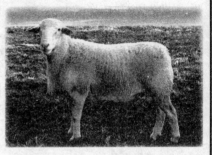

羊

脚痿是因肝肾阳虚，精血不足，筋骨不强，所以用知母、黄柏、熟地、龟板，滋阴壮水而泻火，当归、白芍、牛膝，养血补肝而强筋，虎骨健骨，锁阳益精润燥，陈皮利气，干姜通阳，羊肉大补精血，于是精血受益，肝肾得补，而筋骨自然强健，脚痿也就恢复了。

增辑 11. 河车大造丸(吴球)大补真元。

【歌诀】

　　　　河车大造膝苁蓉　　二地天冬杜柏从
　　　　五味锁阳归杞子　　真元虚弱此方宗

【白话解说】

本方用紫河车一具，牛膝、淡苁蓉、天冬、黄柏(盐水炒)、五味子、锁阳、当归各七钱，熟地黄二两，生地、枸杞子各一两五钱，杜仲一两，共研细末，做丸如梧桐子大，每服三钱，开水送下。治真元虚弱，精血衰少的虚损劳伤。

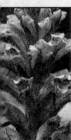

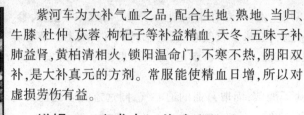

紫河车为大补气血之品,配合生地、熟地、当归、牛膝、杜仲、苁蓉、枸杞子等补益精血,天冬、五味子补肺益肾,黄柏清相火,锁阳温命门,不寒不热,阴阳双补,是大补真元的方剂。常服能使精血日增,所以对虚损劳伤有益。

增辑 12. 斑龙丸　补益元阳。

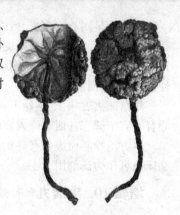

紫河车

【歌诀】

> 斑龙丸用鹿胶霜　苓柏菟脂熟地黄
> 等分为丸酒化服　玉龙关下补元阳

【白话解说】

本方用鹿角胶、鹿角霜、茯苓、柏子仁、菟丝子、补骨脂、熟地各等分,六味研成细末,用酒将鹿角胶溶化,和药作丸,如梧桐子大,每服六、七十丸(二至三钱)用温酒送下。治元阳衰惫,虚惫、虚损、阳痿。

鹿又名斑龙,其角制成霜胶后最能补精生血而益元阳,配以菟丝子、补骨脂助肾阳,熟地补肾阴,柏子仁养心脾,茯苓益心气而渗湿,使补而不壅。常服则元阳充盛,精神强健。但阴虚有火者忌服。

二、发表之剂

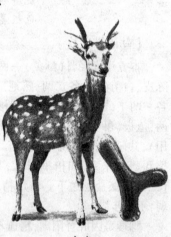

鹿角

发就是发散,表就是肌表。利用具有发散作用的药物,使停留在肌表的外邪能从皮而出的方剂,就叫发表剂。由于表证有表寒、表热两种,所以发表之剂也分辛温、辛凉两种。又因为人的体质有虚有实,所以发表剂有时在发散中还需加入适当的补益药。

1. 麻黄汤(张仲景)寒伤营无汗。

【歌诀】

> 麻黄汤中用桂枝　杏仁甘草四般施
> 发热恶寒头项痛　伤寒服此汗淋漓

【白话解说】

本方由麻黄(去节)三钱,桂枝二钱,杏仁(去皮尖)三钱,炙甘草一钱,四味药组成,水煎分三服。适用于外感寒邪,邪气在表,恶寒发热,头痛身痛,腰痛,骨节痛,无汗而喘,舌苔白,脉浮紧,也就是《伤寒论》说的太阳伤寒证。

麻黄辛温,有发汗散寒邪的作用,是本方的主药,所以用它做方名。桂枝也是辛温药,能引营分的寒邪,透出肌表,随汗而解。杏仁苦温,有降气平喘和润肺解表的作用。炙甘草甘温,益气和中,还有轻微的解表作用。所以四药配合在一起,就能由发汗驱除在肌表的寒邪。但是,汗是人体津液所化,倘若过分大汗反能伤人。所以《伤寒论》服麻黄汤后有复取微似汗的规定。书中又有汗多亡阳的告诫。因此歌诀所说"伤寒服此汗淋漓"的淋漓是为了顺口好读,不应当认为是服麻黄汤后的正常现象。

2. 桂枝汤(张仲景)风伤卫有汗。

【歌诀】

> 桂枝汤治太阳风　　芍药甘草姜枣同
> 桂麻相合名各半　　太阳如疟此为功

【白话解说】

本方是《伤寒论》治太阳中风的方剂。由桂枝、芍药、生姜各三钱,炙甘草二钱,大枣三枚,共五味药组成,水煎分三次温服。太阳中风,就是通常所说的外感风邪在表的证候,症状是发热,头项强痛,恶风自汗,或者恶寒,还可能见到鼻鸣干呕的现象。因为自汗是表虚,所以不用麻黄。

本方以解肌和营卫为主。解肌就是用发汗力轻的方法来解除肌表之邪。所以用桂枝解肌散风以调卫气,芍药敛阴以调和营血。再加炙甘草和中益气,生姜散寒止呕,大枣养脾益阴。于是营卫和、风邪去、发热恶风自汗等证候也就消除。桂枝汤与麻黄汤在治疗上主要的区别是病人有汗与无汗。古人曾说:"有汗不得用麻黄,无汗不得用桂枝",就是指桂枝汤与麻黄汤两张方剂而言的。但也有时需要把麻黄汤和桂枝汤各一半合成"桂枝麻黄各半汤"。治疗太阳病(就是外感风寒的表证)发热恶寒,热多寒少,像疟疾一样,但无呕吐证候。服后出小汗,病就会痊愈。

3. 大青龙汤(张仲景)风寒两解。

【歌诀】

> 大青龙汤桂麻黄　　杏草石膏姜枣藏
> 太阳无汗兼烦躁　　风寒两解此为良

【白话解说】

本方由麻黄(去节)四钱,桂枝、炙甘草二钱,石膏五钱,杏仁(去皮尖)三钱,生姜三钱,大枣四枚,共七味药组成,水煎分三次温服,是一张发汗力量很强的方剂。主要治疗外感风寒,身体疼痛,发热恶寒,汗不得出,而且烦燥。所以用麻黄、桂枝

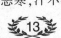

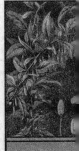

汤头歌诀

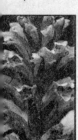

发汗解表,配合杏仁宣肺解表,甘草和中益气,姜枣调和营卫。由于有因为汗不得出、郁热在里而发生的烦燥症状,所以再加辛甘而寒的石膏,清热解肌而除烦燥。

本方特点是重用麻黄与石膏相配,原因就在于风寒太重,肌表被困,毛孔闭塞,非用大力不能发汗解表,而郁热在里,已见烦燥,单纯用辛温发汗,容易造成发汗太过而伤正气,或者是亢热太甚,汗仍旧不得出的副作用,所以麻桂合用,再配石膏。假如有汗,虽见烦躁也不可误用。

4. 小青龙汤(张仲景)太阳行水发汗。

【歌诀】

小青龙汤治水气　喘咳呕哕渴利慰
姜桂麻黄芍药甘　细辛半夏兼五味

【白话解说】

本方治疗既有外感风寒的表证,而又有水饮停在心下的里证。它的主要作用是发汗解表,驱除在表的风寒,温化水饮,消除因水饮而引起的喘咳等症状,所以适用于发热恶寒,无汗,头痛身痛,喘咳痰多,痰稀白而粘,有泡沫,或渴或哕或呕吐,或大便不利,或小便不利等。方由麻黄(去节)、芍药各二钱,细辛、干姜各五分至一钱,炙甘草、桂枝各二钱,五味子五分,半夏三钱,共八味药组成,水煎分三次温服。

麻黄、桂枝,发汗解表,细辛、干姜,温里行水,半夏去水饮而平逆气,再配芍药、五味子,收敛肺气,使风寒与水饮皆除,而肺气不伤,是除饮解表的良方。

5. 葛根汤(张仲景)太阳无汗恶风。

【歌诀】

葛根汤内麻黄裹　二味加入桂枝汤
轻可去实因无汗　有汗加葛无麻黄

【白话解说】

本方是由桂枝汤(本方桂枝用二钱)再加入葛根三钱,麻黄(去节)三钱组成,水煎分三次温服。有解肌发汗的作用,能治疗外感风寒,出现恶寒发热,项背强急,无汗,脉浮紧等症状。

北齐徐之才在《十剂》中说:"轻可去实,葛根、麻黄之属。"意思是葛根、麻黄等轻扬发散的药物,可以驱除在表的实邪。这里是因为风寒已伤了筋脉中的津液,而见到项背强急不能舒展的症状,所以在桂枝汤的基础上,加入甘辛而平的葛根,鼓舞胃气,生津解肌,既帮助桂枝汤解表邪的作用,又恢复了津液,可见葛根是为解除项背强急而用的。至于加入麻黄,是因为无汗的表证,须要发汗才会解除,所以用麻黄来增强本方发汗的力量。假使见到恶风发热,项背强急,有汗,脉浮缓时,那就只是用桂枝汤加葛根,不用麻黄,叫做桂枝加葛根汤(也是《伤寒论》里的方剂)。

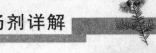

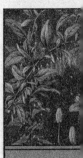

6. 升麻葛根汤(钱仲阳)阳明升散。

【歌诀】

升麻葛根汤钱氏　　再加芍药甘草是
阳明发热与头痛　　无汗恶寒均堪倚
亦治时疫与阳斑　　痘疹已出慎勿使

【白话解说】

本方由升麻、葛根、芍药、炙甘草,共四味药等分组成,研为粗末,每服四钱,水煎温服。有升阳散邪,解毒透疹的作用,能治足阳明胃经感受风寒而致的发热恶寒,头痛身疼,无汗口渴,目痛鼻干,以及阳证发斑、发疹和时疫等证。

按:阳证发斑(简称阳斑)就是头面胸背四肢都出现红色斑点,高出皮肤,小的如芝麻,大的如芡实,轻的各自分清,重的连成一片。是由于感受时气温毒,热毒蕴结在胃而起。在初起有头痛身热等表证出现时才可用升麻葛根汤治疗。若斑点已见,就须用清热凉血败毒的方法治疗,本方决不可再用。

时疫,是指某一时令流行的某种传染病。凡是症状与前面所说的一样,就可用本方治疗。不然,就不能使用。

痘就是天花,疹包括麻疹、瘾疹。当将出末出之时见到上述表证的可使用本方治疗。若已透现于皮肤就不可使用。

本方所以能治疗上述证候,是因为升麻、葛根可以升散阳明经的表邪,炙甘草益气安中,调和卫气,芍药酸敛益阴,调和营血。而升麻、甘草还有解毒作用,所以适用于病邪在足阳明胃经而出现的表证。

7. 九味羌活汤(张元素)解表通剂。

【歌诀】

九味羌活用防风　　细辛苍芷与川芎
黄芩生地同甘草　　三阳解表益姜葱
阴虚气弱人禁用　　加减临时在变通

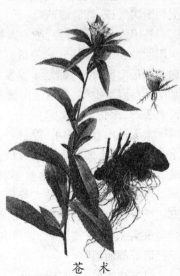

苍术

【白话解说】

本方又名羌活冲和汤,是由羌活、防风、苍术各一钱半,细辛五分,川芎、白芷、黄芩、生地、甘草各一钱,共九味药组成,加生姜三片,葱白三茎煎服,有解散三阳经(太阳、阳明、少阳)外感风寒的作用。

本方主治四时感冒而出现憎寒壮热,头痛身

汤头歌诀

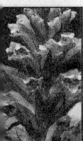

痛,项痛脊强,呕吐口渴,无汗等症状。主要是通过羌活、防风、细辛、川芎、白芷、苍术等辛温发汗,驱风散寒。而羌活、川芎、白芷、细辛又能解除风寒引起的头痛,防风、苍术能解除因风寒湿气引起的身痛。又因口渴是肺中有热,所以用黄芩清泄气分之热,生地清泄血分之热。甘草在这里起调和诸药的作用,姜葱是通阳解表的药物,可以加强本方解表的作用。因为本方辛温发散的力量较强,虽有少量苦寒的黄芩和甘寒的生地,协助清热,缓解辛燥的烈性,但对素质阴虚气弱的病人是不适宜的。同时在具体应用时,必须根据病情进行适当的加减变化。

8. 神术散《局方》散风寒湿。

【歌诀】

神术散用甘草苍　　细辛藁本芎芷羌
各走一经祛风湿　　风寒泄泻总堪尝
太无神术即平胃　　加入菖蒲与藿香
海藏神术苍防草　　太阳无汗代麻黄
若以白术易苍术　　太阳有汗此为良

【白话解说】

这首歌诀共讲了三个神术散。头四句是讲《局方》神术散。由苍术二两,川芎、白芷、羌活、藁本、细辛、炙甘草各一两共七味药研成细末,每次用三钱加生姜三片,葱白三寸同煎温服。对于感冒风寒湿邪,头痛无汗,发热恶寒,鼻塞声重,身体疼痛,咳嗽头昏,以及大便泄泻等证,都能够治疗。

苍术入足太阴脾经,细辛入足少阴肾经,川芎入足少阳胆经和足厥阴肝经,羌活、藁本入足太阳膀胱经,白芷入足阳明胃经,都是辛温发散、驱风胜湿的药物,加上甘草温益中气,姜葱通阳解表,合起来就是一个发汗解表的方剂。

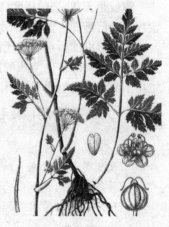

藁本

太无神术散由苍术、厚朴各一钱,陈皮二钱,炙甘草一钱半(以上四味就是平胃散,见后消补之剂)和菖蒲、藿香各一钱半组成,水煎温服。主要是治疗时行不正之气所引起的憎寒壮热,周身疼痛,或头面轻度肿大等证。因为时行不正之气从口鼻而入,传入阳明胃经,邪正交争,才见到上述证候,所以用苍术升阳发散,燥湿解郁,辟除秽浊恶气,厚朴燥湿散满,陈皮理气调胃,甘草和中解肌。加上藿香、菖蒲的芳香通窍,解表化湿,于是诸证都能消除。

海藏神术散,又叫神术汤。由苍术、防风各二两,炙甘草一两,加葱白、生姜同

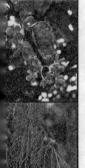

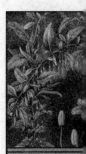

煎温服。治内伤冷饮,外感寒邪,恶寒无汗的证候。比麻黄汤缓和,但也能解除在表的寒邪。

若将白术换苍术,不用葱白,叫做白术汤,可治内伤冷饮,外感风邪,发热有汗的证候。

因为苍术能发汗,白术能止汗,所以这两个方剂应用时的区别就在于有汗和无汗。

太无即罗太无,海藏即王海藏,是古代名医。

9. 麻黄附子细辛汤(张仲景)少阴表证。

【歌诀】

> 麻黄附子细辛汤　　发表温经两法彰
> 若非表里相兼治　　少阴反热曷能康

【白话解说】

本方是治疗少阴病初起,反发热,脉沉的方子。由麻黄(去节)二钱,细辛一钱,炮附子三钱,共三味药组成,水煎温服。

少阴病,就是"脉微细,但欲寐"(即精神不振,想睡觉而睡不着)。这是病人平素肾阳虚,又被寒邪侵袭所致。但是少阴病不发热,现在有发热的表证。表证应该脉浮,而现在是脉沉。这就说明了既有太阳的表寒,又有少阴的里寒,非用表里兼治的方法,不能恢复健康。因此用麻黄发散太阳能的表寒,细辛温散少阴的里寒,再加炮附子助阳温肾,通散表里之寒。这种发表和温经并用的方法,可以相得益彰,是治疗少阴病而有表证发热的方法。

10. 人参败毒散(朱肱)暑湿热时行。

【歌诀】

> 人参败毒茯苓草　　枳桔柴前羌独芎
> 薄荷少许姜三片　　四时感冒有奇功
> 去参名为败毒散　　加入消风治亦同

【白话解说】

本方是由人参、羌活、独活、柴胡、前胡、川芎、枳壳、桔梗、茯苓各一两,甘草五钱,共十味药组成,研成粗末,每服一两,加生姜三片,薄荷少许同煎温服。能治体质虚弱的人,感受时行风寒湿热之邪,恶寒发热,头痛项强,鼻塞声重,肢体酸痛,咳嗽有痰,无汗等证。如果患疟疾、痢疾、疮疡而兼有表证的,也可用本方治疗。

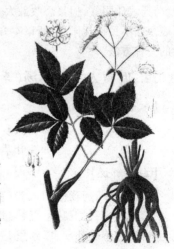

独　活

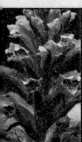

本方总的作用是:益气发汗,扶正败毒(毒就是时行不正之气郁结而成)。

羌活、独活、柴胡、川芎能发汗解肌,除风寒,去湿邪,前胡、枳壳能降气行痰,桔梗、茯苓能泄肺中邪热,渗湿除痰,甘草和中解表,人参扶正祛邪。生姜、薄荷是帮助解表发汗。所以治疗四时感冒有非常良好的功效。

假使病人体质不虚,就减去人参,叫做败毒散。有时和消风散同用,名消风败毒散。主治大体相同。

11. 再造散(陶节庵)阳虚不能作汗。

【歌诀】

> 再造散用参芪甘　桂附羌防芎芍参
> 细辛加枣煨姜煎　阳虚无汗法当谙

【白话解说】

本方是由人参、黄芪、甘草、桂枝各一钱,羌活、防风、川芎各八分,炮附子、细辛各五分,煨生姜五片,大枣二枚,水煎,药将煎成时再加酒炒赤芍一钱,本方共计由十二味药组成。治疗阳虚的人,感受寒邪,头痛项强,发热恶寒,无汗,虽服辛温发汗的药而汗不得出,表证不解者。

一般服发汗药后,由于阳气鼓舞津液外出,大多有汗。假使用发汗药不能出汗,一方面是说明寒邪困束在肌表未解,一方面说明病人的阳气虚弱,不能鼓舞津液外出,也就是邪(寒)实正(阳气)虚的局面。所以本方用人参、黄芪、附子、甘草等补益阳气,配合桂枝、羌活、川芎、防风、细辛来发散在表的寒邪,再加姜、枣调和营卫,芍药收敛阴气,但又恐收敛太过,所以又用酒炒,使发汗不致太过。这样既解散了表寒还不致损耗阳气,所以本方是治疗阳虚感寒,单用发汗还不能作汗时应当熟悉的一种方法。

12. 麻黄人参芍药汤(李东垣)内虚感寒。

【歌诀】

> 麻黄人参芍药汤　桂枝五味麦冬襄
> 归芪甘草汗兼补　虚人外感服之康

【白话解说】

麻黄人参芍药汤是由人参、麦冬各三分,桂枝五分,黄芪、当归身、麻黄、炙甘草、白芍药各一钱,五味子五粒,共九味药组成,水煎温服。治疗平素脾胃虚弱,中气不足的人,感受外寒,以致里有郁热不得外透,因而发生吐血的证候。所以用麻黄、桂枝发汗解表,人参、黄芪、炙甘草补脾肺,益气固表,当归身、白芍药补血敛阴,麦冬、五味子保护肺气。互相配合后,使得汗出不致太过,而表解热清,吐血也止。所以对虚人而且外感的服后能恢复健康。

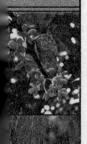

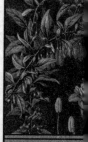

13. 神白散(朱端章)一切风寒。

【歌诀】

> 神白散用白芷甘　　姜葱淡豉与相参
> 肘后单煎葱白豉　　两方均能散风寒

【白话解说】

本方是由白芷一两,甘草五钱,淡豆豉五十粒,生姜三片,葱白三寸,共五味药组成,水煎温服。因为淡豆豉与葱白合用就有发汗解表的作用,加上白芷,生姜都是辛温发散风寒的药,还有甘草和中解表,所以凡是外感风寒初起,而有恶寒发热,头痛无汗等表证时都可服用。

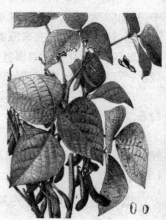

葱豉汤是晋代葛洪《肘后备急方》里的方子。只用葱白三茎,淡豆豉三钱,水煎温服。治疗伤寒初起,感觉头痛无汗发热,有一定疗效。

淡豆豉

14. 十神汤(《局方》)时行感冒。

【歌诀】

> 十神汤里葛升麻　　陈草芎苏白芷加
> 麻黄赤芍兼香附　　时邪感冒效堪夸

【白话解说】

本方是由葛根十四两,升麻、陈皮、炙甘草、川芎、紫苏叶、白芷、麻黄(去根节)、赤芍药、香附各四两,十味药组成,共研细末,每次用三钱,加生姜五片,连须葱白三茎煎汁温服。治疗感冒风寒,头痛发热,恶寒无汗,咳嗽鼻塞等证。

麻黄、川芎、白芷、紫苏,辛温发散,葛根、升麻,有升散解肌的作用,香附、陈皮,理气解表,姜、葱通阳解表。再加炙草和中益气,赤芍药敛阴和营,就可以在发散表邪的同时,还起到和气血,调阴阳的作用,使发汗不致太过,去邪不致伤正,所以治疗感冒时邪有效。

增辑1. 银翘散(吴鞠通)温邪初起。

【歌诀】

> 银翘散主上焦医　　竹叶荆牛薄荷豉
> 甘桔芦根凉解法　　风温初感此方宜
> 咳加杏贝渴花粉　　热甚栀芩次第施

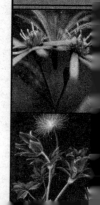

汤头歌诀

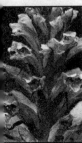

【白话解说】

本方用金银花、连翘各一两,竹叶、荆芥各四钱,牛蒡子、薄荷、桔梗各六钱,淡豆豉、甘草各五钱,共研粗末,每服六钱,用鲜芦根汤煎服。是辛凉解表法的方剂,治风温初起,发热口渴而不恶寒的证候。若咳嗽加杏仁、贝母、口渴甚加天花粉,发热甚加山栀、黄芩。

金银花、连翘,清热解毒。薄荷、荆芥、豆豉,发汗解表,清泄外邪。桔梗、牛蒡子,开利肺气,祛风除痰。甘草、竹叶、芦根,清上焦风热,兼养胃阴。所以本方对风温初起,病在上焦的,有辛凉透表,清热解毒的功能。咳嗽是由痰多气逆,所以加杏仁降肺气,贝母化痰。口渴甚则津液已伤,所以加天花粉清热生津。发热甚是邪郁较重,所以加栀子、黄芩清气泻热。这些方法的加减施用,全在临证时灵活运用。

现在的"银翘解毒丸"(片),即照本方制成。丸剂每丸重三钱,每次服一、二丸,每日二次,

鲜芦根煎汤或开水送下,片剂每次服四片,每日服二次,温开水送下。又有"羚翘解毒丸"(片)即由本方加羚羊角粉做成,但含羚羊角极微,服法同银翘解毒丸(片)。

增辑2. 桑菊饮(吴鞠通)风温咳嗽。

【歌诀】

桑菊饮中桔梗翘　杏仁甘草薄荷饶
芦根为引轻清剂　热盛阳明入母膏

【白话解说】

本方用桑叶二钱半,菊花一钱,桔梗、杏仁、芦根各二钱,连翘一钱半,甘草、薄荷各八分,水煎服。治风温初起,身热不甚,咳嗽,口微渴的证候。

桑叶宣通肺络、清泄风热,菊花清降肺气,再配杏仁、桔梗理肺气,薄荷疏风热,连翘、芦根清上焦诸热,芦根与桔梗还能引药上行,于是合成轻清宣泄肺邪的方剂。若见咳嗽气粗,肺胃热盛的,可再加知母,石膏,以清阳明之热。

成药桑菊感冒片,即照本方制成,每次服四片,每日服二次,开水送下,主治相同。

增辑3. 防风解毒汤(缪仲淳)风温痧疹。

【歌诀】

防风解毒荆薄荷　大力石膏竹叶和
甘桔连翘知木枳　风温痧疹肺经多

【白话解说】

本方用防风荆芥、薄荷、大力子、生石膏、竹叶、甘草、桔梗、连翘、知母、木香、枳

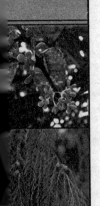

实等十二味药组成,治疗大人小儿风温疹初起表证重者。

防风(恶寒轻者,可改用蝉衣、豆豉)、荆芥、薄荷疏表解毒,石膏、知母(内热未盛不用或少用)清解胃热,风温初起,首先犯肺,大力子(即牛蒡子)、桔梗、甘草、竹叶、连翘、枳壳、木通清热解热,宣肺透疹,并可防其逆传心包。风温初起病有肺经,所以本方是用治疗上焦肺经的药,并配伍清心、胃的药所组成。

增辑4. 竹叶柳蒡汤(缪仲淳)小儿痧疹。

【歌诀】

竹味柳蒡干葛知　蝉衣荆芥薄荷司
石膏粳米参甘麦　初起风痧此可施

【白话解说】

本方用淡竹叶、西河柳、葛根、牛蒡子、知母、蝉衣、荆芥、薄荷、石膏、粳米、玄参、甘草、麦冬组成,水煎服。治疗小儿麻疹(又名痧子或疹子)初起,咳嗽喷嚏,鼻流清涕,眼睑赤浮,泪水汪汪,恶寒发热,疹点尚未外透的证候。

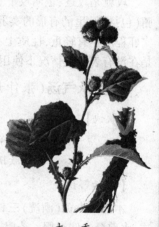

麻疹由外感时行不正之气,而脾胃又蕴热所致,所以治法当以解表药疏泄腠理,使疹点外透。本方用竹叶、西河柳、荆芥、牛蒡子、蝉衣、薄荷等清泄风热,透达肌腠,而以葛根清解阳明肌表,使疹点易于外出。再用石膏、知母、麦冬、玄参等清脾胃蕴热,兼以生津。甘草、粳米,解毒和中而养胃气。是一个肺胃并治、正邪兼顾的方剂。若初起热不盛,可去石膏,以免过于寒凉而遏

木　香

伏疹点不使外透。若口不渴而舌上苔白者,知母、麦冬亦当减去,以免滋腻留邪。临证时,宜酌量病情加减,不可拘泥成方。

增辑5. 华盖散(严用和)风寒致哮。

【歌诀】

华盖麻黄杏橘红　桑皮苓草紫苏供
三拗只用麻甘杏　表散风寒力最雄

【白话解说】

本方用麻黄(去根节)、杏仁(去皮尖)、橘红、桑白皮(炙)、茯苓、紫苏子(微炒)各一两,甘草(炙)半两,共研细末,每服二钱,水煎服。治疗风寒伤肺,发为哮喘,上气喘促,喘咳痰多,不得睡卧的证候。

麻黄宣肺解表,平喘逆,驱肺经风寒。杏仁、橘、紫苏子,宣肺化痰,降气平喘。

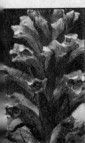

桑白皮泻肺止哮,茯苓渗湿化痰,甘草和中,兼缓麻黄、桑白皮峻烈之性,是治疗风寒哮喘的效方。因为肺为诸脏的华盖,所以叫华盖散。

三拗汤用麻黄、杏仁、甘草共研粗末,每服五钱,加生姜五片同煎。治感冒风寒,鼻塞声重,咳嗽有痰,胸满气短等症。实际目标上本方是麻黄汤去桂枝而成,有表散风寒、宣肺平喘的作用,但不能说力最雄。

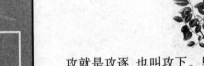

三、攻里之剂

攻就是攻逐,也叫攻下。里就是胃腑。利用具有攻逐通利的药物,使停留在胃腑(包括肠)里的有形的实邪能从肛门排出体外的方剂,叫做攻里剂。但是在里的实邪程度上有轻重,性质上有寒热,所以攻里之剂也就有峻有缓,有寒有温。一般是在没有表证的情况下使用。

1. 大承气汤(张仲景)胃腑三焦大热大实。

【歌诀】

> 大承气汤用芒硝　枳实厚朴大黄饶
> 救阴泻热功偏擅　急下阳明有数条

【白话解说】

本方由大黄(酒洗)三钱,芒硝五钱(冲服),厚朴三钱,枳实二钱,共四味药组成,水煎分二钱温服。若服一次就有了大便,第二次的药就停止服用。

本方主治热邪传入胃腑,见到身热汗出,不恶寒,谵语(由胃中热盛所致)、痞(心下痞塞不通)、满(胸腹膨胀)、燥(大便干燥)、实(腹部痛而拒按,不大便)、坚(腹部坚硬)俱全的证候。以上种种症状,都是由于胃腑实邪积热,上中下三焦俱盛,阴液受伤,大便秘结不通所致。因此用咸寒的芒硝以润燥软坚,配合苦寒的大黄,泻实滞、清结热。再加枳实、厚朴,下气破结而除痞满,于是就能泻胃腑三焦的实热,救护已伤的阴液。关于急下救阴,是大承气的主要作用,《伤寒论》里有好几处都是专讲大承气汤急下救阴的用法的。

2. 小承气汤(张仲景)胃腑实满。

【歌诀】

> 小承气汤朴实黄　谵狂痞硬上焦强
> 益以羌活名三化　中风闭实可消详

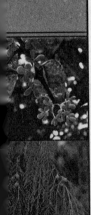

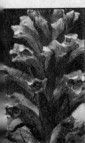

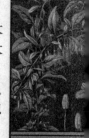

【白话解说】

本方也是攻里泻实的方剂,但力量不如大承气汤猛烈,所以叫小承气汤。由大黄(酒洗)三钱,厚朴、枳实各二钱,共三味药组成,水煎分两次服。假如服一次后大便已通就停服第二次药。

本方治疗的证候除身热汗出,不恶寒和谵语外,仅有胸腹痞满而硬,大便不通,但无燥坚现象,这说明实热盛于上中二焦,不如大承气汤证痞满燥实坚俱全,所以不用润燥软坚的芒硝,恐怕咸寒之性伤损下焦肝肾的阴血。

本方加羌活叫三化汤,是张元素《活法机要》里治疗类中风外无表证、内有二便不通的一个方剂。由大黄、厚朴、枳实、羌活,共四味药等分组成,研为粗末,每次用五钱,水煎服,以大便微利为度。但是必须身体壮实和病人才可使用。

3. 调胃承气汤(张仲景) 胃实缓攻。

【歌诀】

> 调胃承气硝黄草　甘缓微和将胃保
> 不用朴实伤上焦　中焦燥实服之好

【白话解说】

本方是缓攻的方剂。由大黄三钱,芒硝五钱(冲服),炙草二钱,共三味药组成,水煎一次服。

本方治疗身热汗出、不恶寒、谵语等证和大、小承气汤相同,但是不见痞满现象,仅见燥实不大便,所以去掉枳实、厚朴,恐伤上焦阳气。又因证势较轻,不需猛攻,所以加入炙草以缓药性,而且用甘草的甘温来保护胃气不使受伤,所以名为调胃承气汤。一切燥实在中焦的证候,服用此方,效果都很好。

4. 木香槟榔丸(张子和) 一切实积。

【歌诀】

> 木香槟榔青陈皮　枳柏茱连棱术随
> 大黄黑丑兼香附　芒硝水丸量服之
> 一切实积能推荡　泻痢食疟用咸宜

【白话解说】

本方是由木香、槟榔、青皮、陈皮、炒枳壳、黄连(吴茱萸汤炒)、三棱、莪术各一两,酒炒黄柏、酒浸大黄各三两,香附、黑丑(即黑牵牛子)各四两,共十二味药,研成细末,用芒硝水制成丸药。根据病人体质和证候轻重决定用量。一般用梧桐子大的丸药五十粒为一次量,约相当于二钱,开水送下。

本方有行积滞、通大便、推荡实积的作用,所以能治疗积滞在里,胸部痞满,腹

汤头歌诀

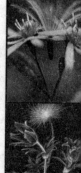

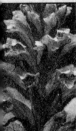

中胀痛,二便不通,或者是泄泻、痢疾而有腹痛,肛门重坠,便时不畅,以及疟疾而有食滞等证候。

木香、香附,能通利三焦,行气解郁。陈皮理上焦肺气,青皮舒下焦肝气,枳壳气宽肠,槟榔、黑丑,是下气通利的猛药,所以互相配合,就能解除因积滞阻塞,气结不行而致的胸痞腹满和肛门重坠。再加黄连、黄柏的燥湿清热,三棱、莪术能行气破血,大黄、芒硝能清血分之热,除肠胃积滞,因此本方是一张行气化滞的效方。对一切实积都能推荡,例如泻痢,食疟等,用此方治疗,都很相宜。

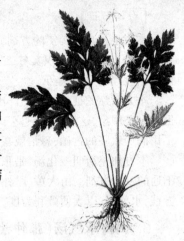

黄　连

5. 枳实导滞丸(李东垣)湿热积滞。

【歌诀】

> 枳实导滞首大黄　芩连曲术茯苓裹
> 泽泻蒸饼糊丸服　湿热积滞力能攘
> 若还后重兼气滞　木香导滞加槟榔

【白话解说】

　　本方是由大黄一两,炒枳实、炒神曲各五钱,茯苓、黄芩、黄连、白术各三钱,泽泻二钱共八味药组成,研为细末,用蒸饼泡成糊,和药末做成梧桐大的丸药,每次服五十到七十丸(二、三钱),开水送下。治疗脾胃被湿热所伤,饮食不得消化,停积在里,以致出现胸脘痞闷,腹中胀痛,不思饮食,大便不畅,或泄泻等症状。所以首先用大黄、枳实,攻逐积滞。黄芩、黄连、清热燥湿。神曲消食滞。白术健脾胃。茯苓、泽泻,利湿健脾。因此,本方有清泄湿热,排除积滞的作用。

　　木香导滞丸是枳实导滞丸再加木香、槟榔,可治兼有后重、气滞的湿热积滞等病证。

6. 温脾汤(孙思邈)温药攻下。

【歌诀】

> 温脾参附与干姜　甘草当归硝大黄
> 寒热并行治寒积　脐腹绞结痛非常

【白话解说】

　　本方是由当归三钱,干姜二钱,附子三钱,人参一钱(或党参三钱),芒硝三钱,甘草二钱,大黄三钱,共七味药组成,水煎分三次温服。治疗里寒与实积相并,而见腹痛。大便不通。症状的特点是:在脐腹部绞痛不止,难以忍受,用热敷痛就稍减。

　　方中一方面用大黄、芒硝攻逐积滞,一方面用干姜、附子驱除里寒,还配合人

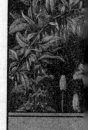

参、甘草补气健脾,当归补血润肠。这是因为里寒非温不散,实积非攻不除,所以必须寒热并用,才能消除寒实,去积止痛。

7. 蜜煎导法(张仲景)胃腑实满。

【歌诀】

> 蜜煎导法通大便　或将猪胆灌肛中
> 不欲苦寒伤胃腑　阳明无热勿轻攻

【白话解说】

蜜煎导法和猪胆汁导法,都是治疗因为汗多津液不足,以致大便燥结不通,而不见身热谵语,痞满等证。因内无热邪,不必用苦寒泻下的药物攻里,以免损伤胃气。

蜜煎导法就是将蜂蜜放在铜器内,用微火煎,时时搅和,不使发热。等煎到可以用手捻作时取下,稍等一会,就乘热做成粗如手指,两头尖、长二寸左右的锭状物。用时塞入肛门中,可以通大便。

猪胆汁导法,是将大猪胆一枚,和醋少许,另用一细竹管修削干净,并将一端磨滑,插入肛门,然后将已混和了醋的猪胆汁灌入,因醋能刺激肠壁,促进肠的蠕动,胆汁能润燥滑肠,所以也能通大便。

增辑 1. 芍药汤(张洁古)痢下赤白。

【歌诀】

> 芍药芩连与锦纹　桂甘槟木及归身
> 别名导气除甘桂　枳壳加之效若神

【白话解说】

本方由芍药三钱,黄连、黄芩、当归各八分,槟榔、木香、甘草各五分,肉桂三分,共八味药组成,水煎服。治疗痢疾初起,红白兼有,里急后重,服后痢下减可酌加大黄(又名锦纹)。

痢疾主要由湿热不解,腐血成脓所致。所以用当归、芍药调血行血,槟榔、木香调气理气,芩、连性寒长于清热,味苦兼能燥湿,甘草专能调胃和中,湿解热除,中气得和。同时行血则下痢脓血自愈,调气则里急后重可除。方中肉桂是热药,在寒凉剂中反佐少许热药,能起到诱导的作用。服后泻痢不减,因积重故再加大黄以攻下。所以本方是一般治疗痢疾最常用的方子,效果很好。

导气汤是芍药汤减去肉桂、甘草,加上破气除胀的枳壳而成,改调气行气为导气下行,对于痢疾初起,里急较重的,效果更为良好。若一般痢疾,仍以芍药汤为好。临证时可根据具体病情选用。

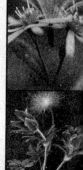

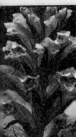

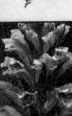

汤
头
歌
诀

增辑 2. 香连丸 (杨士瀛) 赤白痢。

【歌诀】

> 香连治痢习为常　初起宜通勿遽尝
> 别有白头翁可恃　秦皮连柏苦寒方

【白话解说】

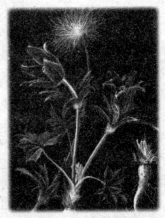

白头翁

　　本方用黄连二十两和淡吴萸十两同炒,去吴萸,再用木香四两八钱,共研细末,醋糊为丸,如梧桐子大,每服二三钱,空腹时用米汤送下。治疗湿热成痢,下利赤白,腹痛后重的证候。

　　方中黄连苦寒,燥湿清肠而止痢。木香行气止痛,温调脾胃。恐黄连苦寒伤胃,所以用吴萸同炒。更用醋的酸敛,使止痢的功效益强。但热痢初起之时,宜用下剂通利去邪,不可急于服本丸,可用白头翁汤治疗。

　　白头翁汤也是治疗热痢的方剂,由白头翁四钱,黄柏、黄连各二钱,秦皮三钱组成,水煎分二次服。白头翁能清血分湿热,秦皮苦寒而涩,能清湿热而止后重,黄连清上焦之火,而除心烦口渴,黄柏泻下焦湿热,则赤白自清。所以对热痢初起,下利脓血,心烦口渴,里急后重的证候最为适宜。

增辑 3. 更衣丸　津枯便秘。

【歌诀】

> 更衣利便治津干　芦荟朱砂滴酒丸
> 脾约别行麻杏芍　大黄枳朴蜜和丸

【白话解说】

　　本方用芦荟七钱(研细),朱砂五钱(水飞过),再滴好酒少许为丸,如梧桐子大,每服一二钱,用好酒或开水送下。治津液不足,肠干便秘。

　　芦荟苦寒润下通便,朱砂甘寒生津下达,所以通利大便的功效可靠。但芦荟气极秽恶,所以用好酒少许来辟秽和胃。

　　脾约丸用麻仁二斤,白芍药、枳实(炒)各半斤,大黄一斤,厚朴一斤,杏仁(去皮尖)一斤,共研细末,和蜜做丸,如梧桐子大,每服一、二十丸(三钱),米汤送下。治肠胃燥热,大便秘结,小便多,或习惯性便秘。

　　麻仁、杏仁,多脂润肠。白芍养阴和里,大黄通便泄热。更加枳实、厚朴顺气除结,白蜜润燥利肠,是治疗脾的津液约减而致的大便秘结的效方,所以名叫脾约丸(又叫麻子仁丸,麻仁滋脾丸)。

四、涌吐之剂

涌就是向上涌,吐就是有物从口中出。利用有催吐作用的药物,促使郁结在咽喉之间或胸膈以上的有形实邪(如痰、食等)从口中吐出的方剂,就叫涌吐剂。但是,体质虚弱的病人应注意使用。

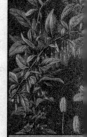

1. 瓜蒂散(张仲景)痰食实热。

【歌诀】

瓜蒂散中赤小豆　　或入藜芦郁金凑
此吐实热与风痰　　虚者参芦一味勾
若吐虚烦栀豉汤　　剧痰乌附尖方透
古人尚有烧盐方　　一切积滞功能奏

【白话解说】

本方是将甜瓜蒂(炒黄)和同样重的赤小豆研成细末,每次用一钱匙(钱匙就是用五铢钱作匙抄药。一钱匙就是抄满与五铢钱大小相等的匙勺,约相当现代的二分五厘)和香豆豉一合同煎,可以吐出壅塞在膈上的痰涎和食滞。

张子和用瓜蒂(炒黄)、防风各三两,藜芦一两,研成细末,每次用熟水煎服五钱左右取吐。还有一方是瓜蒂(炒黄)、郁金共研细末,用韭菜汁调服后,再用鹅翎探喉间催吐。这二张方剂都叫三圣散,适用于实热风痰壅塞在喉间的证候。

假如是老年人或者体质虚弱的人,必须要用涌吐剂时,可用人参芦一、二钱研末,开水调服催吐。这是元代吴绶的一张方剂,叫参芦散,朱丹溪加入竹沥和服,叫做参芦饮。

栀子豉汤是《伤寒论》里的方剂。由栀子三钱,香豉三钱,水煎分二服。一服得吐就不要再服。治疗外感风寒,发汗后,虚烦不得眠,心中懊恼,水药入口即吐。主要是通过催吐,宣发胸中阳气,自然邪去人安。

乌附尖方是治疗寒痰积实,壅塞在上焦,虽用瓜蒂、藜芦、苦参、栀子等药,吐而不尽,最后用乌附尖(即乌头)和地浆水(在地上掘一坑,将水倒入,搅拌后澄清,取上层清水,即得,有解毒作用)煎服,吐出大量胶粘的稠痰而愈。但乌附尖有大毒,不可轻易使用,以免发生中毒。

烧盐方是《千金方》里的一种催吐法。用食盐在锅内炒赤后,和热汤调服,可以治疗宿食积滞,和霍乱要吐吐不出,腹中痛等证。但力量较弱,服后往往还要用手指探吐以帮助药力。

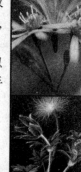

汤头歌诀

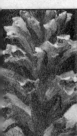

假使服用瓜蒂吐不止的,可用少许麝香冲服。服藜芦吐不止的,可用葱白煎汤服之。

2. 稀涎散(严用和)吐中风痰。

【歌诀】

> 稀涎皂角白矾斑　或益藜芦微吐间
> 风中痰升人眩仆　当先服此通其关
> 通关散用细辛皂　吹鼻得嚏保生还

【白话解说】

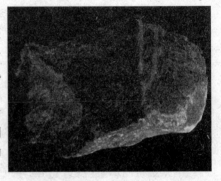

本方是宋代严用和《济生方》里治疗风痰壅塞、突然昏倒、不知人事、喉中有痰声的一个方剂。用皂角四梃,去皮弦,炙黄,和白矾一两,共研细末。每次用五分,开水送服。因为皂角能祛痰开窍,白矾能吐风痰,所以服后可使痰涎吐出,病人苏醒,然后再用他药调治,是救急方(也可加入藜芦,增强吐风痰的力量)。

白　矾

通关散是用皂角、细辛共研细末,吹入鼻中,救治突然昏倒、气闭不通的实证。

五、和解之剂

病邪在半表半里,既不可发表,也不可攻里、涌吐,就应该用清透并行、祛邪扶正的方法治疗,或脏腑之间有偏盛偏衰、上热下寒,或阳气被遏而致的病证,应该用平其偏盛,补其偏衰,或者寒热并用的方法治疗。这些都是和解之剂。

和解之剂虽然用药比较平和,但其针对性还是很强的。因此,在临床使用时,同样要辨清病证,有的放矢。若误认和解是一种平妥的方法,不需要详细辩证便可使用,必然会给病人造成不良后果,这点需要注意。

1. 小柴胡汤(张仲景)半表半里和解。

【歌诀】

> 小柴胡汤和解供　半夏人参甘草从
> 更用黄芩加姜枣　少阳百病此为宗

汤头歌诀

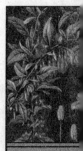

【白话解说】

本方由柴胡三钱，半夏三钱，人参一钱（或党参三钱），甘草二钱，黄芩三钱，大枣三枚，生姜三钱，共七味，水煎，去渣再煎，分三次温服。凡病邪在半表半里，出现寒热往来，胸胁胀满，心烦喜呕，默默不欲饮食，口苦咽干，目眩，舌苔白，脉弦等少阳证时，都可用本方治疗。

本方用柴胡散邪透表，黄芩除热清里，半夏降逆和胃，人参、甘草补正和中以助祛邪，生姜、大枣调和营卫以行津液，共同合成清透并用、祛邪扶正、和解少阳的方剂。

本方在临床的应用范围较广，除上述少阳证外，对妇女月经期和产后感冒，以及疟疾、黄疸等见有寒热往来，胸胁胀满，心烦喜呕，默默不欲饮食的，也能治疗。

由于本方有透邪清里、调和营卫的作用，所以服后一般有微汗出，是病邪已解的好现象。若原是少阳证，误用攻里之剂损伤了正气，或病人本来就正气不足，服本方后，可以见到先恶寒，后又发热，再后才汗出的，也是正常现象。这些情况应预先告诉患者，以免惊慌。

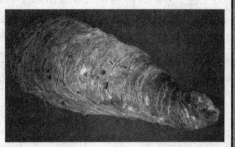

牡 蛎

本方原有随证加减用法，现附录如下，供参考：若胸中烦而不呕者，去半夏、人参，加全瓜蒌一枚；若渴，去半夏，加人参合前成四两半，瓜蒌根（即天花粉）四两，若服中痛者，去黄芩，加芍药三两，若胁下痞硬，去大枣，加牡蛎四两，若心下悸，小便不利者，去黄芩，加茯苓四两，若不渴，外有微热者，去人参，加桂枝三两，温覆微汗，若咳者，去人参、大枣、生姜，加五味子半升，干姜四两。

2. 四逆散（张仲景）阳症热厥。

【歌诀】

四逆散里用柴胡　芍药枳实甘草须
此是阳邪成厥逆　敛阴泄热平剂扶

【白话解说】

本方由柴胡、芍药、枳实、甘草各十分，捣筛，白饮（即米汤）和服二钱，日三服。治疗阳证热厥。

热厥是由热邪入里、阳气被郁而致手足厥逆，同时还可能出现脘腹痛，或泄泻不畅、里急后重等症状。因此，当用和解表里、疏肝理脾的方法治疗。

本方用柴胡透热解郁，枳实泄热下气，互相配合以和解表里、升清阳、降浊阴。芍药敛阴，甘草益气，互相配合以缓急舒挛、和肝脾、止疼痛。四药配合，就能达到解除热厥、止痛除痢的目的,是疏肝理脾的平剂。

3. 黄连汤 (张仲景) 升降阴阳。

【歌诀】

> 黄连汤内用干姜　半夏人参甘草藏
> 更用桂枝兼大枣　寒热平调呕痛忘

【白话解说】

本方由半夏三钱,大枣四枚,人参一钱或党参三钱,甘草、桂枝、黄连、干姜各一钱,共七味组成。治疗胸中有热,胃中有寒,腹中痛,欲呕吐的证候。

胸中有热,胃中有寒,导致清阳不升,浊阴不降,表里不和,所以用黄连泻胸中之热,干姜、桂枝散胃中之寒,互相配合,寒热平调。再加半夏和胃降逆,人参、甘草、大枣益气和中,使中焦升降复常。这样就能使寒热消散,表里调和,痛呕都止。

本方对原来胃虚有寒的人,因受凉而致胃痛呕吐的证候也可服用。

4. 黄芩汤 (张仲景) 太阳少阳合病下利。

【歌诀】

> 黄芩汤用甘芍并　二阳合利枣加烹
> 此方遂为治痢祖　后人加味或更名
> 再加生姜与半夏　前症兼呕此能平
> 单用芍药与甘草　散逆止痛能和营

【白话解说】

本方由黄芩三钱,芍药三钱,甘草二钱,大枣四枚四味组成。治疗太阳(表证)少阳(半表半里)合病的下利,症见身热口苦,腹痛下利,或热痢脓血,里急后重,舌质红,脉弦数等。

少阳少阴合病,虽然是二经都都有病,但具体又分以太阳为主和以少阳为主。本方主治的身热口苦,腹痛下利,是以少阳为主,所以用黄芩清泄少阳邪热,芍药敛阴和营,甘草、大枣益脾和中,互相配合,使少阳邪热得清,里气得和,太阳之邪自然解除。

后人根据本方清热止利、和中止痛的特点,作为治疗热性痢疾的祖方。如《活法机要》中将本方减去大枣,名黄芩芍药汤治热性痢疾,里急后重。又如芍药汤(见本书攻里之剂)即本方加木香、槟榔、大黄、黄连、当归、肉桂而成。

本方再加半夏、生姜,即黄芩加生姜半夏汤,治疗黄芩汤证而兼有呕吐的。

本方除去黄芩、大枣、单用芍药和甘草即为芍药甘草汤。有和营散逆,舒挛止痛的作用,治疗胃气不和,腹中挛痛和发汗不当而脚挛急不能伸等证候。

5. 逍遥散(《局方》)散郁调经。

【歌诀】

逍遥散用当归芍　柴苓术草加姜薄
散郁除蒸功最奇　调经八味丹栀着

【白话解说】

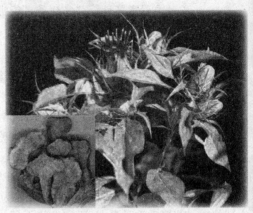

白　术

　　本方由柴胡、当归、白芍、茯苓、白术各一钱,甘草五分等六味药(加煨生姜、薄荷叶)组成。治疗血虚肝郁引起的胁肋作痛,头痛目眩,口燥咽干,神疲食少及骨蒸劳热,最为有效。

　　当归、白芍养血,柴胡疏肝散郁,白术、甘草、茯苓健脾渗湿,再加生姜暖胃、薄荷消风热,使肝血充足,肝气舒畅,脾胃功能恢复,症状自然消失。

　　妇女因忧郁而致经血不调,其病最为多见,本方加丹皮、栀子名加味逍遥散,或丹栀逍遥散,既能养血舒肝,益气健脾,又能和血清热,是调经的效方。

　　成药逍遥丸,即按逍遥散方药制成水丸,每次服二、三钱;每日二次,温开水送下。加味逍遥丸又名丹栀逍遥丸,即按加味逍遥散方药制成水丸,服法同逍遥丸。

6. 藿香正气散(《局方》)辟一切不正之气。

【歌诀】

藿香正气大腹苏　甘桔陈苓术朴俱
夏曲白芷加姜枣　感伤岚瘴并能驱

【白话解说】

　　本方由藿香、大腹皮、紫苏、茯苓、白芷各三两,陈皮、白术、厚朴、半夏曲、桔梗各二两,甘草一两共十一味组成,研末,每服五钱,加姜、枣煎。治疗外感风寒,内伤冷湿,寒热头痛,胸膈满闷,脘腹胀痛,恶心呕吐,肠鸣泄泻,口淡,苔腻而白,以及山岚瘴气和不服水土等证。

　　藿香,芳香辟秽,理气和中,用为主药,所以作为方名。紫苏、白芷、桔梗散寒邪利胸膈,腹皮、厚朴消除中满,陈皮、半夏利气化痰,茯苓、白术、甘草,和中健脾去湿,辅助中州正气。正气通畅无阻,诸邪自然解除。

　　成药藿香正气丸,即本方制成水丸,每次服三钱,每日服二次,温开水送下。

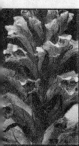

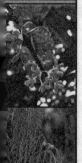

7. 六和汤(《局方》)调和六气。

【歌诀】

六和藿朴杏砂呈　半夏木瓜赤茯苓

术参扁豆同甘草　姜枣煎之六气平

或益香薷或苏叶　伤寒伤暑用须明

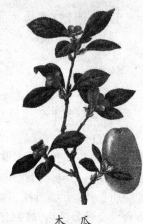

木　瓜

【白话解说】

本方由藿香、木瓜、赤苓、白扁豆各三钱，厚朴二钱，杏仁、制半夏、白术各三钱，人参一钱(或党参二钱)，砂仁、炙甘草各一钱组成，捣粗末，每服三五钱，加生姜三片，大枣一枚，水煎服。治疗因饮食不调，内伤生冷，外感暑气，以致胸膈痞闷，头目昏痛，身体困倦，恶寒发热，口微渴，小便黄赤，或霍乱吐泻等证。

本方以六君子(参、术、茯、甘、陈、夏)补气为主，加藿香、朴、杏、砂理气，扁豆、木瓜去暑渗湿，对于夏季暑热伤气各证，更为适宜，所以多应用于夏季，秋冬时，适应证较少。若夏季伤暑受寒，恶寒发热无汗，加香薷(一钱)，秋冬时见上述症状而无汗时，可加苏叶(一、二钱)。

8. 清脾饮(严用和)阳疟。

【歌诀】

清脾饮用青朴柴　苓夏甘苓白术偕

更加草果姜煎服　热多阳疟此方佳

【白话解说】

本方由青皮、厚朴、柴胡、黄芩、半夏、甘草、茯苓、白术、草果各等分，捣粗末，每服四钱，水一杯半，加生姜五片煎。治疗一切热性疟疾，热多寒少，口苦咽干，小便赤涩，苔白腻，脉弦数。

本方由小柴胡汤加减而成。小柴胡汤原是和解少阳扶正祛邪的方剂，也能治疟疾。现在减去人参、大枣，是因内有痰湿，所以又加青皮、厚朴行气破结，燥湿除痰，白术、茯苓渗湿健脾，草果不但能化湿痰，还是截疟的要药。这样对于脾虚而痰湿重的疟疾，更加适宜。

9. 痛泻要方(刘草窗)痛泻。

【歌诀】

痛泻要方陈皮芍　防风白术煎丸酌

补泻并用理肝脾　若作食伤医便错

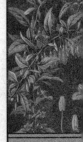

【白话解说】

本方由白芍四钱,白术三钱,陈皮二钱,防风一钱,共四味药组成,或用水煎,或作丸剂,应视具体需要斟酌决定,治疗腹痛泄泻。

芍药泻肝,缓中止痛,白术健脾,燥湿和中,陈皮理气健脾,防风升清舒脾,配合成为疏肝健脾,解痛止泻的方剂。

本方所治的腹痛泄泻,是因肝气犯脾而致,同时还有食欲不振,胃部微胀,泻出的大便中挟有未完全消化的食物,很容易误诊为伤食。但伤食的痛泻,泻后痛胀都减,肝气犯脾的痛泻,泻后症状不减。如果分辨不清,可能发生误治。

增辑1. 何人饮(张景岳)虚疟。

【歌诀】

何人饮治久虚疟　　参首归陈姜枣约
追疟青陈柴半归　　首乌甘草正未弱
若名休疟脾无虚　　参术归乌甘草酌
四兽果梅入六君　　补中兼收须量度
更截实疟木贼煎　　青朴夏榔苍术着

【白话解说】

本方用何首乌三钱至一两,人参三、五钱或一两,当归二、三钱,陈皮二、三钱(大虚不用)组成,加煨生姜三片(多寒者用三、五钱)同煎。治久疟不止,气血俱虚,在发作前二、三小时服,有截疟的功效。

方中何首乌、人参、当归大补气血,扶正祛邪,陈皮理气休痰,姜枣调和营卫。

追疟饮用制首乌一两,青皮、陈皮、柴胡、姜半夏、当归、炙草各三钱,水煎服。治久疟不止,气血不甚虚弱者。

首乌、当归补血,炙草益气健脾,柴胡和少阳之邪,青皮、陈皮理气,半夏化痰,是一个祛邪兼扶正的截疟方剂。

休疟饮用人参、白术、当归、何首乌、炙草组成,水煎服。治疗疟汗散过多,脾脏虚弱,或年老体衰而疟不止。是一个补气血、扶脾气、止疟疾的方剂。

四兽饮用草果、乌梅、人参、白术、茯苓、陈皮、炙草、姜半夏组成,加生姜、大枣同煎。治久疟不止因而脾虚致有积痰的证候。所以用六君子健脾化痰,益气助阳,再加草果除脾中湿痰,乌梅生津止汗,姜枣调和营卫。但本方有乌梅的酸敛,是补中兼收之剂,用时须要酌量病情,不可大意。

以上四方都是治疗久疟,而兼顾正气的方剂。若体质强盛,而属多湿多痰的实疟,可用木贼煎截疟。方由木贼草、青皮、厚朴、姜半夏、槟榔、苍术组成,在疟发前二三小时煎服,可使疟疾停止发作。因木贼草入肝胆两经,能散风湿郁火,而半夏、

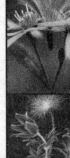

汤头歌诀

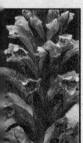

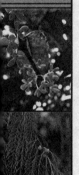

青皮、槟榔、厚朴都是燥湿理气,破坚结实痰的药品,苍术不仅燥湿,还与木贼草同样发汗解表,使疟邪从皮毛而出,所以截实疟有效。

增辑 2. 奔豚汤(张仲景)腹痛气上冲。

【歌诀】

奔豚汤治肾中邪　气上冲胸腹痛佳

芩芍芎归甘草半　生姜干葛李根加

【白话解说】

本方是用葛根四钱,李根白皮五钱,半夏、生姜各三钱,当归、芍药、川芎、黄芩各三钱,甘草二钱等九味药组成,水煎服。治奔豚气,其症状是阵发性,发作时有气从少腹上冲胸咽,好像小猪在腹中奔冲一样,腹痛剧烈。发作时很严重,但发作过后,却和好人一般。这是由于心气受惊恐而虚肾中阴寒之气上冲而成。

芍药、甘草为解腹痛专药,当归、川芎善能养血强心,半夏、生姜专下逆气,制伏肾中邪气,使不得上犯,黄芩清肺热,肺清则肾水亦净,为从上源根本解决之要法,葛根善生津,合当归、川芎,更能补养心血,李根白皮(即李树根白皮,也可用梓树根白皮)为治肾水犯心的奔豚专药。互相配合,能补心气,平冲逆。心气得补,肾水不再上冲,因而奔豚病症可以治愈。

本方为治奔豚病的专方,所以方名奔豚汤。

增辑 3. 达原饮(吴又可)瘟疫初起。

【歌诀】

达原厚朴与常山　草果槟榔共涤痰

更用黄芩知母入　菖蒲青草不容删

【白话解说】

本方由常山、槟榔、知母各二钱,草果、厚朴、甘草、菖蒲各一钱,黄芩、青皮各一钱五分等九味组成,清水煎服。治疗瘟疫初起,又能治疟疾(治疟要在发作前热服)。

膜原即上焦膈膜,通于少阳,故见症多与少阳相似。

常山、草果、槟榔、厚朴都是涤荡痰涎的要药,无痰不成疟,故本方又善治疟疾,黄芩、知母清瘟疫之热,青皮、菖蒲清上焦膜原气分,甘草和解中焦气分,并能调和诸药。膜原气清,中气调

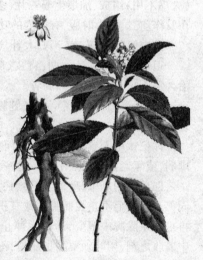

常　山

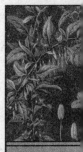

和，痰涎涤静，瘟疫或疟疾之邪，自然消退。

但本方主药草果、常山、厚朴、槟榔都是芳香燥烈之品，对湿盛之证适宜，若湿微热盛的证候，则有劫津助热之弊，必须与清凉之药配合使用，方能有益无损。

按：达原饮又名达原散，是治瘟疫初起，邪在膜原的方剂，载在《瘟疫论》一书中，由槟榔三钱，厚朴、知母、芍药、黄芩各一钱，草果、甘草各五分，共七味药组成，水煎午后温服。如有胁痛耳聋，寒热往来，呕吐口苦，是邪热溢于少阳经，加柴胡一钱。如腰背项痛，是邪热溢于太阳经，加羌活一钱。如有目痛、眉棱骨痛、眼眶痛、鼻干不眠，是邪热溢于阳明经，加葛根一钱。今歌中多常山、青皮、菖蒲，少芍药，用量也不同，虽除痰的力量更强，但与原方有出入，所以附注说明。

增辑 4. 蒿芩清胆汤（俞根初）清胆利湿，化痰和胃。

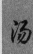

【歌诀】

> 俞氏蒿芩清胆汤　陈皮半夏竹茹襄
> 赤苓枳壳兼碧玉　湿热轻宣此法良

【白话解说】

本方由青蒿、黄芩、陈皮各二钱，生枳壳一钱半，制半夏、赤苓、碧玉散（包）、竹茹各三钱组成，水煎服。治疗寒热往来，寒轻热重，口苦心烦，胸脘痞闷，吐酸苦水，或呕吐黄涎而粘，甚至干呕呃逆，胸胁胀痛，舌红苔白腻而干，或间杂色，脉弦滑而数的证候。

上述证候是由少阳邪热兼有痰湿内阻所致。方中青蒿苦寒芳芬，是清透肝胆邪热的要药，配合黄芩、竹茹，尤能清泄胆热，治疗热重寒轻的寒热往来。半夏、陈皮、枳壳理气化痰，和胃除痞，同黄芩、竹茹配合，更能止呕除烦。赤苓、碧玉散利小便，清湿热，导邪下行。共同配合而成和解少阳、清利湿热的方剂，使中焦宣畅，诸证自解。对于暑湿疟疾和黄疸而有上述症状的，也有疗效。

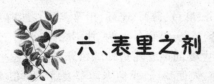

六、表里之剂

表里之剂，就是同时治疗表证和里证的方剂。它适用于既有表证，又有里证，而且和里证都很急迫的病证。因为表里同病，单用解表的方法，不但里证不能消除，还可能由于发汗而使里证加重，如果单用攻里或清里的方法，表邪也可能内陷，产生不良的后果。所以，在表证和里证都很急迫的情况下，就要考虑用表里之剂治疗。

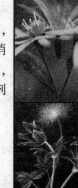

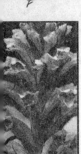

1. 大柴胡汤(张仲景)发表攻里。

【歌诀】

> 大柴胡汤用大黄　枳实芩夏白芍将
> 煎加姜枣表兼里　妙法内攻并外攘
> 柴胡芒硝义亦尔　仍有桂枝大黄汤

【白话解说】

　　本方是由柴胡三钱,黄芩、芍药各二钱,半夏三钱,大黄二钱,枳实二钱,生姜三钱,大枣三枚,共八味药组成,水煎温服。本方就是小柴胡汤去人参、甘草,重用生姜,再加大黄、枳实、芍药而成。因为外有发热或寒热往来,汗出不解的症状,里有心下痞硬,胸胁苦满,烦渴谵语,呕吐不止,腹满便秘等证,所以用柴胡解表热,黄芩清里热,止渴除烦。大黄、枳实,攻里去结,通便泄热。芍药敛脾益阴,攻内解外的效方。

　　柴胡加芒硝汤(由小柴胡汤的三分之一加芒硝三钱组成)也是治少阳阳明同病的解表攻里剂。因为已经用过攻里剂,并有轻度下利,所以不用大黄、枳实。但日晡潮热未除,是里实还在,所以用芒硝润燥软坚,泄大肠实热。

　　桂枝加大黄汤是治疗太阳阳明同病的表里之剂,由桂枝汤加芍药三钱,大黄二钱组成。桂枝汤原治太阳表证,加芍药、大黄,是因为兼有阳明里实的腹痛,大便不通,也是表里双解的方剂。

2. 防风通圣散(刘河间)表里实热。

【歌诀】

> 防风通圣大黄硝　荆芥麻黄栀芍翘
> 甘桔芎归膏滑石　薄荷芩术力偏饶
> 表里交攻阳热盛　外科疡毒总能消

【白话解说】

　　本方是由防风、荆芥、麻黄、薄荷、连翘、川芎、当归、炒白芍、白术、黑山栀、酒蒸大黄、芒硝各五钱,石膏、黄芩、桔梗各一两,甘草二两,滑石三两,共十七味药组成,研成田末,每服一两加生姜同煎。凡是外感风寒暑湿而发生的恶冷壮热,头目昏晕,口苦咽干,咳嗽气逆,大便秘结,小便赤涩等表里三焦俱实的热证都可服用,一切疮疡肿毒,目赤睛痛,服用此方也都能消退。

　　本方用防风、荆芥、薄荷、麻黄发汗解表使肌表郁热从汗而解,大黄、芒硝破结通便,使在里实热从下而出,栀子、滑石清热利小便,桔梗、石膏、黄芩泻热清肺胃,川芎、当归、白芍活血和营,连翘清热退肿,甘草、白术和中健脾而燥湿,合成一个内外分消、表里并治的双解剂。但本方药味较多,临床时可根据具体情况增减使用,

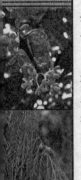

如没有畏寒现象的可去麻黄,大便不秘结的可去硝、黄等。

防风通圣丸即照本方制成的小丸,每次服二、三钱,每日服二次,开水送下。

3. 五积散(《局方》)发表温里。

【歌诀】

> 五积散治五般积　　麻黄苍芷归芍芎
> 枳桔桂姜甘茯补　　陈皮半夏加姜葱
> 除桂枳陈余略炒　　熟料尤增温散功
> 温中解表祛寒湿　　散痞调经用各充

【白话解说】

本方是治疗五积(寒积、食积、气积、血积、痰积)的方剂,由白芷、川芎、炙草、茯苓、当归、肉桂(表证改桂枝)、白芍、半夏各三两,陈皮、枳壳、麻黄(去根节)各六两,苍术二十四两,干姜四两,桔梗十二两,厚朴四两共十五两组成,研成粗末,每服三钱,加生姜三片,葱白三茎同煎热服。假使将方中药物除肉桂、枳壳、陈皮外,都炒成黄色而后研为粗末,叫做熟料五积散,温散的功用更强。

本方用麻黄、白芷、生姜、葱白发汗通阳而散表寒,肉桂、干姜温里散寒而和血脉,枳壳、桔梗宽胸利膈而除胸满,苍术、厚朴燥湿除满,健脾消食,陈皮、半夏、茯苓、甘草(即二陈汤见祛痰之剂)燥湿除痰,理气和中,川芎、当归、白芍活血调经,养血散寒,所以凡外感风寒,内伤生冷,身热无汗,头痛身疼,项背拘急,胸满恶食,呕吐腹痛以及妇女血分有寒,月经不调等都可服,是一个发表温里、行气和血的双解剂。临床应用时可随证加减,如有汗去麻黄、苍术,停食加山楂、麦芽、神曲,气虚加人参、白术等。

4. 三黄石膏汤(陶节庵)发表清里。

【歌诀】

> 三黄石膏芩柏连　　栀子麻黄豆豉全
> 姜枣细茶煎热服　　表里三焦热盛宣

【白话解说】

本方是既能发表又能清里的方剂。由石膏五钱至一两,黄芩、黄连、黄柏、麻黄各二钱,栀子二钱,豆豉三钱,加生姜三片,大枣一枚,细茶叶一撮同煎热服。可以治疗伤寒温毒而见到谵语神昏,狂叫欲走,烦躁大渴,面赤鼻干,目红如火,牙齿干燥,不得出汗,脉来洪数以及阳毒发斑等证。这是由于肌表闭塞,病邪不得外透,三焦热盛,经络之气不通,津液营卫不能输布内外所致。因此用黄芩泻上焦火热,黄连泻中焦火热,黄柏泻下焦火热,栀子通泻三焦火热,麻黄、豆豉发汗解表,石膏清肺胃之火而解表里,使内外的火热得到宣泄,而谵狂烦渴自平。

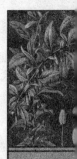

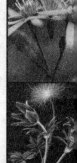

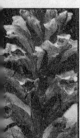

阳毒发斑,是因为外感时行不正之气,郁热成毒,热毒燔盛,以致发斑,斑色红赤鲜明的较轻,斑色紫暗,甚至紫黑的是危重证候。若无汗的可用本方,有汗的必须用大剂寒凉清热败毒活血的方剂治疗,不能用本方。

5. 葛根黄芩黄连汤(张仲景)太阳阳明解表清里。

【歌诀】

> 葛根黄芩黄连汤　甘草四般治二阳
> 解表清里兼和胃　喘汗自利保平康

【白话解说】

本方由葛根三钱,炙草一钱,黄芩二钱,黄连一钱,共四味药组成,水煎分二次温服,是治疗太阳病误用攻里剂,病邪乘机传入阳明,于是下利不止,同时太阳表证未解,并有汗出而喘的一个方剂。上列证候简称二阳合病,即太阳阳明合病。方中葛根升阳明清气,解肌表而止下利,黄芩、黄连清里热,止汗除喘,再加甘草调和胃气,能使表证解、里热清、胃气和则喘汗自利皆止。

6. 参苏饮(王海藏)内伤外感。

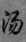

【歌诀】

> 参苏饮内用陈皮　枳壳前胡半夏宜
> 干葛木香甘桔茯　内伤外感此方推
> 参前若去芎柴入　饮号芎苏治不差
> 香苏饮仅陈皮草　感伤内外亦堪施

【白话解说】

本方由人参、紫苏叶、葛根、前胡、姜半夏、茯苓各七钱半,陈皮、甘草、炒枳壳、桔梗、木香各二钱,共十一味药组成,共研成末,每次用五钱,加生姜、大枣同煎服。治疗内伤体虚又外感风寒的病证,症状是发热头痛,呕逆咳嗽痰多,头目眩晕,以及大便泄泻,或者已经发汗而发热不止等。

苏叶、葛根、前胡、解表除风寒。人参、甘草、茯苓,补中治内伤。陈皮、半夏,除痰止呕逆。枳壳、桔梗,理气利胸膈。木香行气破滞,姜枣调和营卫,表里并治,虚实兼顾。若外感重的去大枣加葱白同煎。肺中有火去人参,加杏仁、桑白皮泻肺。泄泻重的加白术、扁豆、山药健脾。

本方去人参、前胡,加川芎、柴胡、用姜枣同煎,各芎苏饮,治疗感受风寒,外有发热头痛恶寒,内有咳嗽吐痰气涌,是元代僧人继洪编著《澹寮集验秘方》(简称《澹寮方》)里的方剂。

《局方》有香苏饮,由炒香附、紫苏叶各四两,炙草一两,陈皮二两,共四味药组成,研成粗末,每次用三钱加姜葱同煎温服。凡四时感冒,头痛发热,或兼内伤,胸

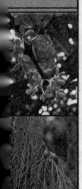

膈满闷,嗳气,不欲饮食等症都可施用,也是一个表里两治的方剂。

7. 茵陈丸(王焘)汗吐下兼行。

【歌诀】

> 茵陈丸用大黄硝　鳖甲常山巴豆邀
> 杏仁栀豉蜜丸服　汗吐下兼三法超
> 时气毒疠及疟痢　一丸两服量病调

【白话解说】

本方是由茵陈、炙鳖甲、栀子、芒硝各二两,大黄五两,常山、炒杏仁各三两,巴豆一两(去皮心炒),豆豉五合,九味药组成,研成细末,用白蜜做成如梧桐子大的丸药。方中栀子和豆豉就是栀子豉汤(见前涌吐之剂),配合常山能吐疟痰,配合杏仁就能解肌发汗。大黄、芒硝,可以下实泄热,茵陈苦寒,能利湿清热,是治黄疸的要药。巴豆辛热,能攻脏腑积寒。鳖甲咸平,能滋阴退血分之热,是一个发汗、涌吐、攻下三法并行、表里同治的方剂。但本方力量猛烈,凡感受时气瘴气,疟疾痢疾,以及黄疸等实证,可先用一丸,服后或吐或汗或下痢,就可去病。如服一丸无效,可再服一丸。如还不效,可多饮热水帮助药力发挥作用。老人小儿及身体较弱的可酌量减轻服用。

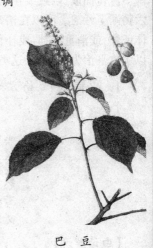

巴豆

8. 大羌活汤(张元素)伤寒两感。

【歌诀】

> 大羌活汤即九味　己独知连白术暨
> 散热培阴表里和　伤寒两感差堪慰

【白话解说】

本方是治疗表里两感寒邪的方剂。也就是用九味羌活汤去白芷加防己、独活、知母、黄连、白术组成。具体方药是羌活、独活、防风、细辛、防己、黄芩、黄连、苍术、炙草、白术各三钱,知母、川芎、生地各一两,共十三味药研成粗末,每次用五钱,水煎热服。

羌活、独活、防风、苍术、川芎、细辛,发汗解表,升散在表的风寒湿邪。黄芩、黄连、防己,清里去湿,消退在里的邪热。知母、生地,清热滋阴,甘草、白术,健脾益气。因此虽升散而不伤正气,虽滋阴而不留外邪,所以适用于表里两感,症见头痛、身热、项热、项背强痛,口渴心烦,胸闷等。

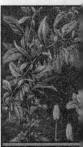

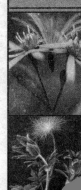

汤头歌诀

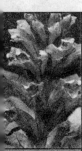

汤头歌诀

 # 七、消补之剂

消就是消散积滞,补就是补益不足。因为积滞是由于脾虚不能正常进行运化,气不流行而成,以致或作泻痢,或成症块痞气,于是饮食减少,血气日益虚衰,五脏六腑渐至亏乏。所以在治疗时必须将消散积滞和补益脾胃的方法合起来,根据具体证候,或消重于补,或补重于消,或消补并重,或竟以消为补,以补为消,等等(但以缓攻平治为原则)。这类方剂就叫做消补之剂。

1. 平胃散(《局方》)利湿散满。

【歌诀】

> 平胃散是苍术朴　陈皮甘草四般药
> 除湿散满驱瘴岚　调胃诸方从此扩
> 或合二陈或五苓　硝黄麦曲均堪着
> 若合小柴名柴平　煎加姜枣能除疟
> 又不换金正气散　即是此方加夏藿

【白话解说】

本方是由苍术五斤,姜制厚朴、陈皮各三斤二两,炙草三十两,四味药组成,共研细末,每次用二钱,加生姜二片,大枣二枚同煎热服。

苍术能解表燥湿而健脾,厚朴能下气除湿而散满,陈皮能理气除痰而调胃,甘草能益气和中而补脾,姜枣能调和营卫,所以有除湿散满的作用,能驱除因感受山岚瘴气以及不服水土而致的脾胃不和,不思饮食,胸腹胀满,呕吐泄泻等症状。许多调理脾胃的方剂都是在本方的基础上加以扩充的,如本方加麦芽、炒神曲叫加味平胃散,治宿食不消,嗳气有酸腐味,不思饮食,若大便秘结,可再加大黄、芒硝。本方加人参、茯苓,叫参苓平胃散,治脾虚饮食不化,大便不实,加黄连(姜汁炒)木香,叫香连平胃散,治食积发热,腹痛泄泻。还有不换金正气散,也就是本方加藿香、半夏,治感冒四时不正之气而夹食滞。本方合二陈汤(见祛痰之剂)叫平陈汤,治脾胃不和,湿痰停阻,胸膈痞闷,不思饮食。本方合五苓散(见祛湿之剂)煎服叫胃苓汤(做成丸药就叫胃苓丸,每次服二、三钱,每日二次,温开水送下),治饮食停积,浮肿泄泻的实证。本方合小柴胡汤叫柴平汤,治疟疾,但小柴胡汤原能治疟疾,这里和平胃散合起来就能治疟疾夹有湿邪的病证。

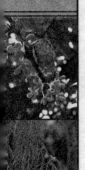

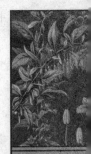

2. **保和丸**(朱丹溪)饮食轻伤。

【歌诀】

保和神曲与山楂　　苓夏陈翘菔子加
曲糊为丸麦汤下　　亦可方中用麦芽
大安丸内加白术　　消中兼补效堪夸

【白话解说】

本方是治疗伤食伤酒,胸膈痞闷,嗳气有酸腐味,腹痛大便泄泻的方剂。由山楂三两、炒神曲、茯苓、半夏各一两,陈皮、炒莱菔子、连翘各五钱,共七味药组成,研成细末,用神曲煮糊和成丸药,如梧桐子大,每次服二、三钱,用炒麦芽煎汤送下,也可将麦芽一两研末,和在丸药内。因为本方所治是伤食积滞轻证,所以只用山楂消肉食腻,神曲消食解酒,莱菔子消面食而下气,茯苓补脾渗湿,连翘散结清热,半夏和胃化痰,陈皮理气调中,麦芽消谷食积滞。是单纯以消散为治法,积滞一去,脾胃自然强健。

本方加白术二两,叫大安丸,治脾胃虚弱,饮食不消化,是消中带补的方剂,对小儿食积而身体不强的,效果更好。

3. **健脾丸**(验方)补脾消食。

【歌诀】

健脾参术与陈皮　　枳实山楂麦蘖随
曲糊作丸米饮下　　消补兼行胃弱宜
枳术丸亦消兼补　　荷叶烧饭上升奇

【白话解说】

本方又叫人参健脾丸,由人参、土炒白术、陈皮、炒麦芽各二两,山楂一两半,炒枳实三两,共研细末,用神曲煮糊做成丸药(也可做成水丸或蜜丸),如梧桐子大,每次服三钱,用米汤(或开水)送下。

人参、白术、补脾益气,陈皮理气健脾胃。再加山楂、麦芽、神曲,助脾胃消化食物,枳实消积行滞。所以是消补并行,而又以补脾为主的良方,适用于脾胃虚弱,饮食减少,胸膈痞闷,体倦少气的证候。

枳术丸是强胃消食的方剂,药味非常简单,只有补脾的白术和消积的枳实,二药等分研成细末,用荷叶包陈米烧饭(或水)做成梧桐子大小的丸药,每次服五十粒(二、三钱),白开水送下。

荷叶能引发胃中清气上升,增强食欲和消化功能,是一味很平常而确实有效的药物,所以和方中白术相合,就成为以补为主,以消为辅的强胃消食剂。李东垣曾将此方加味,变化成好多消补剂,如常用的香砂枳术丸就是本方加木香、砂仁,服法

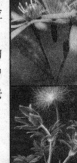

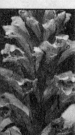

同枳术丸,对胃弱食欲不振,疗效很好。

4. 参苓白术散(《局方》)补脾。

【歌诀】

> 参苓白术扁豆陈　山药甘莲砂薏仁
> 桔梗上浮兼保肺　枣汤调服益脾神

【白话解说】

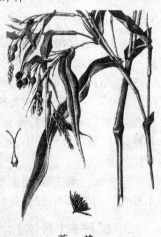

　　本方由人参、茯苓、土炒白术、陈皮、炙草、山药各二斤,炒扁豆一斤半,莲子肉、砂仁、炒薏苡仁、桔梗各半斤组成,共研细末,每服二钱,用大枣煎汤送下,也可以用米汤送下。成药参苓白术丸即本方做成的水丸,每服二、三钱,每日二次,开水送下。

　　人参、白术、茯苓、炙草、陈皮,就是异功散,再加山药、莲子肉也都是补脾的药品,扁豆、薏苡仁原是理脾渗湿的药物,炒黄后就增加了健脾的功能。砂仁可以理气温胃,桔梗能引诸药上行,还能防止辛温香燥的药损伤肺阴。所以本方有补脾益肺的作用,适用于脾胃虚弱,肺气不足,饮食减少,体倦少力,短气心悸,以及呕吐泄泻等症。用大枣煎汤送服丸药,是因为它有补

薏苡

养脾气的功能。本方是以补为消,脾胃一强,饮食自然正常,而各项症状也就消失了。

5. 枳实消痞丸(李东垣)补脾消痞。

【歌诀】

> 枳实消痞四君全　麦芽夏曲朴姜连
> 蒸饼糊丸消积满　清热破结补虚痊

【白话解说】

　　本方本名失笑散,是由炒枳实、黄连各五钱,厚朴四钱,半夏曲、人参各三钱,白术、茯苓、炙草、麦芽各二钱,干姜一钱,共十味药组成,研细末,用汤浸蒸饼成糊与药末和匀做成如梧桐子大的丸药(可做成水丸),每服五、七十粒(三钱)白开水送下。治疗心下虚痞,不欲饮食,身体懒倦,右手关脉弦的证候。本方所治之病,主要是因脾胃虚弱,不能消化饮食、运行气血所致。因此首先用人参、白术、茯苓、炙草(即四君子汤)温补脾胃,增强消化吸收的功能。再以枳实行气破血,黄连泻热开郁,干姜温中散结,这是消痞的主药。厚朴燥湿除满,麦芽消食去滞,半夏温胃化痰,这是帮助脾胃、消积除满的辅佐药。蒸饼虽是用面发酵后制成,而性味甘平,能

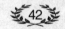

养脾胃,助消化,最适宜用于消补并行的丸剂。

从上面的分析,可知本方有消积除满、清热补虚的作用,所以能治疗因脾胃虚弱而造成的心下虚痞症。

6. 鳖甲饮子(严用和)疟母。

【歌诀】

鳖甲饮子治疟母　甘草芪术芍芎偶
草果槟榔厚朴增　乌梅姜枣同煎服

【白话解说】

本方是消除疟母的方剂。用醋炙鳖甲、土炒白术、川芎、酒炒白芍、槟榔、煨草果、厚朴、陈皮、甘草各一钱,炙黄芪一钱半,加生姜三片,大枣一枚,乌梅少许煎服。治疗疟疾久久不愈,胁腹胀痛,腹中结块,名叫疟母的证候。

疟母,是因为疟疾长久不止,病邪结于脏腑与血气互结而发生硬块,多见于左胁下。若不消除,疟疾不会痊愈。但是疟疾长久不止,人体气血俱虚,治疗时又必须虚实兼顾。消补并行,因此本方用黄芪、白术、甘草,温补脾肺而益气,气足才能运行气血,磨积消坚。川芎行血中的气滞,芍药益阴和营而平肝,使气血调和。槟榔下气攻积,草果暖胃除痰结,厚朴理气除湿,调脾胃而散满。鳖甲入血分,益阴补虚,清热散结,是治疗久疟的主药,所以用它作为方名。这样补虚攻邪,就能使结块消散,疟疾痊愈。

7. 葛花解酲汤(严用和)酒积。

【歌诀】

葛花解酲香砂仁　二苓参术蔻青陈
神曲干姜兼泽泻　温中利湿酒伤珍

【白话解说】

本方是由葛花、砂仁、蔻仁各五钱,青皮三钱,炒神曲、白术、干姜、泽泻各二钱,陈皮、人参、茯苓、猪茯苓各一钱半,木香五分,共十三味药组成,研细末,每次用白开水调服三钱。

本方首先用甘平无毒能解酒的葛花为主药。因酒是湿热之品,停积在肠胃之中,必须用辛散的药物来解散,所以配入砂仁、蔻仁,醒脾胃而散胸中滞气,神曲能解酒化食,木香、干姜,调气温中,青皮、陈皮,除湿疏滞,茯苓、猪茯苓、泽泻,渗利湿热从小便出。更加人参、白术,补益被酒湿所伤的脾胃,是一个温脾胃、消酒积、利湿清热的效方,能解除饮酒过度,被酒所伤而发生的眩晕呕吐,胸膈痞闷,饮食减少,身体疲倦,小便不利等症状。

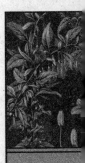

八、理气之剂

气，有营气、卫气、谷气、胃气、宗气、中气、元气等名称，不停地运行在人体内外，自上到下，从表到里，五脏六腑，四肢九窍，处处都有，是维持生命和保障健康的物质之一。

然而人在天地之中，外加风寒暑湿燥火六气影响，内有喜怒忧思恐惊的七情活动，以及饮食起居等生活上的不调，都能造成气的运行失常，或气逆在上，或气陷在下，或郁结不通，于是变生多种疾病。这就需要按照病情分别运用降逆、升陷、开郁等方法来进行治疗。凡是属于这一类性质的方剂，就叫做理气之剂。

1. 补中益气汤(李东垣)补气升阳。

【歌诀】

> 补中益气芪术陈　　升柴参草当归身
> 虚劳内伤功独擅　　亦治阳虚外感因
> 木香苍术易归术　　调中益气畅脾神

【白话解说】

本方是李东垣的著名方剂之一，用黄芪(虚热甚者一钱)、炙草各五分，人参、白术各三分，当归身二分，橘皮、升麻、柴胡各二分或三分(按本方用药分量在李东垣著名的《脾胃论》和《内个伤辨惑论》中稍有出入，这里是根据《脾胃论》抄录的)，水煎一次稍热服。治疗饮食劳倦所伤的气虚身热，心烦懒言，不贪饮食，四肢困倦，或动即气喘，或口渴多汗，以及中气不足而致吐血、便血，或肛门脱出，或子宫下坠等证，本方有较好的疗效。

因为饮食劳倦所伤，必然脾气虚弱，脾气一虚，肺气也就不足，所以首先用黄芪补肺气以固表，人参、甘草，补脾气、和中焦而清虚热。白术健脾，当归身补血，陈皮理气，升麻、柴胡，升腾清阳之气。因此本方有补中益气、升阳举陷的作用。如果是阳气虚弱的人感受了外邪，可在本方中加入适当的发表药，有益气解表、扶正驱邪的优点。

补中益气丸即照本方做成的蜜丸，每次服三钱，每日二次，温开水送下。

本方去白术、当归身，加木香、苍术，叫调中益气汤，可治疗脾胃不和，胸满短气，四肢无力，饮食减少，口不知味，以及食后呕吐等症，有益气调中、舒畅脾胃的作用。

2. 乌药顺气汤(严用和)中气。

【歌诀】

> 乌药顺气芎芷姜　　橘红枳桔及麻黄
> 僵蚕炙草姜煎服　　中气厥逆此方详

【白话解说】

本方由乌药、陈皮各二钱，麻黄(去根节)、川芎、白芷、桔梗、炒枳壳各一钱，僵蚕、炮干姜、炙草各五分，共十味药组成，加生姜三片，大枣一枚煎服。治疗因大怒引动肝气上逆，突然昏厥，不知人事，牙关紧急，身体四肢逆冷，脉沉伏中气证。如果是中风而见到遍身顽麻，四肢骨节疼痛，语言塞涩，口眼歪斜等证状，也可用本方先调气，然后再根据证候分别用药。

本方用乌药通调逆气，麻黄、桔梗、宣通肺气，川芎、白芷、和血气而散风。气逆就会生痰，所以用陈皮、枳壳，理气行痰，僵蚕散结化痰而消风。炮干姜温经通阳，甘草和中泻火，再加姜、枣调和营卫。因此本方不仅能调顺逆气，并且有消风化痰的作用，所以能治中气，也可治疗中风。

3. 越鞠丸(朱丹溪)六郁。

【歌诀】

> 越鞠丸治六般郁　　气血痰火湿食因
> 芎苍香附兼栀曲　　气畅郁舒痛闷伸
> 又六郁汤苍芎附　　甘苓橘半栀砂仁

【白话解说】

本方又名芎术丸是朱丹溪治疗因气郁、血郁、痰郁、火郁、湿郁、食郁而见到达胸膈痞闷、吞酸呕吐、饮食不消等症状的方剂。由炒苍术、醋炒香附、川芎、炒神曲、黑山栀等五味药各等分，研为细末，用水做成丸药如绿豆大，每次服三钱，白开水送下。

本方的主要作用是开郁舒气，所以能使气机通畅，而六郁皆舒，痛闷均除。

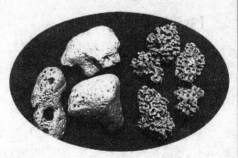

浮海石

方用辛湿芳香的香附开气郁，苍术燥湿郁，川芎调血郁，栀子苦寒，能解火郁，神曲消食郁。痰由郁生，五郁得散，痰郁自除，所以用五药而能统治六郁。假使湿郁重的再加茯苓、白芷。火郁甚的再加青黛。血郁甚的再加桃仁、红花。气郁甚的再加

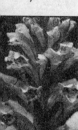

木香、槟榔。食郁甚的再加麦芽、山楂、砂仁。痰郁甚的再加制南星、姜半夏、瓜蒌、浮海石。若挟寒的加吴茱萸。这些方法都可供临证时参考。

　　六郁汤原是朱丹溪创制的方剂，按六郁分类用法用药，到明代李挺又根据朱丹溪的方法制出了以消痰行气、化滞除痞的六郁汤，这里介绍的是李挺的六郁汤。由醋炒香附、赤茯苓、陈皮、制半夏、川芎、山栀各一钱，苍术、砂仁、甘草各五分，共九味药组成，加生姜三片煎服，主治与越鞠丸相同。

4. 苏子降气汤(《局方》)降气行痰。

【歌诀】

　　　　苏子降气橘半归　　前胡桂朴草姜依
　　　　下虚上盛痰嗽喘　　亦有加参贵合机

【白话解说】

　　本方是由紫苏子、制半夏各二两半，炙草二两，当归、肉桂、橘红各一两半，前胡、厚朴各一两，八味药共研成粗末，每次用二、三钱，加生姜三片同煎温服。治疗虚阳上越，痰涎壅积蓄，气不下降而造成的胸膈痞闷，咳嗽气喘，头目昏眩，身体疲倦，饮食减少等症状。

　　苏子降气平喘，配合半夏、厚朴、橘红、前胡以下气化痰、降逆散痞而治上盛。当归和血，甘草益气调中，再加肉桂引上越的虚阳下行，并且能温补肾阳而治下虚。所以本方是治疗肾阳素虚(下虚)、虚阳和痰涎壅积(上盛)而引起咳嗽气喘的效方。假使阳气太虚，可加人参，但必须是无温痰的人才可用。气喘较重的，可加沉香。

　　苏子降气丸即照本方制成的水丸，每次服二、三钱。每日二次，温开水送下。

5. 四七汤(陈言)开郁化痰。

【歌诀】

　　　　四七汤理七情气　　半夏厚朴茯苓苏
　　　　姜枣煎之舒郁结　　痰涎呕痛尽能纾
　　　　又有局方名四七　　参桂夏草妙更殊

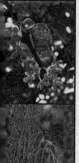

【白话解说】

　　本方是由制半夏五两，茯苓四两，制厚朴三两，紫苏叶二两，共四味药组成，研成粗末，每次用四钱，加生姜三片(也可再加大枣一枚)同煎，能治由于喜怒恐忧思惊七情影响而致的气郁。用四味药治疗七情病，所以叫做七汤。具体症状是气郁不通，痰涎结聚，咽喉中如有物堵塞，吞咽不下，咯吐不出，心腹胀满，旁冲两胁，或呕或痛。

　　半夏除痰开郁，厚朴降气除满，紫苏宽中散郁，茯苓渗湿化痰，使郁解结散，痰去气行，所以痰涎壅盛、呕吐和胀满疼痛等症皆能解除。

本方同名的又有《局方》四七汤(原名七气汤)。由人参、炙草、肉桂各一两,制半夏五两,共研粗末,每次服三钱,加生姜三片同煎温服。治疗寒、热、怒、恚、喜、忧、愁七气郁结,心腹绞痛,不能饮食等症。是一个温中解郁、散结化痰的效方。尤其方中用人参补气,是因郁结日久,正气不足的原故,所以更适合郁结兼有气虚的证候。若绞痛过甚的,可加延胡索同煎,疗效更好。

6. 四磨汤(严用和)七情气逆。

【歌诀】

四磨亦治七情侵　人参乌药及槟沉
浓磨煎服调逆气　实者枳壳易人参
去参加入木香枳　五磨饮子白酒斟

【白话解说】

本方是人参、槟榔、沉香、乌药四味各等分,磨浓汁后和水煎三四沸温服。治疗因七情变动,造成气逆不降,上气喘急,胸腹满闷,不能饮食等证候。

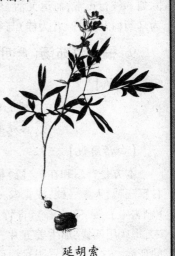

槟榔、沉香,都能降气,配合乌药调顺逆气,使喘急满闷得舒。又恐三药伤气,所以再加人参,使不致损耗正气。体实气足的人,用枳壳代替人参,可以增强治逆气的作用。

因为本方中的药物都较坚实,非久煎不能出性。但煎煮过久,又会使芳香的气味散失而削弱疗效,所以采取先磨浓汁再和水煎沸的方法。

本方去人参,加木香、枳实,用白酒磨汁服,治疗因突然大怒而致气闭假死的气厥证,叫做五磨饮子。

延胡索

7. 旋覆代赭汤(张仲景)痞硬噫气。

【歌诀】

旋覆代赭用人参　半夏甘姜大枣临
重以镇逆咸软痞　痞硬噫气力能禁

【白话解说】

本方是由旋覆花三钱(包),代赭石三钱(打,先煎),人参三钱,生姜三钱,炙草二钱,半夏三钱(包),大枣三枚,共七味药组成,用水煎分三次温服。治疗胃虚气弱、痰浊内阻而见到以下痞硬、时时噫气等证。

旋覆花性味咸温,能消痰结、软痞硬。代赭石质体重坠,能镇逆气上冲。配合半夏、生姜,温胃化痰而散痞。人参、甘草、大枣,甘温益气而补虚。所以有补胃镇

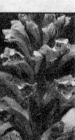
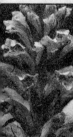

逆、消痞止噎的作用。因此,胃气虚弱,食入即吐的翻胃病本方也可治疗。

8. 正气天香散 (罗知悌) 顺气调经。

【歌诀】

> 绀珠正气天香散　香附干姜苏叶陈
> 乌药舒郁兼除痛　气行血活经自匀

【白话解说】

本方由香附八两,乌药二两,紫苏叶、陈皮、干姜各一两,共五味药组成,研成细末,每次服五六钱,用水煎服,治疗女子郁气上冲胸之间,胁肋刺痛,月经不调。这主要是因为气的运行失常,经血也就因之不调。所以用乌药、陈皮,通经活血,解郁除痛。气行正常,血运灵活,月经也就恢复正常,经期自然调匀。本方因所用主药为乌药(以天台产者为佳)与香附,故名正气天香散。

9. 橘皮竹茹汤 (严用和) 胃虚呃逆。

【歌诀】

> 橘皮竹茹治呕呃　参甘半夏枇杷麦
> 赤茯再加姜枣煎　方由金匮此加辟

【白话解说】

本方是严用和在《金匮》橘皮竹茹汤(橘皮、竹茹各三钱,大枣五枚,生姜五钱,甘草三钱,人参一钱,或党参三钱)的基础上加味组成的。用赤茯苓、橘皮、枇杷叶(刷去毛)、麦冬(去心)、青竹茹、制半夏各一两,人参、炙草各半两,八味药共研粗末,每次用四钱,加生姜五片,大枣三个同煎温服。治疗胃虚有热,口渴,干呕呃逆的证候。这是因为胃阴亏损而生虚热,虚热上攻于肺,肺气不得下降,于是见到上述症状。因此首先用性味甘寒的竹茹、枇杷叶、麦冬来滋养胃阴,清润肺燥,以平虚热。再加半夏、陈皮,散逆气而平呕逆,赤茯苓降心火而清虚热,生姜又是止呕的效药,所以有再加人参、甘草、大枣补气益胃。由此可以看出,本方只适合胃虚有热的干呕呃逆,若是虚寒性和实热性的干呕呃就应当禁用。

10. 丁香柿蒂汤 (张元素) 病后寒呃。

【歌诀】

> 丁香柿蒂人参姜　呃逆因寒中气戕
> 济生香蒂仅二味　或加竹橘用皆良

【白话解说】

本方是用丁香、柿蒂各二钱,人参一钱,生姜五片,水煎温服,治疗久病之后,中

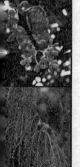

气被戕，胃中虚寒而引起的呃逆。

丁香温脾胃、暖命门而行滞气，而柿蒂味苦，性温而涩，苦能降气，温能散寒，涩能止呃，这两味药是治呃逆的主药，所以用作方名。再加人参益气补虚，生姜温胃去寒，对虚寒性的呃逆有良好效果。

《济生方》用丁香、柿蒂各一两研末，每服四钱，加生姜五片。名柿蒂汤，治气郁胸满，呃逆不止的证候，又有丁香柿蒂竹茹汤，即丁香柿蒂汤再加竹茹、橘红，治气郁有痰的呃逆，二方全有良好效果。

按：呃逆就是气从小腹上冲，直至咽膈，而有呃忒的声音，虽有寒热的不同，但总因胃虚引起。若久病的人，尤其是老人、产妇，以及平日气虚的人，见到呃逆证，是胃气衰的征象，必须注意。

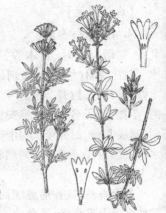
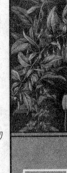

丁 香

11. 定喘汤（张时彻）哮喘。

【歌诀】

定喘白果与麻黄　款冬半夏白皮桑
苏杏黄芩兼甘草　肺寒膈热喘哮尝

【白话解说】

本方是由白果二十一枚（去壳打碎炒黄），麻黄、姜制半夏、款冬花各三钱，蜜炙桑白皮、苏子各二钱，杏仁、黄芩各一钱半，甘草一钱，共九味药物，用水煎服。

哮喘就是呼吸急促，连续不得息，喉中有痰声像青蛙叫一样。这是由于平日膈间有痰，气不通利，又感受风寒，肺气壅塞，痰不得出，郁结生热，于是气逆而喘，痰随气动而有声。所以用麻黄解散风寒，宣肺平喘，苏子、半夏、杏仁，降气化痰，桑白皮泻肺中壅气，款冬花

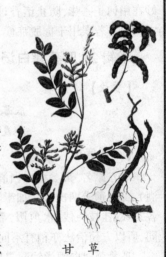

甘 草

润肺利痰，黄芩清热，甘草和中，使肺中风寒解散，壅塞宣通，痰热得泄，于是哮喘可平。然而本方配合的特点还在于用温涩的白果，既有涤痰的作用，又能敛肺平喘，与麻黄配合后就变成发中有收，收中有发，解邪而不伤气，所以是定喘的好方剂。

增辑 1. 苏合香丸（《局方》）脏腑中恶，小儿客忤。

【歌诀】

苏合香丸麝息香　木丁熏陆气同芳
犀冰白术沉香附　衣用朱砂中恶尝

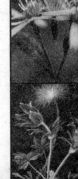

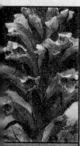

汤
头
歌
诀

【白话解说】

本方用苏合香油(入安息香膏内)、熏陆香(即乳香,别研)、冰片、青木香、丁香、犀角(镑屑)、白术、沉香、香附(炒)麝香(别研)各一两,安息香(用上好黄酒一升熬膏)各二两。(按原书还有檀香一两,荜拨、诃子各二两)将安息香膏和蜜,与药末和匀,制成丸药,如弹子大,用朱砂为衣,每服一丸,开水送下。治中恶客忤,突然昏迷,痰壅气闭,不省人事。

苏合香、安息香通脏腑而透窍开闭,麝香、冰片辟秽恶而走窜经络,犀角凉心解毒,香附理肝宣肺,木香醒脾,沉香镇肾,荜拨下气化痰,丁香温胃,白术健脾,朱砂镇心安神,于是痰去窍开,秽恶可除,气机舒畅,则神志清醒。尤妙在用诃子一味,防止诸香过窜,消散真气,故稍加收涩之味,因而是一个开闭的效方。但是若误用于虚脱症候,能促进恶化,必须注意。

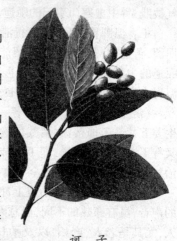

诃 子

增辑 2. 瓜蒌薤白汤(张仲景)胸痹。

【歌诀】

> 瓜蒌薤白治胸痹　益以白酒温肺气
> 加夏加朴枳桂枝　治法稍殊名亦异

【白话解说】

本方原名"瓜蒌薤白白酒汤",方用瓜蒌实一枚(捣),薤白三钱,白酒(即现时黄酒)二两,煎分两次服。加半夏三钱,名"瓜蒌薤白半夏汤"。去白酒,加厚朴、枳实各二钱,桂枝一钱,水煎服,名"枳实薤白桂枝汤"。三方都治胸痹,但具体症状不同,所以方药治法亦稍有不同,方药略有增减,而主名也就各导了。

瓜蒌薤白白酒汤治喘息咳唾、胸背痛、短气的胸痹证,所以用瓜蒌涤除垢腻之痰,薤白温中散结气,助以白酒佐药力上行,并温肺气,于是胸中阴寒结聚之邪得除,阳气宣畅,而痹痛可止。

若胸痹不得卧,心痛彻背者,是有痰饮中阻,所以用前方加半夏除痰和胃,名"瓜蒌薤白半夏汤"。

若气结在胸中,心中痞满,气从胁下上逆抢于心者,则用前方去白酒,加枳实、厚朴除痞散满,桂枝能阳而平逆气,方名"枳实薤白桂枝汤"。

增辑 3. 丹参饮 心胃诸痛妇人更效。

【歌诀】

丹参饮里用檀砂　心胃诸痛效验赊
百合汤中乌药佐　专除郁气不须夸
圣惠更有金铃子　酒下延胡均可嘉

【白话解说】

本方用丹参一两、檀香、砂仁各一钱,水煎服。治血气互结的心胃气痛。

丹参活血去瘀,檀香理气止痛,砂仁温胃行气。若是肝火的胃痛不宜用。

百合汤用百合一两,乌药三钱,水煎服。因为百合能益气调中,乌药能舒胸腹邪逆之气,所以专治因气郁而致的心胃疼痛。

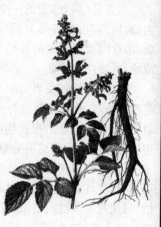

丹　参

《太平圣惠方》有金铃子散,用金铃子和延胡索二味,各等分,研细末,每服三钱,酒调下。

金铃子苦寒,疏肝泄热。延胡索为理气活血止痛的要药,古人有"心痛欲死,速觅延胡"的说法。因此治肝胃气痛,疗效可靠。

九、理血之剂

血是脉管中有形有质、流通不息、营养人体的物质之一。从四肢百骸、五脏六腑,一直到毛发皮肤、肌肉筋骨,无不需要它来濡养。假使因为外伤或者疾病的影响,造成体内血液耗伤或流行失常时,就会产生血虚、血瘀和出血的证候。因此,凡是具有补血、去瘀和止血作用的方剂,就叫做理血之剂。简单的来说就是治理血分疾病的方剂。

1. 四物汤(《局方》) 养血通剂。

【歌诀】

四物地芍与归芎　血家百病此方通
八珍合入四君子　气血双疗功独崇
再加黄芪与肉桂　十全大补补方雄
十全除却芪地草　加粟煎之名胃风

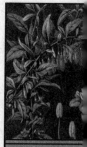
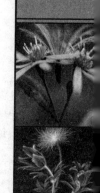

【白话解说】

本方是《局方》里的一个方剂。由酒蒸熟地、酒炒当归、川芎、白芍各等分，研成粗末，每次三钱，水煎热服，治疗因血虚而致的月经不调、脐腹绞痛，以及血结成块、时发疼痛等证。

熟地滋阴补血，当归和血生血，芍药敛阴益血，川芎调和血气，合起来就成为调血养血的良方，不仅是妇科的常用方，也是治疗血病的基本方。假如以补血为主，可加重熟地、白芍的分量，当归改为归身。活血为主，可加重当归和川芎的分量。血虚夹寒而有瘀滞的，可加桃仁、红花、炮姜、肉桂等。血虚有热而妄行不止的，可加丹皮、阿胶、山栀、黄芩等，并将熟地改成生地。若久病之后，气血皆虚，精神不振，肢体疲倦，面色萎黄，饮食减少，并有虚热，以及疮疡久溃不能愈合的，可将本方加人参、白术、茯苓、炙草煎服，叫"八珍汤"，是一个气血双补的方剂。制成蜜丸，即"八珍丸"，每次服三钱，每日服二次，开水送下。

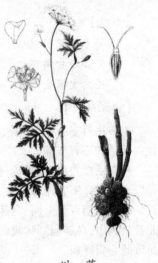

川　芎

八珍汤再加黄芪、肉桂，叫"十全大补汤"，十味药各等分，研成粗末，每服二钱，加生姜三片，大枣一枚同煎温服（制成蜜丸，即十全大补丸，每次服三钱，每日服二次，开水送下）。除气血双补外，还能助阳固卫，温补肾阳，所以适用于虚劳病人而见咳嗽、遗精、失血，以及妇人血崩漏等证，本方补的力量雄厚，但性偏温，对阴虚火旺的人不宜。

"胃风汤"，就是十全大补汤除去黄芪、熟地、炙草，加粟米（即小米）百粒煎服，治疗胃肠虚弱而受风冷侵入，出现大便泄泻，粪便中夹有未消化的食物，或者大便下血，血清色鲜的证候。

2. 人参养营汤（《局方》）补气养血。

【歌诀】

<blockquote>
人参养营即十全　除却川芎五味联
陈皮远志加姜枣　肺脾气血补方先
</blockquote>

【白话解说】

本方是《局方》里的一个方剂。由十全大补汤去川芎，加五味子、陈皮、远志、生姜、大枣组成。具体用量是白芍三钱，当归、肉桂、炙草、陈皮、人参、炒白术、黄芪各一两，酒蒸熟地、五味子、茯苓各七钱半，炒远志（去心）五钱，共十二味药研成粗末，每次用四钱，加生姜三片，大枣一枚同煎（制成蜜丸，即"人参养营丸"，每次服三钱，

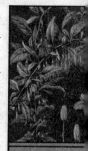

每日二次,开水送下)。治疗惊悸健忘,身热自汗,咽干唇燥,饮食无味,体倦肌瘦,毛发脱落,气短,腰背酸疼,小便赤涩等证。这是由于心脾肺三脏气虚,营血不足所致。

血是由脾胃吸取饮食的精华,并通过中焦气化而成,所以补血的方剂常配用一些补气药。本方治疗气血俱虚,补气更是重要的一环。但补气药中配小量行气药,补气的效果更好,补血药不配行血药,补血的作用更显,而川芎还有辛燥走窜的作用。对血虚有热的不宜。至于五味子配合参、芪,有敛汗固表,加强补肺养心的作用,远志养心安神,姜、枣调和营卫,所以对气血俱虚,心脾肺都不足而见上述病证的,有良好疗效。

3. 归脾汤(严用和)引血归脾。

【歌诀】

归脾汤用术参芪　　归草茯神远志随
酸枣木香龙眼肉　　煎加姜枣益心脾
怔忡健忘俱可却　　肠风崩漏总能医

【白话解说】

本方由白术、茯神、黄芪、龙眼肉、炒酸枣仁各一两,人参(党参)、木香、当归、远志各半两,炙草二钱半,共十味药组成,研成粗末,每次用四钱,加生姜五片、大枣一枚同煎温服。治疗思虑过度,心脾血虚而发生的健忘怔忡等症。也能治疗失眠、盗汗、饮食减少、身体疲倦等症状。因为病由心脾受伤,营血虚少而引起,所以用龙眼肉、枣仁、远志、茯神、当归,补心养血,人参、黄芪、甘草、白术,补脾生血,木香舒理脾气,增强补气生血功能,所以本方是补益心脾,养血安神,治疗怔忡健忘的有效方剂。

崩漏是妇科月经病中的一种出血证。崩是突然大量出血,漏是出血连绵不断,而病势较缓。造成本病的原因很多,但与心脾的关系较大,因为心脾是负责血的生成和流通的,本方能补益心脾,引血归经,所以也能治疗肠风下血和崩漏等证。

本方制成蜜丸,即"归脾丸"(方中用人参的,名"人参归脾丸"),每次服三钱,每日服二次,开水送下。

4. 养心汤(王肯堂)补血宁心。

【歌诀】

养心汤用草芪参　　二茯芎归柏子寻
夏曲远志兼桂味　　再加酸枣总宁心

【白话解说】

本方是《证治准绳》里的一个方剂,由黄芪、茯神、茯苓、半夏曲、当归、川芎各一钱半,炒远志、炒酸枣仁、肉桂、柏子仁、五味子、人参各一钱,炙草五分,共十三味药

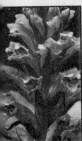

组成,加生姜五片,大枣二枚煎服(制成蜜丸,即柏子养心丸,每次服三钱,每日服二次,开水送下)。治疗心虚血少而致心神不宁,怔忡惊悸的病证。

心是藏神的地方,正常的人应该是心静神安,虽有搏动而不自觉。假使自觉心动不宁的就叫怔忡,也叫心悸。假使听到一点声音或受到外界的一点影响就心动不宁的叫惊悸。这都是由于心血虚而生热,心热就使心气耗散,神不得安。因此,用人参、黄芪、五味子补养、收敛心气,茯神、茯苓、远志、柏子仁、酸枣仁,补心安神而清心热,当归、川芎,补养心血,再加半夏曲去痰涎,甘草补脾,肉桂引药入心,增强各药养心安神的作用,从而神气安宁,怔忡惊悸自然也就平静。

5. 当归四逆汤(张仲景)益血复脉。

【歌诀】

当归四逆桂枝芍 细辛甘草木通着
再加大枣治阴厥 脉细阳虚由血弱
内有久寒加姜萸 发表温中通经脉
不用附子及干姜 助阳过剂阴反灼

【白话解说】

本方是《伤寒论》里的一个方剂。由当归、桂枝、芍药各三钱,细辛一钱,炙草、木通各二钱,大枣六枚,共七味药组成,水煎分三次温服,治疗手足厥寒而脉细欲绝的证候。

本方所治的手足厥寒,虽也叫"阴厥",但与四逆汤治的阴厥四逆大有区别。本证是因为平素阳气虚弱,又受寒邪,于是阳气不能温暖四肢而致手由指到肘、足由趾到膝都冷。同时还见到阳虚血弱的脉细欲绝。所以既需要温散寒邪,温通经脉,又有当归、芍药的补血养营。再加上甘草、大枣的温益脾气,木通通利血脉关节,于是手足温和,脉也复常。

如果病人平素就有里寒而见到脉细欲绝的阴厥,就须在本方中加入吴茱萸一钱,生姜三钱,改用水酒各半煎服,名"四逆加吴茱萸生姜汤"。这主要是用吴茱萸汤和生姜温中驱寒,并用酒来扶助阳气,促进血脉流通,是发表温中和补血通阳并用来恢复血脉流通的方剂。

附子、干姜本来也是治疗阴厥的主药,但辛热助阳太甚,阴血反会被消灼,本证虽是阳虚但又阴弱,所以不能使用这二味药。

6. 桃仁承气汤(张仲景)膀胱蓄血。

【歌诀】

桃仁承气五般奇 甘草硝黄并桂枝
热结膀胱少腹胀 如狂蓄血最相宜

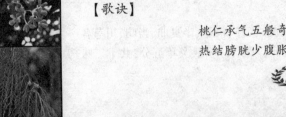

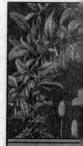

【白话解说】

本方是《伤寒论》里的一个方剂,由桃仁(去皮尖)、大黄各三钱,桂枝、炙草各一钱,芒硝三钱,共五味药组成,水煎分三次温服,治疗小腹胀急,小便通利,大便黑色,发热烦燥,谵语如狂的蓄血证。这是因为外感风寒的表证没有解除,病邪传入膀胱,郁结生热,和血并结在下焦而成。所以用大黄、芒硝,泻结去热,桃仁破瘀行血,桂枝解表证风寒,又能通经脉中瘀血,甘草和中调胃,还能帮助桂枝解表,因此合成为一个破瘀行血、清除下焦蓄血的方剂。

7. 犀角地黄汤(孙思邈)胃热吐血。

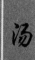

【歌诀】

> 犀角地黄芍药丹　血升胃热火邪干
> 斑黄阳毒皆堪治　或益柴芩总伐肝

【白话解说】

本方是由犀角三分,研粉,冲服(或用广角三钱,也可用玳瑁五钱代替),生地黄一两,芍药三钱,牡丹皮二钱,共四味药组成,水煎分三次服。有清热解毒,凉血散瘀的作用,能治疗伤寒温病,而见吐血、鼻衄、嗽血、便血等症状。这是因为热邪入里,胃热燔盛,扰动血分,于是血被迫妄行而出,所以用犀角的大寒,清解胃中火热,兼清心火而凉血。赤芍药酸寒,凉血散血。丹皮苦寒,泻血中火热而凉血散瘀。生地既能凉血止血,还能滋阴生血。所以本方还能治疗由于伤寒温病的热邪入胃而造成的阳毒发斑。假使因为大怒伤肝的出血证,可用本方加柴胡、黄芩来平肝止血。

8. 咳血方(朱丹溪)咳嗽痰血。

【歌诀】

> 咳血方中诃子收　瓜蒌海石山栀投
> 青黛蜜丸口嚼化　咳嗽痰血服之瘳

【白话解说】

本方由青黛(水飞)、诃子、瓜蒌仁去油、海石、炒山栀,五味药组成,共研细末,用白蜜和生姜汁做成丸,放口中嚼化,治疗由于肝火上逆,熏灼肺脏,肺热而燥,而发生咳嗽中带血的证候。所以用青黛泻肝火而凉血,栀子清肺泻火,使肺的火热得清。但是肺热而燥,肺中津液被蒸灼而成痰,所以又用瓜蒌仁润肺滑痰,海石润燥化痰,再加诃子收敛因受火伤而耗散的肺气,于是痰化而咳嗽得止,因咳嗽而出的血也就跟着停止。

本方不用止血药,只用清热泻火、润肺化痰的药,而能达到咳停血止的目的,是从根本着手的方法。尤其采取嚼化法,使药力徐徐入肺,更是治疗咳嗽的良好给药方法。

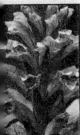

9. 秦艽白术丸（李东垣）血痔便秘。

【歌诀】

秦艽白术丸东垣　归尾桃仁枳实攒
地榆泽泻皂角子　糊丸血痔便艰难
仍有苍术防风剂　润血疏风燥湿安

【白话解说】

本方是治疗痔疮有脓血、大便燥结、疼痛难忍的一个方剂。由秦艽、桃仁（去皮尖）、皂角子（烧炭存性）各一两，当归尾、泽泻、炒枳实、白术各五钱，地榆三钱，八味药组成，共研为细末，用面糊做成丸药如芡实一般大，每服五七十丸（三钱），白开水送下。

痔疮有内痔和外痔两种。由于肠中湿热熏蒸，所以大便燥结，血肉腐败，脓血不断而疼痛难忍。因此用秦艽、皂角子，润燥通便，桃仁、归尾，活血去瘀，枳实泄热破结，泽泻渗利湿热，地榆破血止血，白术燥湿益气。

本方除白术、当归、地榆，加苍术、防风、大黄、黄柏、槟榔，名叫"秦艽苍术汤"，治痔疮久溃不合，变成痔漏，大便秘涩，疼痛难忍的症状。

本方去枳实、皂角、地榆，加防风、升麻、柴胡、陈皮、炙草、黄柏、大黄、红花，名叫"秦艽防风汤"，治痔漏大便时疼痛。

上面三个都是润燥活血、疏风燥湿的方剂（也都是李东垣的方剂），但第二方通大便的力量较强，第三方含有调气血的意义。

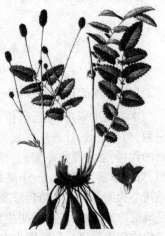

地 榆

10. 槐花散（许叔微）便血。

【歌诀】

槐花散用治肠风　侧柏黑荆枳壳充
为末等分米饮下　宽肠凉血逐风功

【白话解说】

本方是治肠风大便出血的方剂。由炒槐花、侧柏叶（杵焙）荆芥穗（炒黑）、枳壳（炒黑）各等分，共

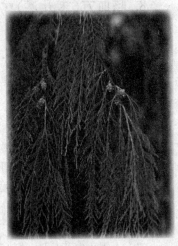

侧 柏

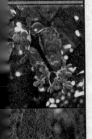

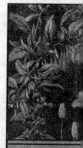

五味药组成,研成细末,用米饮汤调服二钱。

肠风就是大便下鲜血。因为风邪侵入肠胃之中,郁而化热,扰动血分,发生腹中痛,大便出血的症状。

槐花清大肠中热,侧柏叶凉血止血,荆芥散风,枳壳下气宽肠。药炒黑能入血,就更加增强凉血止血、宽肠散风的功能,所以本方是治肠风下血的方剂。

11. 小蓟饮子(严用和)血淋。

【歌诀】

小蓟饮子藕蒲黄　木通滑石生地裹
归草黑栀淡竹叶　血淋热结服之良

【白话解说】

本方是治疗血淋的一个方剂,由小蓟根、蒲黄(炒黑)、藕节、滑石、木通、生地、当归、炙草、栀子(炒黑)、淡竹叶,十味药各等分研成粗末,每次用四钱,水煎温服。

血淋就是小便淋涩不畅,尿时痛而有血。有血瘀、血虚、血热、血冷等区别,本方治血热而有瘀结的证候,疗效较好。

本方用小蓟、藕节以破瘀血,生地凉血,蒲黄炭止血,再加栀子散三焦火,木通降小肠火,滑石泻热利小便,淡竹叶清肺凉心,当归活血,炙草调气,于是瘀结除、血热清,自然小便通畅而血止痛除了。

12. 四生丸(陈自明)血热妄行。

【歌诀】

四生丸用三般叶　侧柏艾荷生地协
等分生捣如泥煎　血热妄行止衄惬

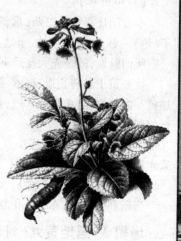

【白话解说】

本方是用生荷叶、生艾叶、生侧柏叶、生地黄,共四味药捣烂做成鸡子黄大的丸药,每次用一丸煎服。治疗热入血分,迫血妄行,或为吐血,或为衄血。因为方中侧柏叶、生地都是清热凉血、养阴生津的主要药,而荷叶又能清上焦热,艾叶理气和血而止血,况且生用药性更寒,所以只要是血被热迫而上出的吐衄都能获得满意的效果。但本方药性过凉,多用容易造成瘀滞的害处,不可不加注意。

地　黄

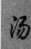

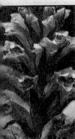

13. 复元活血汤(李东垣)损伤积血。

【歌诀】

> 复元活血汤柴胡　花粉当归山甲入
> 桃仁红花大黄草　损伤瘀血酒煎祛

【白话解说】

本方是由柴胡五钱,天花粉、当归各三钱,红花、甘草、炮山甲各二钱,桃仁(去皮尖)五十个,酒浸大黄一两,共八味药组成,研成粗末,每次用一两,水酒各半煎服。

大黄、桃仁、红花、穿山甲能破瘀行血,当归能活血消瘀,花粉能润燥消瘀,甘草和中使破瘀血的药不伤好血,柴胡引诸药直达胁下,酒能活血通经。所以本方能祛除积在胁下的瘀血,使血脉恢复正常,所以叫复元活血汤,治疗因跌扑损伤,瘀血积在胁下,胁痛难忍的病证。

增辑 1. 黄土汤(张仲景)便后血。

【歌诀】

> 黄土汤将远血医　胶芩地术附甘随
> 更知赤豆当归散　近血服之效亦奇

【白话解说】

本方用灶心黄土二两(煎汤代水),阿胶二钱(炖、冲),黄芩一钱,白术三钱,附子(炮)一钱半,甘草一钱,干地黄五钱,水煎分二次服。治疗远血证。

所谓远血,就是先大便后下血,血随便下。

灶心黄土温脾止血,白术、附子、甘草则温益脾阳,而以阿胶、地黄补血止血,又加黄芩之苦寒,防止辛温太过,是一个温阳益气以止血的方剂。若是因热迫血而妄行的便血忌用。

"赤小豆当归散"用赤小豆三升,浸令芽出,晒干,和当归十两共研细末,每次用浆水调服方寸匕(二钱),一日三次。治疗近血证。

所谓近血,就是先下血后大便,便随血下,也就是现在所称的脏毒肠风下血。

当归和血养血,赤小豆止肠痔下血,浆水能调理脏腑,是和血清血的止血剂。

增辑 2. 黑地黄丸(刘河间)便血久痔。

【歌诀】

> 黑地黄丸用地黄　还同苍术味干姜
> 多时便血脾虚陷　燥湿滋阴两擅长

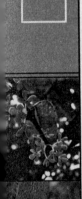

【白话解说】

本方用熟地、苍术各一斤,五味子八两,干姜一两(春季七钱,夏季五钱),共研细末,枣肉和作丸,如梧桐子大,每服一百丸(三钱),米汤送下。治便血久痔,脾胃不足,面色青黄,神倦无力等症。

熟地黄滋阴益血,苍术燥湿健脾,五味子温肾敛血,干姜助脾阳而温中。虽仅用四味药而互相配合得很好。地黄与姜、术同用,既不滋腻,也不辛燥,使温脾燥湿,滋阴益血,各尽其能。

增辑 3. 癫狗咬毒汤(《象山县验方》)泻疯狗毒。

【歌诀】

癫狗咬毒无妙方　毒传迅速有难当
桃仁地鳖大黄共　蜜酒浓煎连滓尝

【白话解说】

本方用桃仁七个(去皮尖),地鳖虫七个(活去足,酒醉死),大黄三钱,共研细末,加白蜜三钱,陈酒一碗煎,连滓服。治疗被疯狗咬伤。因为三药都以去恶血,所以服后大便中有鱼肠、猪肝样的秽物,小便如苏木汁一般,是毒从二便排出,可免毒气攻心。服本方不拘剂数,以服后二便如常,是毒气已尽,即停服。否则,余毒不清,可能复发。如果服第一剂药后,二便如常,那就不是被疯狗所咬,可不必再服。

增辑 4. 血府逐瘀汤(王清任)胸中瘀血。

【歌诀】

血府逐瘀归地桃　红花枳壳膝芎饶
柴胡赤芍甘桔梗　血化下行不作劳

【白话解说】

本方用桃仁四钱,当归、红花、生地、牛膝各三钱,枳壳、赤药各二钱,川芎、桔梗各一钱半,柴胡、甘草各一钱,共十一味药组成,水煎服。治疗胸中瘀血内阻引起:头痛,胸痛,心热烦躁,失眠多梦,心慌心跳,呃逆干呕,以及傍晚发热等症。

方以四物汤为基础,用赤芍不用白芍,是活血为主,而桃仁、红花破瘀活血,柴胡、枳壳、桔梗疏肝行气,开胸散结,牛膝引血下行,甘草缓急止痛,并使行气破瘀的药物去瘀不伤好血,所以对胸中有瘀血所致的证候有效。但临床应用时必须辨清确是瘀血才为合适。如眼眶暗黑,肌肤干涩粗糙,或舌上有青紫色瘀点,或舌尖有暗红小点,或脉沉结等,都是瘀血征象,可作为诊断参考。

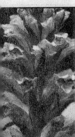

增辑 5. 少腹逐瘀汤(王清任)少腹瘀血。

【歌诀】

> 少腹逐瘀芎炮姜　元胡灵脂芍茴香
> 蒲黄肉桂当没药　调经止痛是良方

【白话解说】

本方由炒小茴香七粒,炮姜二分,川芎、元胡、肉桂、没药各一钱,赤芍二钱,当归、生蒲黄、炒五灵脂各三钱,共十味药组成,水煎服。治疗少腹积块疼痛或不痛,或少腹胀满,或月经一月三、五次,经色紫或黑,或有块,月经期腰酸少腹胀,或崩漏兼少腹疼痛,或有白带,或带色粉红等证。

上述诸证都是少腹瘀血所致,所以用蒲黄、五灵脂、川芎、没药、元胡活血行气,消瘀止痛,赤芍、当归活血行血。因为血得温则行,所以又用肉桂、炮姜温经散寒,小茴香祛寒理气,既引药下行,又能行气以活血。因此,本方有消瘀止痛的作用。瘀血消除,月经自然正常,崩漏才会止住,这就是根据"瘀血不去,出血不止"的临床总结的一种治法。但是痛经和崩漏的原因很多,必须是少腹痛有瘀血的才能用本方。

增辑 6. 补阳还五汤(王清任)半身不遂。

【歌诀】

> 补阳还五赤芍芎　归尾通经佐地龙
> 四两黄芪为主药　血中瘀滞用桃红

【白话解说】

本方由生黄芪四两,归尾二钱,赤芍一钱半,地龙、川芎、桃仁、红花各一钱,水煎服。治疗半身不遂,口眼歪邪,口角流涎,语言不利,大便干燥,小便频数,或遗尿不禁等症。

半身不遂,有各种原因,治法也各不同。本方所治是因气虚而血不行的半身不遂,口眼歪斜,所以重用黄芪补气为主药,气足才能推动血行,营养周身。配合当归、川芎、芍药、桃仁、红花活血行血,地龙通经络,共同成为补气活血、疏通经络的方剂,对中风引起的半身不遂,或颜面神经麻痹有一定的疗效。

十、祛风之剂

祛风之剂就是治疗由于外风或内风引起的各种疾病的方剂。

外风就是风邪乘人体正气虚弱,营卫空疏的机会侵入,发生突然昏倒,不知人事,筋脉拘急,口眼歪斜,说话困难,语音不清等一般"真中风"的证候。或者发生肢体酸痛,麻木不仁的"痹证"。这种因外风造成的证候应当以散风为主,结合温阳益气或养血通经络的方法进行治疗。

内风是因为起居失常,饮食失节,真阴亏损,以致虚风内动,引起的突然昏倒,半身不遂,口眼歪斜,不能说话等类中风证。另外如神昏痉厥,四肢抽搐的肝风,也是内风的范围。这种证候应当用熄风的方法治疗。因此,祛风之剂分为散风熄风两大类。

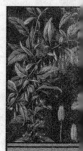

1. 小续命汤(孙思邈)风痉通剂。

【歌诀】

> 小续命汤桂附芎　麻黄参芍杏防风
> 黄芩防己兼甘草　六经风中此方通

【白话解说】

本方由麻黄、桂枝、川芎、人参各一钱,芍药、杏仁各三钱,黄芩、防己各二钱,甘草、附子各一钱,防风二钱,生姜三钱,共十二味药组成,水煎分三次服。治疗正气虚弱口眼歪斜,语言困难等症。因为这种正虚邪实的证候,治疗不当时很容易发生危险,而本方能扶正祛邪,转危为安,所以叫小续命汤。

麻黄、桂枝、防风、防己,发散肌表,祛风逐湿。杏仁、黄芩,宣肺清热。人参、甘草,益气补中。川芎、芍药,养血和营。附子助阳,既增强补益的力量,也增强发表散邪的力量。再加生姜的温中散寒,所以凡六经被风邪所中的证候,都可以用本方加减通治。

2. 大秦艽汤(朱丹溪)搜风活血降火。

【歌诀】

> 大秦艽汤羌独防　芎芷辛芩二地黄
> 石膏归芍苓甘术　风邪散见可通尝

【白话解说】

本方由秦艽、石膏各三两,羌活、独活、防风、川芎、白芷、黄芩、生地黄、熟地黄、当归、酒炒白芍、茯苓、炙草、土炒白术各一两,细辛五钱,共十六味药组成,研成粗末,每次用一两煎服。治疗中风手足不能运动、舌强不能言语等症状。

因为秦艽能祛散一身的风邪,又配合了羌活散足太阳膀胱经风邪,白芷散足阳明胃经风邪,川芎散足厥阴肝经风邪,细辛、独活散足少阴肾经风邪,防风随诸药搜逐各经风邪,所以叫大秦艽汤。

但是风邪乘虚而入,散风药又多有辛散燥烈的特征,所以用生地黄、熟地、当归、白芍来养血和血,白术、茯苓、炙草来益气补中。而黄芩清上焦之火,石膏散胸

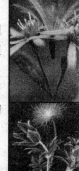

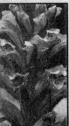
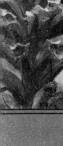

中之火,生地清下焦之火,于是合成了这一既有搜逐各经风邪,又有活血降火作用的方剂。凡是外风伤人而散见各经的中风轻证,可以通用本方治疗。

3. 三生饮(《局方》)卒中痰厥。

【歌诀】

> 三生饮用乌附星　三生皆用木香听
> 加参对半扶元气　卒中痰迷服此灵
> 星香散亦治卒中　体肥不渴邪在经

【白话解说】

本方由生南星一两,生川乌、生附子各半两,木香二钱,共四味药组成,研成粗末,每次用一两,加生姜十五片同煎温服。因为方中三味药都是生用,力量更大,所以叫三生饮。

生南星散风除痰,生附子温脾逐寒,生川乌温脾逐风,二者又能通行经络,无处不到,再加木香调理逆气,生姜制乌、附、南星的毒性,并能温中开结,所以卒然中风,寒痰壅盛,昏迷不知人事,四肢厥冷,两手握拳有力,语言困难等证,煎服此方,能获得较好效果。

如果病人平素元气虚弱而卒中风痰迷的,可将本方和人参各一两(三生饮一两,加人参一两,即有加参对半扶元气之意)同煎温服,有扶助元气的作用。

"星香散"只用胆星八钱,木香二钱,研末煎服,有化痰调气的作用。也能治疗卒然中风痰迷(属于平素体肥多痰,口不作渴的邪中经络的轻证)。

4. 地黄饮子(刘河间)喑厥风痱。

【歌诀】

> 地黄饮子山茱斛　麦味菖蒲远志茯
> 苁蓉桂附巴戟天　少入薄荷姜枣服
> 喑厥风痱能治之　虚阳归肾阴精足

【白话解说】

本方由熟地、山茱萸、石斛、麦冬、五味子、石菖蒲、远志、茯苓、肉苁蓉、肉桂、炮附子、巴戟天各等分,研成粗末,每次用五钱,加入少许薄荷和生姜、大枣同煎温服。

凡是因为肾阴虚弱,虚阳暴越,发生突然口噤舌喑,不能言语,手足厥冷,四肢不能运动的喑厥风痱证都能用本方治疗。

本方以熟地黄滋养肾阴为主,所以用地黄作为方名。而肉桂、附子、苁蓉、巴戟天等引虚阳返归肾中,麦冬、五味子补益肺肾的阴液,石斛滋胃阴而平肝,山茱萸温肝而固肾中精气,远志、茯苓、菖蒲等养心开窍而通心肾,调协水火,使浮越在上的虚火重归于肾中,肾阴充足后就能养肝,因此,阴阳平衡,五脏皆安,喑厥风痱等症

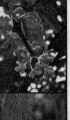

状自然都可消失。

5. 独活汤(朱丹溪)瘛疭昏愦。

【歌诀】

独活汤中羌独防　芎归辛桂参夏菖
茯神远志白薇草　瘛疭昏愦力能匡

【白话解说】

本方由羌活、独活、防风、川芎、当归、细辛、肉桂、人参、半夏、石菖蒲、茯神、远志、白薇各五钱，炙草二钱半组成，共研粗末，每次用一两，加姜、枣同煎温服。治疗肝虚而被外风侵入，发生瘛疭，神志昏愦不清，或兼有恶寒发热等证。

羌活、独活、防风能祛散外风，细辛、肉桂能温经活络，半夏除痰，川芎、当归能活血和血，血脉和调，外风自去。再加菖蒲开心窍，人参补心气，茯神、远志安心神，白薇退热散风，姜、枣和营卫，于是风静火息，神志安宁，而昏愦瘛疭的病证，在本方药力的匡救下能恢复正常。

6. 顺风匀气散(苏沈良方)歪僻偏枯。

【歌诀】

顺风匀气术乌沉　白芷天麻苏叶参
木瓜甘草青皮合　喎僻偏枯口舌喑

【白话解说】

本方由白术二钱，乌药一钱半，沉香、白芷、紫苏叶、木瓜、炙草、青皮各五分，天麻、人参各一钱组成，分三次煎服，每次加生姜三片同煎，有调匀气的运行，使风病顺利解除的功能，所以叫顺风匀气散。

乌药、沉香、青皮，可以调理气机，使运行正常。人参、白术、炙草，可以补益正气。一补一调，正气的运行自然平匀，有助于解散外风。再加天麻、紫苏叶、白芷，疏风理气，木瓜伸筋舒络，所以能治疗由于气血不和而中风，出现口眼歪斜，半身不遂(即偏枯)，以及舌喑口不能言的证候。

7. 上中下通用痛风方(朱丹溪)治上中下痛风。

【歌诀】

黄柏苍术天南星　桂枝防己及威灵
桃仁红花龙胆草　羌芷川芎神曲停
痛风湿热与痰血　上中下通用之听

【白话解说】

本方由酒炒黄柏、苍术、姜制天南星各二两，桂枝、威灵仙、红花、羌活各二钱

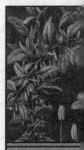

半、防己、白芷、桃仁各半两,龙胆草、川芎、炒神曲各一两组成,共研细末,用神曲煮糊和成丸药,如梧桐子大,每服一百丸(三钱),白开水送下。能通治周身骨节疼痛的痛风证,所以叫做上中下通用痛风方。

痛风证有受寒、受湿、夹热、夹痰和血脉不和等原因,而方中黄柏清热,苍术燥湿,龙胆草泻火,防己行水,合起来能治湿和热。南星燥痰散风,桃仁、红花能活血行瘀,川芎调血中之气,合起来治痰和血。羌活去骨节间风邪,白芷去头面的风邪,桂枝、威灵仙去手臂足胫的风邪,合起来能去周身骨节的风邪。而神曲消中焦脾胃积滞之气。因此,本方既能疏风邪于上,又能泻热渗湿于下,还可以活血燥痰消滞而调中,所以上中下的痛风皆通用。

按:这首方歌烦琐难记,第一句也没有方名,与本书其他歌诀的体例不同,另写如下,供读者参考。"上下通用痛风方,桃红苍柏曲星羌,桂芷威防芎胆草,湿热痰血祛之良。"

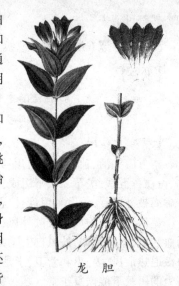

龙 胆

8. 独活寄生汤(孙思邈) 风寒湿痹。

【歌诀】

独活寄生艽防辛　芎归地芍桂苓均
杜仲牛膝人参草　冷风顽痹屈能伸
若去寄生加芪续　汤名三痹古方珍

【白话解说】

本方由独活二钱,桑寄生四钱,秦艽、防风各二钱,细辛、川芎各一钱,当归、熟地、白芍各三钱,肉桂一钱,茯苓、杜仲、牛膝各三钱,人参、甘草各一钱,共十五味药组成,水煎分三次服。治疗由于风寒湿三种邪气造成的痹证。

独活、细辛,能入足少阴肾经,温通血脉,配合秦艽、防风疏风通经络,升发阳气而祛风邪。桑寄生益气血而去风湿,配合杜仲、牛膝强筋骨而固肝肾。熟地、当归、白芍、川芎,活血养血,人参肉桂、茯苓、甘草,益气补阳。所以既能驱邪,又能补正,对肝肾阴虚有热,被风寒湿乘虚而入所造成的腰膝疼痛,脚腿冷痹无力,屈伸不便的顽固痹证,有能使之屈伸自如的疗效。

本方若去桑寄生,加黄芪、续断,也能治疗风寒湿痹,所以叫"三痹汤",是古代的经验方。

9. 消风散(《局方》)消风散热。

【歌诀】

> 消风散内羌防荆　芎朴参苓陈草并
> 僵蚕蝉蜕藿香入　为末茶调或酒行
> 头痛目昏项背急　顽麻瘾疹服之清

【白话解说】

本方有消散风热的作用,所以叫消风散。由羌活、防风、川芎、人参、茯苓、炙草、僵蚕、蝉蜕、藿香叶各二两,厚朴、荆芥穗、陈皮各半两组成,共研细末,每次服三钱,用茶调或者酒调都行。

羌活、防风、荆芥、川芎,都是辛散的药品,能去上部头目项背的风邪。僵蚕、蝉蜕能清风热、化痰结、去皮肤风邪。藿香、厚朴能去秽浊之气而散中满。人参、甘草、茯苓、陈皮能益气和中。合起来成为扶正祛风清热的方剂。所以因风热上攻而致的头痛目昏,项背拘急,鼻塞多喷嚏,以及皮肤顽麻,或发瘙痒瘾疹等证,服本方后都能清除。

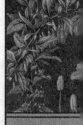

10. 川芎茶调散(《局方》)头目风痛。

【歌诀】

> 川芎茶调散荆防　辛芷薄荷甘草羌
> 目昏鼻塞风攻上　正偏头痛悉能康
> 方内若加僵蚕菊　菊花茶调用亦臧

【白话解说】

本方用川芎、荆芥各四两,防风一两半,细辛一两,薄荷八两,白芷、炙草、羌活各二两,共八味药组成,研细末,每次服二钱,用茶清调送下,所以叫川芎茶调散。

羌活治足太阳膀胱经头痛,白芷治足阳明胃经头痛。川芎治足少阳胆经和足厥阴肝经头痛,细辛治足少阴肾经头痛。而其中川芎还能统治各经头痛,所以用川芎做方名,突出本方治风邪头痛的作用。

但是风邪上攻头目,还须用升散上行的药物,所以用荆芥、薄荷来消散上部风热,清利头目,配合防风和以上治各经头痛的药物,共同升清阳而散风邪郁热。并加甘草和中益气,使升散不致耗气。还恐上部风热不能全清,更用苦寒清头目的茶来调服,既有助于清风热的功用,还能防止辛燥升散太过的流弊。凡是风热上攻的头昏目眩,鼻塞恶风,发热有汗,以及偏正头痛,服后悉能恢复健康。

本方再加清风明目的菊花和散风清痰的僵蚕,叫菊花茶调散,治疗风热上攻,头昏目眩及偏正头痛的作用也同样良好。

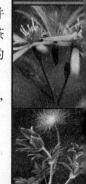

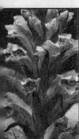

11. 清空膏(李东垣) 风湿热。

【歌诀】

> 清空芎草柴芩连　羌防升之入顶巅
> 为末茶调如膏服　正偏头痛一时蠲

【白话解说】

本方由川芎五钱，炙草一两半，柴胡、黄连、羌活、防风各一两，黄芩三两，共七味药组成，研细末，每次服二钱匙(一钱)，用茶少许调成膏状，抹在口中，再用少许白开水送下。

因为头是阳气交会的地方，叫做清空之处，而本方专治风湿热上攻于头长期不愈的正偏头痛，所以用清空膏做方名。

川芎总治一切头痛，而羌活治足太阳膀胱经头痛，柴胡治足少阳胆经头痛，都是辛散上升，祛风去湿的药物。而黄芩、黄连原是清除湿热的药物，与升散药同用，就能上至巅顶，治头部湿热。甘草和中益气，兼能协调苦寒与辛温并用的药性。所以正偏头痛服此方后都能祛除。

12. 人参荆芥散(陈自明) 妇人血风劳。

【歌诀】

> 人参荆芥散熟地　防风柴枳芎归比
> 酸枣鳖羚桂术甘　血风劳作风虚治

【白话解说】

本方由人参、荆芥穗、熟地黄、柴胡、枳壳、炒酸枣仁、炙鳖甲、羚羊角、白术各五分，防风、川芎、当归、肉桂、炙草各三分组成，加生姜三片，水煎温服。

妇人血风劳是由于血脉空虚，风邪乘虚而入，长期不曾治愈，变成寒热盗汗的劳病，但是血虚成劳之后，虚风就会从内而生，所以可作为虚风病来治疗。而人参大补气血，荆芥能散血中之风，所以用它们作为方名。

除人参、荆芥外，羚羊角、柴胡可以平虚风。熟地、鳖甲能滋阴养血而除寒热。川芎、当归能调和血脉。枳壳、肉桂能调血中之气。白术、甘草助人参补气以生血。气血得到补益，虚风平息，寒热自然清除，再加酸枣仁补心就会达到止盗汗的目的。

增辑 1. 资寿解语汤　中风脾缓，舌强不语。

【歌诀】

> 资寿解语汤用羌　专需竹沥佐生姜
> 防风桂附羚羊角　酸枣麻甘十味详

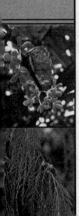

【白话解说】

本方用防风、附子、天麻、酸枣仁各一钱，羚羊角（镑）、肉桂各八分，羌活、甘草各五分，加竹沥二匙，生姜汁二滴同煎。治疗中风脾缓，舌强不语，半身不遂的证候。

舌通于脾，脾主四肢，若脾气本虚，又被外风所中，于是脾脉缓纵，致舌强不能言语，半身不遂。因此，用羌活、防风散外风，羚羊角、天麻、天麻熄内风，更加附子、肉桂引火归元以温脾土，竹沥、生姜清化痰涎，酸枣仁宁心，甘草和中，可收扶正祛邪、化痰熄风的功效。

如果是肾虚中风的舌强不语，可用本方去羌活、防风、加熟地黄、何首乌、甘菊花、天门冬补肾阴而平虚风，石菖蒲开窍除痰，火麻仁益气滋脾，是古人临床用之有效的验方。

增辑2. 小活络丹（《圣济总录》）中风不仁。

【歌诀】

> 小活络丹用二乌 　地龙乳没胆星俱
> 中风手足皆麻木 　痰湿流连一服驱
> 大活络丹多味益 　恶风大症此方需

【白话解说】

本方用川乌（炮）、草乌（炮）、胆星各六两，地龙（洗焙干）、乳香（去油）、没药（另研）各三两三钱，研极细末，酒煮面粉为丸，如梧桐子大，每服二十丸，冷酒送下。治中风，手足麻木，日久不愈，经络中有痰湿死血，腿臂间忽有一、二点痛者。

二乌辛热，去经络中寒湿。胆星辛燥，能化顽痰。乳香、没药，消瘀血而调气。借地龙为引，直达经络中痰湿死血结聚之处。用酒送服，是取其善行善散。但本方辛热燥烈，若血虚者可用四物汤送服。

大活络丹用白花蛇、乌梢蛇、威灵仙、两头尖（俱酒浸）、草乌、天麻（煨）、全蝎（去毒）、何首乌（黑豆水浸）、龟甲（炙）、麻黄、贯众、甘草（炙）、羌活、肉桂、藿香、乌药、黄连、熟地黄、大黄（蒸）、木香、沉香（用心）各60克，细辛、赤芍（去油）、没药（去油）、丁香、乳香（去油）、僵蚕、天南星（姜制）、青皮、骨碎补、白

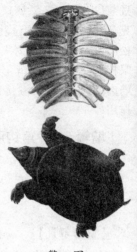

鳖甲

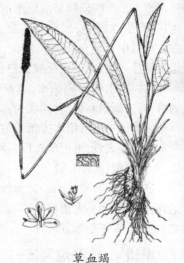
草血竭

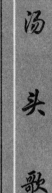

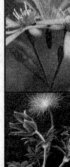

汤头歌诀

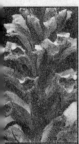

汤头歌诀

豆蔻仁、安息香(酒熬)、附子(制)、黄芩(蒸)、茯苓、香附(酒浸焙)、玄参、白术各 30 克,防风 75 克,葛根、虎胫骨(炙)、当归各 45 克,血竭 21 克,地龙(炙)、犀角、麝香、松脂各 15 克,牛黄、冰片各 4.5 克,人参 90 克,共五十味药研细末,蜜和作丸,如龙眼核大,金箔为衣,蜡壳封固,每服一丸,黄酒送下。治中风,半身不遂,腰腿沉重,筋肉挛急,发及风湿疼痛等证。有补气血、和营卫、去风湿、除痰热、活络止痛的作用。

增辑 3. 羚角钩藤汤(俞根初)凉肝熄风,增液舒筋。

【歌诀】

> 俞氏羚羊钩藤汤　桑叶菊花鲜地黄
> 芍草茯苓川贝茹　凉肝增液定风方

【白话解说】

本方用羚羊角(先煎),一钱五分,鲜地黄五钱,双钩藤(后下)、滁菊花、生白芍、茯神各三钱,川贝母四钱,霜桑叶二钱,生甘草八分,鲜竹茹(与羚羊角先煎代水),水煎服。治疗阴虚阳亢,肝风内动,眩晕烦躁,手足抽搐,胸胁胀痛,或高热神昏,舌绛而干,脉弦数。

本方治疗的证候是由原来的肝阴不足,阳盛生风,或热性病中,邪热侵入肝经,热盛动风而致。所以用羚羊角、钩藤、菊花、桑叶凉肝清热、熄风镇痉。配合贝母、茯神清热化痰,安神定惊,芍药、甘草、生地养阴凉血,柔肝舒筋,竹茹化痰

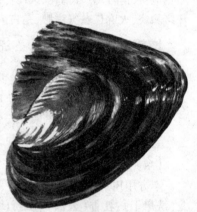

珍珠母

通络,清泄肝胆邪热,共同成为凉肝熄风,增液舒筋的方剂,使热清风平,抽搐烦躁都解。临床中还可用本方治疗妊娠子痫,产后失血发热而致的痉厥等证。但方中羚羊角价格太贵,可用珍珠母一两、生龙齿四钱(都打碎先煎)代替,或用羚羊角粉二、三分冲服,同样有效。

临床都见痰浊蒙闭心窍而致的痉厥,当用安宫牛黄丸,至宝丹、苏合香丸之类治疗,如热性病见大便秘结不通,高热神昏,手足不安,谵语腹痛的,当用大承气汤之类攻里,都不是本方所宜。

增辑 4. 镇肝熄风汤(张锡纯)镇肝熄风。

【歌诀】

> 张氏镇肝熄风汤　龙牡龟牛制亢阳
> 代赭天冬元芍草　茵陈川楝麦芽襄

痰多加用胆星好　尺脉虚浮萸地匡
加入石膏清里热　便溏龟赭易脂良

【白话解说】

本方由怀牛膝一两,生赭石一两(打碎先煎),生龙骨、生牡蛎、生龟板各五钱(均打碎先煎),生白芍、元参、天冬各五钱,川楝子三钱,生麦芽、茵陈各二钱,生甘草一钱半,共十二味药组成,水煎服。治疗阴虚阳亢,肝风内动,而致头目时常眩晕,或脑中时觉作疼发热,或目胀耳鸣,或心中烦热,或时常噫气,或肢体渐觉不利,或时常面赤如醉,或口眼渐形歪斜,甚或眩晕至于颠仆,不知人事,过时自醒,或醒后不能复原,或肢体瘫痪,或半身不遂等症,脉弦长有力者。

肝肾阴虚,肝阳亢盛,盛极动风,上实下虚,以致出现上列各种症状,当一面镇亢阳,一面养肝肾,使阳不上亢,内风自平。所以方用大量怀牛膝,既补肝肾之阴,又能引血下行,同赭石重镇,使虚阳仍归下元。再配龙骨、牡蛎、龟板滋阴潜阳,

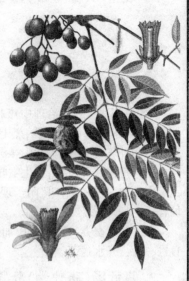

川　楝

元参、天冬、白芍养肝肺肾阴以制虚阳。至于茵陈、川楝清肝泻肝,麦芽、甘草疏肝和胃,既助上药平阳亢,又防重镇太过伤胃气,所以镇肝熄风而不伤中气。如心中热甚,可加生石膏一两,痰多加胆星二钱,尺脉重按虚者,加熟地八钱,山萸肉五钱,大便不实者,去龟板、代赭石、加赤石脂一两(打碎先煎。以上都是原书的加减)。根据编者临床经验,方中龙骨改为龙齿较好,若头脑胀痛,加夏枯草五钱,目胀酸痛,加苦丁茶三钱,疗效更好。一般高血压病,或高血压引起脑溢血症,应用本方有一定疗效。

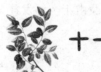

十一、祛寒之剂

凡是治疗因寒邪所引起的各种疾病的方剂,都可以叫做祛寒剂。前面发表剂中已经有了治疗寒邪在表的方剂,所以这里专指祛除里寒的方剂。

里寒的来源有两种,一种是外界的寒邪乘人体之虚而直中于里,或由表寒不解而传里,统称为外寒。一种是由于脏腑阳虚而致寒从中生的内寒。但终究是由于人体的真阳不足,才会发生里寒。因此,祛寒之剂除了用温热药来祛除寒邪是主要

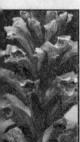

内容外,还应根据里寒的轻重、部位,分别配合温脾阳、补肾阳,以及温通经络等方法来组成适应于各种里寒的方剂。

1. 理中汤(张仲景)寒客中焦。

【歌诀】

> 理中汤主理中乡　甘草人参术黑姜
> 呕利腹痛阴寒盛　或加附子总回阳

【白话解说】

本方有温中除寒,治理中焦脾胃的作用,所以叫做理中汤。用炙草二钱,人参一钱(党参三钱),白术三钱,黑干姜一钱半,水煎分三次温服。

人参补气益脾,白术健脾燥湿,甘草和中补脾,干姜温胃散寒,所以合起来能治疗由于脾胃被寒邪所伤,发生呕吐、下利、腹痛、口不渴等中焦阳虚寒盛的症候。

本方加附子一钱,叫"附子理中汤"。因此附子能回阳,所以对脾胃阳虚的人更加合适。

本方制成蜜丸,即理中丸,加附子,即附子理中丸,每丸重三钱,每次服一丸,每日二、三次,开水送下。

2. 真武汤(张仲景)壮肾阳。

【歌诀】

> 真武汤壮肾中阳　茯苓术芍附生姜
> 少阴腹痛有水气　悸眩润惕保安康

【白话解说】

本方能温壮肾中阳气,驱散在里的阴寒水气。用茯苓四钱,芍药、生姜各三钱,白术三钱,炮附子一钱半,水煎分四次温服。

茯苓、白术能补脾利水,治疗头眩和心下悸动。生姜能温散在里的寒水。附子温补肾阳,增强散寒逐水的作用。芍药能敛阴和营而止腹痛。因此,凡是肾阳虚,因寒水而致的腹痛,小便不利,大便下利,以及由于辛温发汗太过而致汗多亡阳的头眩心下悸、内润筋惕等症,均可用本方治疗。

3. 四逆汤(张仲景)阴证厥逆。

【歌诀】

> 四逆汤中姜附草　三阴厥逆太阳沉
> 或益姜葱参芍桔　通阳复脉力能任

【白话解说】

本方能治三阴(足太阴、足少阴、足厥阴)阳虚而阴寒太盛的四肢厥逆,所以叫

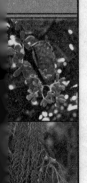

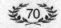

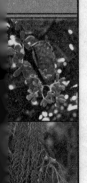

四逆汤。方用干姜二钱,生附子二钱,炙草三钱,水煎分四次服。

寒邪在里,应当用甘热药治疗,所以用干姜、附子的大热来生发阳气、驱散寒邪,又配甘草的甘温益气补中,既助阳气生发,又能缓和姜、附辛热燥烈,所以对阴寒厥逆、身疼腹痛、下利清谷、恶寒、口不渴以及太阳伤寒、头痛发热身疼而脉反沉的证候都有良好效果。

假使阴证厥逆而见脉微欲绝的,是阳虚的程度更甚,可将本方中干姜改为三钱,附子三钱,名通脉四逆汤。

若再见呕吐的,四逆汤加生姜三钱温胃止呕,面发赤色的,加葱白三茎通阳气,大便下利虽止而脉仍旧不出的,加人参二、三钱助阳气补阴血压以复脉,腹中痛的,加芍药二钱敛阴和营以止痛,咽痛的,加桔梗一钱利咽喉。所以有通阳复脉的功效。

4. 白通加猪胆汁汤(张仲景)阴盛格阳。

【歌诀】

> 白通加尿猪胆汁　干姜附子兼葱白
> 热因寒用妙义深　阴盛格阳厥无脉

【白话解说】

本方用葱白四茎,干姜一钱,生附子一钱(以上三味即"白通汤"),人尿一茶杯,猪胆汁一小杯,水煎分两次温服,是一张热因寒用的效方。

阴证厥逆,下利不止,干呕心烦而无脉,是由于人体真阴真阳皆虚,而在里的阴寒太盛,将虚阳格在外所致,因此,除用干姜、附子的大热来助阳驱寒,还配合葱白来通阳气。但阴寒太盛的病必定会格拒阳药,所以再加人尿、猪胆汁等寒凉的药品为引导,使热药能入里发挥作用(即是热因寒用)。这就是遇到阴盛格阳的证候,要用以热药为主配合寒药的治疗方法的意义所在。

5. 吴茱萸汤(张仲景)吐利寒厥。

【歌诀】

> 吴茱萸汤人参枣　重用生姜温胃好
> 阳明寒呕少阴利　厥阴头痛皆能保

【白话解说】

本方用吴茱萸一钱(汤洗七遍)、人参一钱(或党参三钱),大枣三枚,生姜五钱,水煎分三次温服。

吴茱萸味苦辛,性大热,有温中散寒下气的功能,是组成本方的主药,所以用作方名,突出本方温中散寒的作用。

生姜温胃散寒而止呕逆,人参、大枣能补益脾胃而和中气。所以凡是胃中有寒、食入即呕吐的,或少阴伤寒而呕吐下利、手足厥冷、烦躁不安、难以忍受的,以及

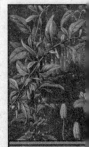

汤头歌诀

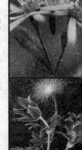

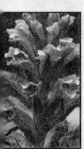

厥阴有寒邪上冲而干呕、口吐涎沫、头痛等症,用本方都有良好的效果。

6. 益元汤(朱肱)戴阳烦躁。

【歌诀】

> 益元艾附与干姜　麦味知连参草将
> 姜枣葱煎入童便　内寒外热名戴阳

【白话解说】

本方用艾叶、炮附子、干姜、麦冬、五味子、知母、黄连、人参、炙草各一钱,加生姜三钱,大枣三枚,葱白三茎同煎,煎成后再加童子小便一匙冷服。有补益真元的功用,所以叫益元汤。

病当真元虚到一定程度,而内里的阴寒又非常重的时候,往往发生虚阳被阴寒逼迫上越,出现面赤身热,烦燥不安,要想坐到水中去,却又非要加厚衣被不可,同时要饮水,水到口中即吐的内有真寒、外生假热的戴阳证。这是一种非常危险的证候,所以一方面用干姜、附子配合温中逐冷,通十二经络而能回阳的艾叶来补阳救阳。一方面又用人参、甘草补益阳气,麦冬、五味子配人参来生脉。再加黄连清上越的虚火,知母滋下焦的阴液,姜枣和营卫,葱白通阳气,并和入童便冷服,既不致药入即吐,还能引无根之火下行归原,所以治戴阳证的效果颇好,这也是一张热因寒用的方剂。

7. 回阳急救汤(陶节庵)三阴寒逆。

【歌诀】

> 回阳救急用六君　桂附干姜五味群
> 加麝三厘或胆汁　三阴寒厥见奇勋

【白话解说】

本方是治疗寒邪直中三阴经而出现四肢厥冷、恶寒战栗。身体倦卧、吐泻腹痛、口不渴、指甲口唇发青等阴盛阳微的救急方剂,所以叫做回阳救急汤。由人参五分,白术、茯苓各一钱,炙草三分,陈皮、姜半夏各七分(以上六君子汤)、肉桂、炮附子、干姜各五分,五味子九粒组成,加生姜三片同煎,临服时麝香三厘冲服。若无脉加猪胆汁一匙。

六君子温补阳气,兼除寒痰而止吐泻。桂附补肾中元阳,五味子收敛微阳,以免发生散越的危险。生姜温中散寒,助陈皮、半夏止呕吐。尤其是加入麝香三厘,通关窍,助药力,并能引导阳气迅速布达周身。但切切不可多用,多用反会造成阳气耗越。无脉加猪胆汁与前面二张方剂热因寒用的意义一样。本方治疗三阴寒厥的重证,有非常好的效果。

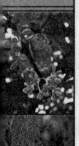

8. 四神丸（王肯堂）肾虚心脾泻。

【歌诀】

四神故纸吴茱萸　肉蔻五味四般须
大枣百枚姜八两　五更肾泻火衰扶

【白话解说】

本方用四味药治肾脾都虚的五更泻有良好效果，所以叫做四神丸。由破故纸（酒浸一宿、炒）四两、吴茱萸（盐汤泡、炒）一两、肉豆蔻（面裹煨）、五味子（炒）各三两，共研细末，用大枣百枚和生姜八两同煮，然后去生姜，取枣肉和药末捣匀做成丸药，每次服二钱，在临睡前用盐汤送下。

破故纸温中补命门之火，吴茱萸温脾胃、散里寒而燥湿，肉豆蔻行气消食、暖胃涩肠，五味子温肾涩精而固下元阳气，生姜温胃散寒，大枣补脾养胃，所以对命门火衰，脾胃虚寒，每日五更天明时大便泄泻，饮食不健的证候，可以通过本方扶益命门火来暖脾，燥湿散寒而达到止泻的效果。

9. 厚朴温中汤（李东垣）虚寒胀满。

【歌诀】

厚朴温中陈草苓　干姜草蔻木香停
煎服加姜治腹痛　虚寒胀满用皆灵

【白话解说】

本方有温中除满止痛的作用，而以厚朴为主药，所以叫做厚朴温中汤。方药的配伍是姜制厚朴、陈皮各一钱，甘草、茯苓、草豆蔻、木香各五分，干姜三分，加生姜三片同煎温服。

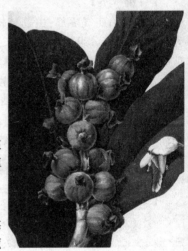

豆　蔻

厚朴能温中散满，陈皮、木香能和中调气。然而气滞不行是由于里寒，所以又配合干姜、草豆蔻的辛热散寒行气，生姜暖胃和中，再加茯苓、甘草健脾渗湿。因此，凡是脾胃虚寒的腹痛、胃脘痛，以及脘腹胀满等证，用本方治疗皆有灵验效果。

10. 导气汤　寒疝。

【歌诀】

寒疝痛用导气汤　川楝茴香与木香
吴茱萸以长流水　散寒通气和小肠

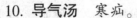
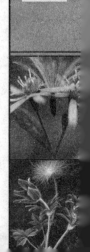

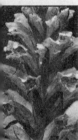

【白话解说】

本方由川楝子四钱,小茴香二钱,木香三钱,吴茱萸(汤泡)一钱组成,用河中长流水煎服。

寒疝俗称小肠气,是因为阴湿积在下焦,又受寒邪侵袭,于是阴囊清冷,结硬如石,牵引睾丸作痛。阴囊是足厥阴肝经所过之处,湿气久郁就会生热,所以首先用川楝子入肝舒筋以止痛,还能引导小肠和膀胱的湿热从小便出。茴香能暖下焦而散寒气,木香通调诸气,吴茱萸燥湿除寒而破结散郁,因此,合起来就成了一张散寒除湿,导气止痛,治疗寒疝疼痛的方剂。

11. 疝气汤(朱丹溪) 寒湿疝气。

【歌诀】

疝气方用荔枝核　　栀子山楂枳壳益
再入吴茱入厥阴　　长流水煎疝痛释

【白话解说】

本方通治疝气疼痛,由荔枝核、栀子、炒山楂、枳壳、吴茱萸各等分组成,共研粗末,每次用河中长流水煎服二钱,能使一切疝气疼痛消释。

荔枝核能入肝肾二经,除寒散滞。栀子泻三焦火而利湿从小便出。山楂能散瘀消积。枳壳能下气破结。吴茱萸能入足厥阴肝经,温散寒邪,燥湿破结。而疝气都由寒湿积在足厥阴肝经,所以本方有效。

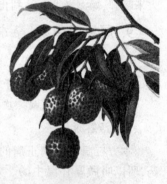

荔 枝

12. 橘核丸(严用和) 㿗疝。

【歌诀】

橘核丸中川楝桂　　朴实延胡藻带昆
桃仁二木酒糊合　　㿗疝痛顽盐酒吞

【白话解说】

本方由炒橘核、炒川楝子、海藻、海带、昆布、桃仁各二两,肉桂、厚朴、炒枳实、炒延胡索、木香、木通各五钱,共研细末,用酒煮糊为丸如梧桐子大,每服七十丸,用盐汤或酒送下。治㿗疝,睾丸肿胀,偏有大小,或阴囊肿胀,睾丸坚硬如石,或上引脐腹绞痛等症。

橘核、木香,行肝经结气。桃仁、延胡索,和肝经血分。川楝子、木通,导引膀胱小肠之热由小便下行而去湿。肉桂温暖命门而散积寒。厚朴、枳实、下滞气而破坚结。海藻、海带、昆布,软坚消结而除肿胀。合起来就能调和气血,还能引药下行,

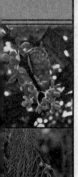

所以能消坚散结,除肿止痛,有效地治疗颓疝顽痛的证候。

增辑 1. 参附汤(《妇人良方》)肾阳虚汗。

【歌诀】

参附汤疗汗自流　肾阳脱汗此方求
卫阳不固须芪附　郁遏脾阳术附投

【白话解说】

本方用人参一两,附子(炮)五钱,
加生姜、大枣、水煎服。它的功用是补
元气,壮肾阳,所以当正气大亏,肾中
真阳外越,而见自汗肢冷、上气喘急等
阳气欲脱的危象时,急用本方,有回阳
救脱的效果。据现代经验,用黄精一
两、炙草三钱替人参,同样有效。

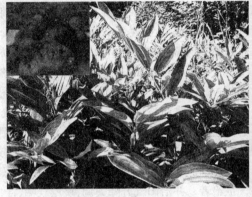

若是卫阳不固,汗出不止而欲脱
的,用黄芪一两,附子(炮)五钱,水煎
服,名"芪附汤",可以助阳固表。

黄　精

若是脾阳被寒湿郁遏,自汗肢冷,
脉微欲脱的,可用白术一两,附子(炮)五钱,水煎服,名"术附汤"。有温里除湿、健
脾固脱的作用。

增辑 2. 天台乌药散(李东垣)寒疝结痛。

【歌诀】

天台乌药木茴香　川楝槟榔巴豆姜
再用青皮为细末　一钱酒下痛疝尝

【白话解说】

本方用天台乌药、木香、炒茴香、青皮、炒良姜各半两、槟榔(锉)二个,川楝子十
个,巴豆七十个,共八味。先将巴豆打破,同川楝子用麸炒,候色黑,去巴豆与麸不
用,余药研成细末,每服一钱,温酒送下。治寒疝,小腹控引睾丸而痛者。

寒湿入于肝肾,结成寒疝,当用温散调气的方法,所以方中用乌药、木香、茴香、
青皮、槟榔等行气散结,又用良姜的辛热散寒。更妙的是巴豆与楝子同炒,去巴豆
不用,这就使楝子入肝理气而不苦寒,并借巴豆的辛热,同入肝肾去寒湿。同时用
酒送服,增强了散寒理气的力量,所以止寒疝结痛的效果良好。

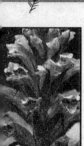

增辑 3. **黑锡丹**(《局方》)镇纳肾虚阳浮。

【歌诀】

> 黑锡丹能镇肾寒　硫磺入锡结成团
> 胡芦故纸茴沉木　桂附金铃肉蔻丸

【白话解说】

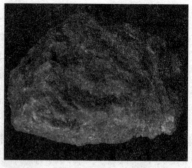

硫　磺

本方用黑锡(去滓净秤)、硫黄(透明者)各二两,胡芦巴、破故纸、茴香、沉香、木香、附子(炮)、金铃子、肉豆蔻各一两,肉桂半两组成,先将黑锡和硫黄放新铁铫中如常法结成砂子,放地上出火毒,研极细末。余药也研成极细末,然后和匀再研至黑色光亮为度,用酒糊为丸,如梧桐子大,阴干,入布袋内擦令光莹,每服三、四丸,空心淡盐汤或枣汤下,急症可服至百丸(二、三钱)。治疗脾元久冷,上实下虚,胸中痰饮,或上攻头目,及奔豚上冲胸腹,两胁膨胀,刺痛不可忍耐,气欲绝者。并治阳气升降失调,痰壅气喘,汗出肢厥等证。

黑锡甘寒,硫黄大热,二药结成砂子,能护真阴,扶真阳,镇肾中上冲的浮阳。胡芦巴、破故纸、茴香、肉豆蔻、附子、肉桂等是温肾助阳散寒之品,而附桂和沉香又能引虚阳下行,回入肾中,木香则能调和气机,更加金铃子引药入下焦,并可监制诸药香燥之性,所以对肾虚有寒,及虚阳浮越的上实下虚证有效。(一方有阳起石一两,助阳温肾的力量更强)若治阴火冲逆,真阳暴脱,痰鸣气喘的证候用人参(二钱)煎汤送服更好。

增辑 4. **半硫丸**(《局方》)虚冷便秘。

【歌诀】

> 半硫半夏与硫磺　虚冷下元便秘尝
> 金液丹中硫一味　沉寒厥逆亦兴阳

【白话解说】

本方用上好透明的硫磺和半夏(汤洗七次焙干)各等分,研成细末,以生姜汁同熬,和干蒸饼末搅匀,入石臼中杵百下,做成丸如梧桐子大,每服十五至二十丸,温酒或生姜汤送下。治老人下元虚冷的大便秘结。

硫磺大热,能补命门真火,半夏辛温,能散结降浊,生姜汁温中散寒,和胃健脾,纯是温热之品。当老年人下元虚冷而致便秘,犹如水寒成冰,非温不化,所以本方能通。若误用于老年人津液不足的便秘,不但无效,并能伤津,使大便更加燥结,此点须注意。

"金液丹"用顶好的硫磺五两,研细水飞,入沙罐内用铁盖盖严扎紧,再用水调赤石脂封口,然后用盐和泥涂好,待泥干后,置火上烧煅三日夜,取出研细,每一两药末和蒸饼一两煮糊作丸,如梧桐子大,每服二、三十丸(一钱),姜汤或米饮送下。治沉寒厥逆,自汗吐利,爪甲口唇发青,小便不禁。也能治阳萎,但硫磺辛热有毒,不可常服。

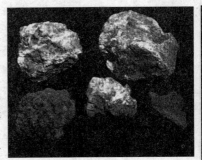
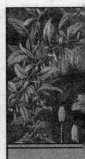

赤石脂

增辑 5. 浆水散(张洁古)霍乱阳虚。

【歌诀】

浆水散中用地浆　干姜附桂与良姜
再加甘草同半夏　吐泻身凉立转阳

【白话解说】

本方用干姜(炮)、附子(炮)、肉桂、炙草各五钱,高良姜(醋炒)、半夏(醋炒)各二钱五分,共研细末,每服三、五钱,用浆水二盏煎(按浆水是用秫米和曲酿成,如醋而淡)。治夏日贪凉饮冷,致突然吐泻,身凉肢冷,汗多脉弱,阳虚欲脱的证候。

本方即四逆汤加肉桂、半夏、良姜组成,有温补脾肾真阳,温胃和中的功能。再加浆水的甘酸微温,调理脏腑而止呕哕,所以对夏日的霍乱阳虚脏寒证有效。

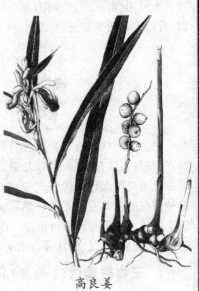

高良姜

增辑 6. 来复丹(《局方》)上盛下虚里寒外热。

【歌诀】

来复丹用玄精石　硝石硫磺橘红着
青皮灵脂复元阳　上盛下虚可镇宅

【白话解说】

本方由五灵脂、青皮、陈皮各二两,玄精石、硝石、硫磺各一两,共六味组成,青皮、陈皮、五灵脂研末,玄精石水飞,硫磺和硝石先共炒(宜微火,不可太过)名"二气末",然后再同诸药共研,和匀,醋糊为丸如豌豆大,每服三十丸(一、二钱)。治疗心肾不交,上盛下虚,痰厥气闭,心腹冷痛,大便泻泄等危急之证。

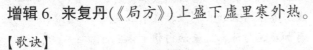

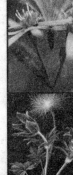

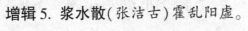

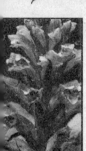

硫磺为纯阳之药,与硝石苦寒之味结合,为阴阳相济之象,所以又名二气(阴阳)末,二味相合,使硫磺降逆破结之力不致过猛而其力益纯。玄精石乃盐卤之精者,能制硫磺辛热燥烈之性,并能使之归镇下焦,不致相火再妄行上冲。青皮、陈皮俱为利气之药,纳气须先利气,二药为硫,玄归镇下焦之先导,五灵脂能引石性之

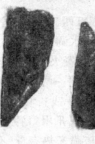
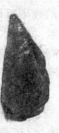
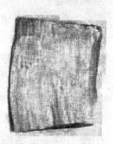

玄精石

药内走厥阴(肝),外达少阳(胆)。因为本方能使肾中虚极的阳气恢复,好比冬尽春回,所以方名叫来复丹。

十二、祛暑之剂

祛暑之剂就是清除暑邪、治疗暑病的方剂。但是暑邪不仅有耗伤人体气分的特点,并且多挟有湿邪,所以祛暑之剂常与益气或利湿的药物共同组成。此外,暑邪虽是由夏季天地间的热气变化而来,但也有因纳凉饮冷太过,反由寒邪触发的,这种情况同样非发汗不可。然而又不同于一般的发表,而是在照顾暑热伤气的前提下用适当的辛温药进行治疗。因此,祛暑之剂实际上是根据病情的不同,分别通过清暑、利湿、益气、发汗等方法来达到治愈目的的方剂。

1. 三物香薷饮(《局方》)散暑和脾。

【歌诀】

三物香薷豆朴先　若云热盛加黄连
或加苓草名五物　利湿祛湿木瓜宣
再加参芪与陈术　兼治内伤十味全
二香合入香苏饮　仍有藿薷香葛传

【白话解说】

本方由香薷一斤,扁豆、姜制厚朴各半斤,共研粗末,每服三钱,用水和酒煎冷服。因为香薷性味辛温而有芳香之气,既能发汗解肌,又能宣化湿邪,是本方的主药。扁豆可以清暑渗湿而和脾,厚朴可以除湿散满,所以叫做三物香薷饮,有散暑除湿和脾的作用,能治疗因乘凉饮冷、外感寒湿之邪而致的皮肤蒸热无汗、恶寒头痛、或呕吐泄泻等证。

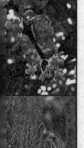

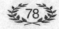

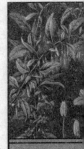

假使是中暑热盛，口渴心烦，或大便下鲜血的，可将本方去扁豆，加黄连清心脾而除烦热，名叫"黄连香薷饮"。

本方若加茯苓、甘草，名叫"五物香薷饮"有驱暑和中的作用。若湿邪太盛，可再加木瓜祛湿，名叫"六味香薷饮"。若再加人参、黄芪、陈皮、白术，名叫"十味香薷饮"可治疗暑湿内伤，头重吐利，身体疲倦，神志昏沉的证候。

"二香散"就是"五味香薷饮"（即六味香薷饮去茯苓）合"香苏饮"，治疗暑湿伤人内外，既有身热恶寒，又有胸腹胀闷的证候。

三物香薷饮和藿香正气散合并，名叫"藿薷汤"，治疗伏暑吐泻。若单用三物香薷饮加葛根，名叫"香葛汤"可治夏月伤风而见项背拘急的证候。

2. 清暑益气汤(李东垣)补肺生津，燥湿清热。

【歌诀】

　　　　清暑益气参草芪　　当归麦味青陈皮
　　　　曲柏葛根苍白术　　升麻泽泻姜枣随

【白话解说】

本方由黄芪、苍术、升麻各一钱，人参、泽泻、炒神曲、陈皮、白术各五分，当归、麦冬、炙草各三分，青皮二分半，黄柏、葛根各二分，五味子九粒组成，加生姜二片、大枣二枚同煎温服。有补益肺气、生津液、清解暑湿热邪的作用，有治疗四肢倦怠，精神减少，身热心烦，自汗口渴，不欲饮食，身体酸重，小便色赤不畅，大便色黄溏薄等症。因为病由长夏被暑热湿气所伤，所以用人参、黄芪补益被暑热所伤的元气，麦冬、五味子保肺气而生津液，当归养血和阴，互相配合，扶助正气。苍术、白术燥湿健脾，黄柏、泽泻清泄湿热，青皮、陈皮、炒神曲理气消食而和中，再加升麻、葛根解肌清热而升清气，于是合成一个扶正祛邪，清暑益气的方剂。

3. 缩脾饮(《局方》)温脾消暑。

【歌诀】

　　　　缩脾饮用清暑气　　砂仁草果乌梅暨
　　　　甘草葛根扁豆加　　吐泻烦渴温脾胃
　　　　古人治暑多用温　　暑为阴证此所谓
　　　　大顺杏仁姜桂甘　　散寒燥湿斯为贵

【白话解说】

本方可用来清暑气，温脾胃，由砂仁、煨草果、乌梅肉、炙草各四两，葛根、炒扁豆各二两组成，共研粗末，每次用四钱，水煎冷服。治疗脾胃被暑湿所伤，而见呕吐泄泻烦躁口渴等证。

砂仁、草果，辛温芳香，理气化湿，温理脾胃。而扁豆清暑渗湿，葛根能升胃气

79

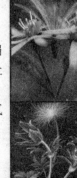

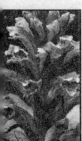

而生津液,乌梅清热止渴,甘草健脾和中,因此还能除烦解渴。

古人治疗阳气不足而被暑邪寒湿所伤的阴暑证多用温药,本方就是一个例子。再如《局方》的"大顺散",由甘草(用白砂炒)三十斤,干姜、杏仁(去皮尖)、肉桂各四斤,共研粗末,每次用二钱,水煎温服。有温中散寒、健脾燥湿的作用,治疗感受暑邪,伏热在里,又加冷饮过多,以致脾胃受湿所伤,引起呕吐和水谷不分的泄泻证候。这是用温药治夏季暑邪与寒湿伤人的好方法。

4. 生脉散(孙思邈)保肺得脉。

【歌诀】

> 生脉麦味与人参　保肺清心治暑淫
> 气少汗多兼口渴　病危脉绝急煎斟

【白话解说】

本方用麦冬三钱,五味子二钱,人参五钱,水煎服。

人参大补肺气,麦冬清心火而生津液,五味子收敛耗散的肺气,所以有保肺清心、补气生津而使脉搏复振的作用,所以叫生脉散。凡暑淫伤损元气,而致气少神疲、多汗口渴、脉微细欲绝的危险病症,当急用本方煎汤服。

5. 六一散(刘河间)清暑利湿。

【歌诀】

> 六一滑石同甘草　解肌行水兼清燥
> 统治表里及三焦　热渴暑烦泻痢保
> 益元碧玉与鸡苏　砂黛薄荷加之好

【白话解说】

本方由滑石六两,甘草一两,共研细末而成,所以叫六一散,每次用三钱,和白蜜少许,冷水或灯芯汤调服。因为滑石能解肌清热、滑窍行水而利湿,所以能统治表里上下三焦,再加甘草泻火和中,于是就成为一个治疗因暑湿引起的发热口渴、烦燥、小便不畅、大便泻痢等症。

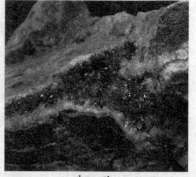

朱砂

"益元散"就是本方加朱砂,除清暑利湿外还有镇心安神的作用。

"碧玉散"就是本方加青黛,能兼清肺火。

"鸡苏散"就是本方加薄荷,能兼清肺火而解风热。

以上四方都是夏季治疗暑病中的常用方剂。

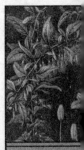

十三、利湿之剂

湿邪分外湿和内湿两类。由淋雨涉水，或衣里冷湿，或居处卑湿，致湿邪从肌表而入的称"外湿"。若因过食瓜果生冷，或恣饮酒酪，或素体脾虚，致湿邪内停的称"内湿"。外湿多病在肌表经络，内湿则多病在脏腑，所以一般治外湿宜发汗解肌，治内湿宜健脾渗利。但外湿切忌大汗，此点必须注意。至于外湿稽留而内入脏腑，或内湿泛溢而外涉肌表的，又当外内兼治。

湿是阴邪，治宜辛湿化燥，但若湿与热并，或湿郁生热时，又须采用苦寒燥湿。若湿积成水，壅盛而为肿为胀的，可根据二便是否通利，分别用攻逐峻利，或温阳利水来治疗，并结合邪正虚实的不同，适当配合培益脾土的方法作为辅佐。因此，利湿剂就是祛除湿邪从肌表或二便外出的一类方剂。

1. 五苓散（张仲景）行水总剂。

【歌诀】

> 五苓散治太阳腑　　白术泽泻猪茯苓
> 膀胱化气添官桂　　利便消暑烦渴清
> 除桂名为四苓散　　无寒但渴服之灵
> 猪苓汤除桂与术　　加入阿胶滑石停
> 此为和湿兼泻热　　疸黄便闭渴呕宁

【白话解说】

本方治疗足太阳经的邪热传入膀胱腑，见到发热恶寒，烦渴饮水，水入就吐，小便不利，以及水肿，身体酸重等症。方用白术、猪苓、茯苓各十八铢（汉代一两等于二十四铢），泽泻一两六铢，桂枝（也可用官桂）半两，共研细末，每次用白饮汤（即米汤）调服方寸匙（二钱）。

猪苓、茯苓，淡渗通膀胱而利水。泽泻泄膀胱之水，使小便通利，因之传入膀胱腑的邪热可从小便排出。再加白术健脾燥湿，使脾强而能制水。桂枝解肌通阳气，既除表邪，又助诸药利水行小便。若用官桂就增强了膀胱的气化功能，使小便通畅，引导水湿从下窍出。因此，本方有利小便、去水湿、消暑气，清热解烦渴的作用，是行水利湿的主要方剂。

本方除去桂枝叫做"四苓散"，治疗没有寒热，只见口渴不能饮水，水入即吐，小便不利，或者还见大便下利等证，非常有效。

"猪苓汤"就是本方中除去桂枝和白术，加入阿胶、滑石，五味药各用一两，水煎分三

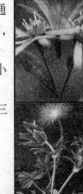

次温服,有和中利湿泻热的作用,治疗湿热互相纠结的黄疸,小便色红而难出,口渴,饮水便呕吐,以及大便下利,心烦不得睡眠,咳嗽呕渴等症,用本方煎服就能安宁。

2. 小半夏加茯苓汤(张仲景)行水消痞。

【歌诀】

> 小半夏加茯苓汤　行水散痞有生姜
> 加桂除夏治悸厥　茯苓甘草汤名彰

【白话解说】

本方是行水消痞的方剂,由半夏三钱,茯苓三钱,生姜五钱,用水煎分两次温服。治疗膈间停水引起的忽然呕吐、心下痞满、头眩心悸、口不渴等证。方中半夏、生姜都是辛温药,能温胃散结而除饮,降逆而止呕,配茯苓淡渗行水,于是膈间停结的水气下行而去,呕吐痞满就自然消除了。

本方除半夏加桂枝、甘草,名叫"茯苓甘草汤"(茯苓四钱,桂枝二钱,炙草一钱,生姜三钱,水煎分三次温服),治疗水饮停在心下的的心下悸而兼寒厥的证候。但本方是通阳行水和中的方剂,主要作用在去心下停水,免水饮侵入脾胃而致下利,如水去之后,寒厥还未痊愈时,须再用祛寒剂,温阳回厥。

3. 肾着汤(张仲景)湿伤腰肾。

【歌诀】

> 肾着汤内用干姜　茯苓甘草白术裹
> 伤湿身痛与腰冷　亦名甘姜苓术汤
> 黄芪防己除姜茯　术甘姜枣共煎尝
> 此治风水与诸湿　身重汗出服之良

【白话解说】

本方是治疗肾着病的,所以叫肾着汤。因为方用干姜二钱,茯苓四钱,甘草一钱,白术三钱,所以又叫"甘姜苓术汤"。

肾着病是因为久受寒湿之邪从下入侵而伤肾,以致身体重痛,腰以下冷痛,腰重,所以用干姜的辛热,白术的苦温来暖脾燥湿,又配以甘草和中补脾来化湿,茯苓淡渗利来行湿,使湿去、痛除。因此,本方是温脾祛湿的方剂。

"黄芪防己汤"(即防己黄芪汤)方用黄芪、防己各一两,白术七钱半,炙草半两,研为细末,每次用五钱匙(三钱),加生姜四片、大枣一枚同煎温服。凡是由于风邪和水气或湿邪在皮肤肌肉之间而引起的身体沉重,恶风自汗,以及由于风湿而引的身痛麻木,用此方煎服都有良效。因为防己通行十二经,是祛除皮肤肌肉风水、风湿的好药,而黄芪又能益气固表,白术能健脾燥湿,甘草能和中补脾,而姜、枣又能调和营卫,所以是解表祛风水湿气的良方。

4. 舟车丸(刘河间)燥实阳水。

【歌诀】

> 舟车牵牛及大黄　　遂戟芫花又木香
> 青皮橘皮加轻粉　　燥实阳水却相当

【白话解说】

　　本方用黑牵牛(炒)四两,大黄(酒浸)二两,甘遂(面裹煨)、大戟(面裹煨),芫花(醋炒)、青皮、橘皮各一两,木香五钱,轻粉一钱,共研细末,水泛为丸,每次服五分,早晨天明时用白开水送下,以大便下利三次为恰当。若仅一、二次,并且不通利,第二次再服,用六、七分,渐渐加到一钱,总以大便通畅下利为止。假使服后大便下利四、五次,或服后因下利而精神软弱,可减到二、三分。或隔一、二、三日服一次,到痊愈为止。并忌食盐酱一百天。

　　黑牵牛、大黄、甘遂、大戟、芫花等,都是攻逐积水的猛药,再加青皮、橘皮、木香等疏利气机,轻粉通窍利水,所以是一个强力的逐水消肿方剂,必须是水肿水胀而见到口渴面赤、气粗或喘、腹胀坚实、大便秘结、小便不畅等燥实症状的阳水症,而且是身体壮实的人,才为对证,否则不可轻易服用。

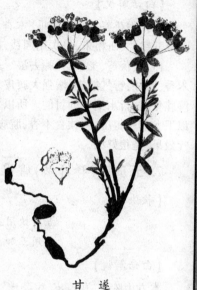

甘　遂

5. 疏凿饮子(张子和)阳水。

【歌诀】

> 疏凿槟榔及商陆　　苓皮大腹同椒目
> 赤豆芫羌泻木通　　煎益姜皮阳水服

【白话解说】

　　木方由槟榔、商陆、茯苓皮、大腹皮、蜀椒目、赤小豆、秦艽、羌活、泽泻、木通各等分,研细末,每服四钱,加生姜皮煎服。

　　槟榔、商陆、蜀椒目、赤小豆能破结攻坚,行腹中之水而消胀,茯苓皮、大腹皮、生姜皮能辛散淡渗、行皮肤之水而消胀,而秦艽、羌活能解散肌表。使水从小便而去。所以对于遍身水肿,口渴气粗,胸腹胀满,大小便秘结的阳水证,通过各药上下内外分消的作用而消退,犹如疏江凿河,引水入海而除泛滥之灾一样,所以叫做疏凿饮子。

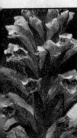

6. 实脾饮(严用和)**虚寒阴水。**

【歌诀】

> 实脾苓术与木瓜　　甘草木香大腹加
> 草蔻附姜兼厚朴　　虚寒阴水效堪夸

【白话解说】

本方用茯苓、白术、木瓜、木香、大腹皮、草豆蔻、炮附子、炮干姜、厚朴各一两，炙草五钱，共研粗末，每次用四钱，加生姜五片，大枣一枚煎服。

白术、茯苓、炙草，补脾去湿。草豆蔻、干姜、附子，温脾寒，大腹皮、木瓜利脾湿。木香、厚朴，行气散满，增强大腹皮、茯苓、木瓜去湿行水的作用，互相配合就能达到湿脾化湿、行水消肿的目的。所以对脾虚有寒不能行水而造成的身体四肢浮肿，腰以下尤其肿得厉害，饮食不香，脘腹胀满，口不渴，大小便都通利的虚寒性阴水的治疗效果，是很好的。

7. 五皮饮(释济洪)**脾虚肤肿。**

【歌诀】

> 五皮饮用五般皮　　陈茯姜桑大腹奇
> 或用五加易桑白　　脾虚肤胀此方司

【白话解说】

本方由陈皮、茯苓皮、生姜皮、桑白皮、大腹皮各等分研末组成，所以叫五皮饮。每次用三钱煎服。有人用五加皮代替桑白皮，也叫五皮饮，都能治疗因为脾虚不能行水，以致周身肌肤肿胀的证候。

茯苓皮、生姜皮、大腹皮都能去皮肤中的停水，而陈皮理气，桑白皮泻肺，配合大腹皮下气，使气行水散，肿胀消退。五加皮是去皮肤筋骨间风湿的药物，且有顺气的作用，所以代替桑白皮，同样是祛除肌肤水湿的方剂。

由于本方性质平和，泻水消肿还能健脾，所以是治疗脾虚水肿轻症的效方。

8. 羌活胜湿汤(《局方》)**湿气在表。**

【歌诀】

> 羌活胜湿羌独芎　　甘蔓藁本与防风
> 湿气在表头腰重　　发汗升阳有异功
> 风能胜湿升能降　　不与行水渗湿同
> 若除独活芎蔓草　　除湿升麻苍术充

【白话解说】

本方由羌活、独活各一钱，川芎二分，炙草、藁本、防风各五分，蔓荆子三分组

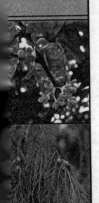

成,用水煎服。治疗湿气有表所引起的头痛头重,腰脊重痛,或一身都疼,有轻微寒热等症。

因为湿气在表,应该用发汗的方法,所以用羌活、独活、川芎、藁本、防风、蔓荆子等辛温升阳、解表发汗的药,使湿气随汗而解。所以本方是用风药胜湿,解除表邪,使气化正常,阳气上升,里面的停湿也能自然下降,和用行水渗湿的方法治疗里湿不同。

假使本方除去独活、川芎、蔓荆子、炙草,加升麻、苍术,名叫羌活除湿汤。对于风湿两伤,一身都疼的证候有效。

9. 大橘皮汤(方贤)水肿泄泻。

【歌诀】

> 大橘皮汤治湿热　　五苓六一二方缀
> 陈皮木香槟榔增　　能消水肿及泄泻

【白话解说】

本方治疗湿热互相纠结,湿重热轻,见到心腹胀痛,大便泄泻,小便不利,以及水肿等证。由五苓散(赤茯苓一钱,猪苓、泽泻、白术、肉桂各五分)和六一散(滑石六钱,甘草一钱)二方合起来,再增加陈皮、木香、槟榔各三分组成,研为粗末,每次用五钱,加生姜同煎。

本方治疗的病症是由于水湿并入大肠,而致小便不利而大便泄泻,所以用五苓散行水,六一散清热去湿,再加槟榔下气,陈皮、木香理气,使气行而后水行,自然小便通利,泄泻可止。同时,水从小便外出,水肿就可以消退,所以本方也能治疗水肿。

10. 茵陈蒿汤(张仲景)黄疸。

【歌诀】

> 茵陈蒿汤治疸黄　　阴阳寒热细推详
> 阳黄大黄栀子入　　阴黄附子与干姜
> 亦有不用茵陈者　　仲景柏皮栀子汤

【白话解说】

本方由茵陈蒿五钱,栀子二钱,大黄二钱组成,水煎分三次服。治疗湿热瘀结在里,不得外出,仅头部有汗,身上无汗,腹胀口渴,二便不利,皮肤、眼睛、指甲都发橘黄色而且鲜明的阳黄证。

茵陈蒿既能发汗,又能利小便,使瘀结在足阳明经和足太阴脾经的湿热得到清泄,是治黄疸的要药。所以用它作为方名。再配合栀子引导湿热从小便出,大黄引导湿热从大便出,所以属湿热性的阳黄服本方后小便通利,颜色像皂荚水一样,经一宿后腹胀就减,黄疸也就逐渐消退。

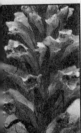

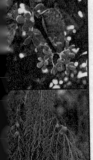

　　假使口不渴，小便色清通利，大便溏泄，不发热，皮肤黄色晦暗，是属寒湿阴黄，可将本方去栀子、大黄，加干姜、附子各一钱，温中散寒而燥湿除黄。

　　茵陈蒿虽是治黄疸的要药，也有不用它的，如张仲景的"栀子柏皮汤"就是由栀子二钱、黄柏二钱，炙草一钱组成，水煎，分二次温服。治疗阳黄而有发热的证候。这是因为湿热虽结不实，只须栀子、黄柏清热利湿，就能使病从小便而去。

　　总的说来，黄疸病虽由湿郁而成，但有寒热阴阳的不同，因此治疗时或用茵陈，或不用茵陈，或配苦寒，或配辛热，临证时必须仔细分析。

11. 八正散(《局方》)淋痛尿血。

【歌诀】

> 八正木通与车前　　萹蓄大黄滑石研
> 草梢瞿麦兼栀子　　煎加灯草痛淋蠲

【白话解说】

　　本方由木通、车前子、萹蓄草、大黄(面裹煨)、滑石(研、水飞)、甘草梢、瞿麦、栀子各一斤组成，共研粗末，每次用二钱，加灯草同煎服。治疗小便淋涩不通，小腹胀急，溺时有血而痛，口渴咽干。因为这些症状是由于湿热郁结在下焦而引起，所以用木通、瞿麦、灯草，降心火，清小肠，利小便，去湿热而止血。栀子、大黄、车前子、滑石，泻上中下三焦之火，清肺利膀胱，滑窍通小便，再配合利水通淋的萹蓄和止阴茎中痛的甘草梢，于是湿热从小便而去，痛淋和尿血也就祛除了，所以本方是治疗湿热郁结下焦的有效方剂。

12. 萆薢分清饮(杨士瀛)膏淋白浊。

【歌诀】

> 萆薢分清石菖蒲　　草梢乌药益智俱
> 或益茯苓盐煎服　　通心固肾浊精驱
> 缩泉益智同乌药　　山药糊丸便数需

【白话解说】

　　本方由川萆薢、石菖蒲(盐水炒)、乌药、益智仁(盐水拌一宿炒)各一两，甘草梢五钱组成(一方加茯苓)，研成粗末，每次用四钱，加盐一捻煎服。治疗小便频数，尿白如油脂的膏淋，以及时常由小便下纯白色的糊状浊物。这都是由于肾虚而膀胱有热，下元不固，败精渗入尿道而致。因此用川萆薢泄湿清热，去浊分清。乌药调气，逐寒温肾。益智仁固肾气，石菖蒲通心窍，甘草梢入茎中，驱除淋浊败精，而病自愈。一方加入茯苓，也是在增强渗利去淋浊的作用。

　　"缩泉丸"只用乌药、益智仁二味药等分研末，再用酒煮山药成糊，和成丸药，如梧桐子大，每次服七十粒(三钱)用盐酒或米汤送下。治疗膀胱气虚有寒的小便频数证有效。

13. 当归拈痛汤（李东垣）脚气疮疡。

【歌诀】

当归拈痛羌防升　猪泽茵陈芩葛朋

二术苦参知母草　疮疡湿热服皆应

【白话解说】

本方由羌活、茵陈、黄芩、炙草各半两，防风、猪苓、泽泻、知母、当归身各三钱，升麻、葛根、苦参、人参、苍术各二钱，白术一钱半组成，研为粗末，每服一两，水煎服。治疗湿热相搏的四肢关节烦痛，肩背沉重，或一身都痛，或脚气肿痛，以及腿脚生疮，红肿作痛，脓水较多等症。

羌活、防风，宣透关节间风湿。升麻、葛根，引清气上行散肌肉间风湿。苍术、白术，健脾燥湿。苦参、黄芩、知母、茵陈，苦寒燥湿清热。猪苓、泽泻，利小便而渗湿。再以当归和血活血，人参、炙草补养正气，使血气通利，经脉和畅，所以是燥湿清热、上下分消、宣通经脉关节的方剂。对于湿热所引起的脚气、疮疡、周身关节疼痛等证，服后都能消除。

增辑 1. 五淋散（《局方》）五淋。

【歌诀】

五淋散用草栀仁　归芍茯苓亦共珍

气化原由阴以育　调行水道妙通神

【白话解说】

本方用赤茯苓六两，甘草、当归各五两，栀子仁、赤芍药各二十两，研成细末，每次二钱，水煎服。治膀胱有热，水道不通，小便淋沥。凡膏淋、石淋、劳淋、气淋、血淋，皆可用本方加减治疗。

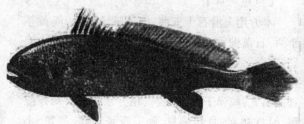

鱼脑石

淋证多因膀胱有热、下焦气化不利所致。

栀子仁清三焦火而利水道，赤茯苓渗泄膀胱湿热，甘草泻火和中，更配当归、赤芍药以滋养肝肾之阴，使气化宣行，自然小便通利。

若是膏淋，可与萆解分清饮同用。石淋可加血余炭、滑石、鱼脑石煎服。劳淋可与补中益气汤合用。气淋可加荆芥、制香附、麦芽煎服，不愈，再加升麻。血淋可加牛膝、桃仁、郁金煎服。

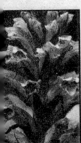

增辑 2. 三仁汤（吴鞠通）湿温。

【歌诀】

三仁杏蔻薏苡仁　朴夏白通滑竹伦
水用甘澜扬百遍　湿温初起法堪遵

【白话解说】

本方用杏仁、半夏各五钱，白蔻仁、厚朴、白通草、竹叶各二钱，薏苡仁、飞滑石各六钱，甘澜水（将水放在盆中，用杓扬多遍，使水面上起泡沫，取泡沫水便是甘澜水，质轻不助邪，还可益脾胃）煎分三次服。治湿温初起，邪在气分，尚未化热，胸闷不饥，肢体酸重，面色淡黄，午后身热，有汗不解，口渴不欲饮水，舌上苔白等症。

杏仁开上焦肺气，竹叶清上焦邪热，蔻仁、厚朴、半夏宣化中焦湿浊而利气机，薏苡仁、白通草、滑石渗利下焦之湿而泄热，使上下分利，湿化热清。更用甘澜水煎，使甘淡不致助湿，所以本方是治疗湿温初起的方剂。

若无汗，可略加解表药如苏叶、薄荷之类。若里湿较重而胸闷甚的，可加藿香、佩兰、豆卷等宣湿化浊之品。

增辑 3. 甘露消毒丹　湿温时疫。

【歌诀】

甘露消毒蔻藿香　茵陈滑石木通菖
芩翘贝母射干薄　暑疫湿温为末尝

【白话解说】

本方用飞滑石十五两，绵茵陈十一两，淡黄芩十两，石菖蒲六两，木通、川贝母各五两，射干、连翘、薄荷、蔻仁、藿香各四两，共十一味药组成，共研细末，每次用开水调服三钱，日服二次，也可用神曲糊丸，如弹子大（三钱），用开水化服。治疗湿温，时疫初起，身热倦怠，胸闷腹胀，四肢酸楚，小便赤涩，以及颐肿、咽痛、身黄、吐泻疟疾，痢疾等证，而见舌苔色白，或厚腻，或干黄，邪在气分者。

藿香、蔻仁、菖蒲，芳香化浊。黄芩、连翘、清热解毒。薄荷疏解表邪，射干消退咽肿，贝母化痰清肺，滑石、木通、茵陈则清利湿热，使邪从小便而出。诸药相合，有清热解毒、化浊除湿的作用。

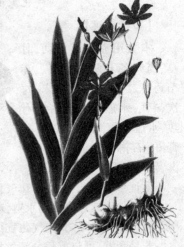

射 干

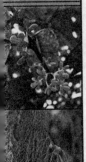

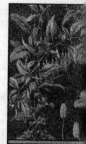

增辑 4. 鸡鸣散(王肯堂)脚气。

【歌诀】

> 鸡鸣散是绝奇方　苏叶茱萸桔梗姜
> 瓜橘槟榔煎冷服　肿浮脚气效彰彰

【白话解说】

本方用苏叶三钱,吴茱萸二钱,桔梗、生姜各五钱,木瓜、橘皮各一两,槟榔七个,研成粗末,隔宿用水三大碗,慢火煎至一碗半,药渣再用水二大碗,煎至一碗,二汁相和,至次日五更鸡鸣时作二、三次冷服(冬月可略温服)。早饭须待药力过后再吃(服药后隔二小时左右吃饭)。温性脚气,腿足浮肿疼痛,不能行走,服用此方,效果是非常好的。

脚气由寒湿着于下焦所致,所以方用生姜、吴茱萸散寒,橘皮、槟榔驱湿,更用苏叶行气和血,木瓜舒筋通络,桔梗宣畅三焦,使肌表之邪从微汗而解,久着之湿从大便而出,因此治湿脚气有良效。至于原书规定在鸡鸣时服药,是取空腹则药力易行的意思。

增辑 5. 中满分消汤(李东垣)中满寒胀。

【歌诀】

> 中满分消汤朴乌　归萸麻夏荜升胡
> 香姜草果参芪泽　连柏苓青益智需
> 丸用芩连砂朴实　夏陈知泽草姜俱
> 二苓参术姜黄合　丸热汤寒治各殊

【白话解说】

本方用川乌、当归、麻黄、荜澄茄、柴胡、生姜、干姜、人参、泽泻、黄连、青皮各二钱,厚朴、吴萸、草果、黄芪、黄柏各五分,升麻、木香、半夏、茯苓、益智仁各三分,水煎服。治脏寒而致的中满寒胀,二便不通,四肢不温,腹中寒,心下痞,食入反出,以及寒疝、奔豚等证。

脏寒就是脾胃虚而有寒,于是清浊不分,造成中满,所以用川乌、生姜、干姜、吴萸、草果、荜澄茄、益智仁等温胃暖肾以祛寒。青皮、厚朴散满除痞,升麻、柴胡升清气,茯苓、泽泻降浊气,人参、黄芪补中气,陈皮调气,当归和血,麻黄开表,半夏化痰。更配黄连、黄柏清湿热,是反佐的方法。如此使寒散气顺,清升浊降,自然中满消除,诸证平息。

“中满分消丸”用黄芩(炒)、黄连(炒)、枳实(炒)、姜半夏各五钱,厚朴一两,陈皮、知母(炒)各四两,泽泻三钱,砂仁、茯苓、干姜各二钱,甘草(炙)、猪苓、人参、白术(炒)、姜黄各一钱,共研细末,汤浸蒸饼糊丸,如梧桐子大,每次服一百丸(二、三

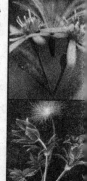

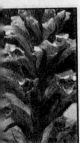

钱），开水送下。治湿热壅遏的中满热胀，二便不利等症。

本丸所治是属热性证候，所以用黄芩、黄连泻热清湿而消痞，厚朴、枳实行气散满而除胀，更配猪苓、泽泻渗泄湿浊，干姜健脾燥湿，陈皮理气和中，姜黄、砂仁开胃舒脾，半夏燥湿化痰。湿热壅遏，气阴两伤，知母能清阳明而滋阴，人参、白术、茯苓、甘草能健脾胃而益气。所以是一个标本同治、邪正兼顾的效方。

中满分消汤和丸同名，又同治中满证，但是汤性是热的，丸性是寒的，中满病名相同，但其属寒属热，性质相反。所以汤、丸所治的证候也不同。必须辩证施治，否则必然发生错误。

增辑 6. 二妙丸（朱丹溪）湿热骨酸。

【歌诀】

> 二妙丸中苍柏煎　　若云三妙膝须添
> 痿痹足疾堪多服　　湿热全除病自瘥

【白话解说】

本方由黄柏、苍术二味等分组成，故名二妙丸。二味同炒研末，姜汁泛丸，每服三钱。治疗湿热气盛，全身骨酸，股膝无力，足踝痿弱等证。

黄柏清热，苍术燥湿，湿去热清，诸证自退。

"三妙散"即是二妙丸再加牛膝而成。治湿热盛于下焦的痿、痹等证。牛膝补肝肾、壮筋骨，又能引药下行，较二妙丸治下焦病为有力，故适宜于由湿热所生的痿痹等证。但湿热之气盛于下焦，则不易速除，所以应该久服多服，使湿热全部除去，病就自愈。

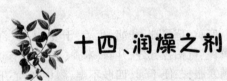

十四、润燥之剂

润就是滋润、润泽，燥就是干燥。由于造成脏腑干燥的原因有外感燥邪所伤和津液精血不足二种，所以凡是清泄燥邪和生津益血，使脏腑得到滋润的方剂，叫做润燥之剂。

外感燥邪有凉温之别，治法也分温润和清润两种，但因肺主燥，所以燥邪多伤在肺，治疗原则离不开清肺透邪。内燥或因汗下伤津，或因高热伤阴，或因风热内扰，或因相火久亢等等，治疗时应分别配合清风热、降相火、和荣血、通导肠胃等方法，生津益血、滋阴补精，来达到滋润脏腑的目的。简单地说，可按上下的不同，分别掌握。上燥救津、中燥增液、下燥滋血，是治疗内燥的总则。

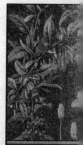

1. 炙甘草汤(张仲景)虚劳肺痿。

【歌诀】

炙甘草汤参姜桂　麦冬生地大麻仁
大枣阿胶加酒服　虚劳肺痿效如神

【白话解说】

本方由炙草三钱,人参一钱(或党参三钱),阿胶二钱,生姜三钱,桂枝一钱,麦冬、大麻仁各三钱,生地黄五钱,大枣六枚组成,用清酒(或水)煎分三次温服。原来是治疗伤寒病而见到的脉结代(即间歇)心动悸不安的证候,所以也叫"复脉汤"。

人参、炙草、大枣甘温益气,生地、麦冬、阿胶滋养营血,麻仁甘润补血,桂枝通阳,生姜温胃,于是合成一个补益气血、滋阴和阳而复脉的方剂。所以不仅治疗脉结代、心动悸有良好效果,并可以治疗阴虚肺燥,咳唾涎沫,带有血丝,咽干舌燥,气短心跳,自汗颧红的虚劳性肺痿证,也有良好的效果。

2. 滋燥养营汤　血虚风燥。

【歌诀】

滋燥养营两地黄　芩甘归芍及艽防
爪枯肤燥兼风秘　火燥金伤血液亡

【白话解说】

本方由当归二钱,生地黄、熟地黄、酒炒黄芩、炒芍药、秦艽各一钱,甘草、防风各五分组成,水煎服。能治疗火热消灼肺阴,血伤而燥,皮肤干燥,爪甲枯槁,以及因为风热内扰,血虚肠燥,大便不通的风秘证。

当归、芍药养血润燥,生地、熟地滋补肾水而清肺火,黄芩清肺热,秦艽、防风散风,甘草泻火,合成一个润燥散风滋养营血的方剂,所以叫做滋燥养营汤。

3. 活血润燥生津散(朱丹溪)内燥血枯。

【歌诀】

活血润燥生津散　二冬熟地兼瓜蒌
桃仁红花及归芍　利秘通幽善泽枯

【白话解说】

本方用当归、白芍、熟地各一钱,天冬、麦冬、瓜蒌根各八分,桃仁(研)、红花各五分,水煎服。有生津活血润燥的作用,所以取用这样的方名。

当归、白芍、熟地滋阴养血,天冬、麦冬、瓜蒌根生津润燥,又因血虚生热而到内脏干燥的程度,血的流通必然滞涩不利,所以再加桃仁、红花活血养血,使血行通

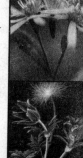

汤头歌诀

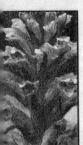

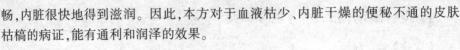

畅,内脏很快地得到滋润。因此,本方对于血液枯少、内脏干燥的便秘不通的皮肤枯槁的病证,能有通利和润泽的效果。

4. 韭汁牛乳饮(朱丹溪)反胃噎膈

【歌诀】

> 韭汁牛乳反胃滋　养营散瘀润肠奇
> 五汁安中姜梨藕　三般加入用随宜

【白话解说】

反胃噎膈是由于火盛血枯,胃中干燥,或由瘀血寒痰阻滞胃口,以致食入即痛,不久吐出,同时肠中干燥,大便秘结。所以用韭菜汁辛温散瘀而益胃,牛乳甘温养血而润胃肠之燥,因此有养营散瘀润燥的功用。

本方加生姜汁、梨汁、藕汁,叫五汁安中饮,因生姜汁能散寒痰,梨汁能润燥消痰,藕汁益胃消瘀,所以效力更强。假使没有寒痰的可不用生姜汁,没有燥痰的可不用梨汁,没有瘀血的可不用藕汁,这都须在临证时根据病情加减使用。

5. 润肠丸(李东垣)风秘血秘

【歌诀】

> 润肠丸用归尾羌　桃仁麻仁及大黄
> 或加艽防皂角子　风秘血秘善通肠

【白话解说】

本方主要作用是润燥活血疏风而通大便,所以叫做润肠丸。由归尾、羌活、大黄各五钱,桃仁、大麻仁各一两,捣研极细末,用白蜜炼和做成丸药,如梧桐子大,每次服三、五十丸(二、三钱)白开水送下。

归尾、桃仁,活血润燥,羌活疏散风邪,大黄破结通便,麻仁滑肠利窍。所以能治疗脾胃中有伏火,大便秘涩不通,以及风热肠燥的风秘和血虚有火而肠燥的血秘。

本主加秦艽、防风、皂角子名叫活血润燥丸,也治风秘血秘的大便不通,因为秦艽、防风能疏风润肠,皂角子能滑肠,所以润肠通大便的功能更强。

6. 通幽汤(李东垣)噎塞便秘。

【歌诀】

> 通幽汤中二地俱　桃仁红花归草濡
> 升麻升清以降浊　噎塞便秘此方需
> 有加麻仁大黄者　当归润肠汤名殊

【白话解说】

本方是治疗胃的幽门不通,大便艰难的方剂,所以叫通幽汤。用生地、熟地各五分,桃仁(研成泥)、当归身、升麻各一钱,炙甘草、红花各一分,水煎取汁调槟榔末五分温服。

幽门不通是因为胃中有热而干燥,于是浊气不得下降,不仅大便艰难,还能因浊气上逆造成噎塞,所以用生地、熟地、归身养血润燥,桃仁、红花活血润燥,炙草、升麻,舒畅胃气而上升清气,下降浊气,使幽门得通,噎塞便秘,自然消除。

本方加麻仁、大黄,名叫当归润肠汤,是治疗大肠干燥,大便秘结不通的方剂。

7. 搜风顺气丸(《太平圣惠方》)风秘肠风

【歌诀】

> 搜风顺气大黄蒸　郁李麻仁山药增
> 防独车前及槟枳　菟丝牛膝山茱仍
> 中风风秘及气秘　肠风下血总堪凭

【白话解说】

本方用大黄(九蒸九晒)五两,郁李仁、火麻仁、山药(酒蒸)车前子、怀牛膝(酒蒸)、山茱萸各二两,防风、独活、槟榔、炒枳壳、菟丝子各一两组成,共研极细末,和白蜜做成丸药,如梧桐子大,每次服二、三十丸(三钱),清茶或温酒、米汤送下。

大黄是下燥结而清瘀热的猛药,经过蒸晒性能比较缓和,配合火麻仁、郁李仁的甘润滑利,是润燥通便的主要药物。独活、防风,入下焦搜散风邪,枳壳、槟榔,破结滞顺气宽肠。车前子利小便而不耗气,山药益气固脾,山茱萸、菟丝子,温补肝肾,益阴壮阳,又有怀牛膝引诸药下行入肝肾,使药力更加专在下焦。所以对中风而引起的风秘、气秘,大小便不畅,周身虚痒,以及肠风下血等证候,可用本方治疗,因本方有搜风顺气、补益肝肾的作用。

8. 消渴方(朱丹溪)胃热消渴。

【歌诀】

> 消渴方中花粉连　藕汁地汁牛乳研
> 或加姜蜜为膏服　泻火生津益血瘀

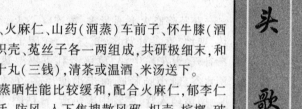

【白话解说】

消渴就是易饥多食,口渴多饮,主要由于胃中有热造成。

本方用黄连末、天花粉末,和入藕汁、生地汁、牛乳中熬成膏,再加生姜汁、白蜜熬和均匀,服用时将膏放在舌上,含化后用少许白开水送下。黄连能泻心火,天花粉、藕汁能清火生津液,生地黄滋益肾水,牛乳补血润燥,生姜汁和胃,白蜜益胃生津,所以有泻火生津,益血润燥的作用,能使消渴痊愈。但是消渴证若见到小便频数、浑浊如膏脂的症状,是肾虚有热,本方就不适宜了。

9. 白茯苓丸(王肯堂)肾消。

【歌诀】

白茯苓丸治肾消　花粉黄连草解调
二参熟地覆盆子　石斛蛇床腘胫要

【白话解说】

本方用白茯苓、天花粉、黄连、草解、人参、玄参、熟地、覆盆子各一两、石斛、蛇床子各七钱半,鸡内金三十具(微炒)共研细末,和白密做成丸药,如梧桐子大,每服三十丸(三钱)用磁石煎汤送下。治疗胃热下流入肾,肾精被消灼而致的肾消,证见口渴多饮,小便反多,尿浑如膏脂,两腿渐细,腿脚无力。

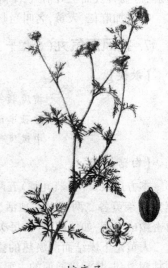

蛇床子

茯苓降心火下通肾水,黄连降心火,石斛平胃热,熟地、玄参补肾水,覆盆子、蛇床子固肾精,人参补气,天花粉生津,草解清利下焦湿热,鸡内金消水谷、通小肠膀胱而步小便反多,再加磁石重坠,引诸药入肾,使肾中虚热清,肾精固,而后肾虚得到恢复,肾消自然痊愈。

10. 猪肾荠苨汤(孙思邈)解毒治肾消。

【歌诀】

猪肾荠苨参茯神　知苓葛草石膏因
磁石天花同黑豆　强中消渴此方珍

【白话解说】

本方由猪肾一具,荠苨、石膏各三钱、人参(党参)、茯神、知母、黄芩、葛根、甘草、磁石、天花粉各二、三钱,黑大豆一两组成,用水先煮猪肾、黑大豆取汁,再和药煎分三次服。

知母、石膏、黄芩,清热泻火。葛根、天花粉,清热生津。人参、茯神、甘草,补益正气。荠苨、黑大豆,最能清解金石药的热毒。猪肾、磁石,既能补肾,又能引诸药同入肾中。因而此方对于误服金石药,热毒积在肾内,消灼肾阴,造成消渴并有阴茎挺举、精自流出的强中证,或发痈疽等,有解毒生津,清热泻火的作用。

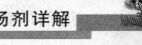

11. 地黄饮子(王贶)消渴烦燥。

【歌诀】

> 地黄饮子参芪草　　二地二冬枇斛参
> 泽泻枳实疏二腑　　躁烦消渴血枯含

【白话解说】

本方由生地、熟地、人参、炙黄芪、炙草、天冬、麦冬、炙枇杷叶、石斛、泽泻、炒枳实等分组成,共研粗末,每次用三钱煎服。

生地、熟地、天冬、麦冬、滋阴益血以润燥,人参、炙芪、炙草、补气以生血,石斛养胃阴,枇杷叶清肺火,泽泻疏利膀胱,枳壳疏利大肠,合成有生精补血、润燥止渴作用的方剂。所以对于阴虚有火,血液干枯,而致咽干、面赤、烦燥的消渴证有效。

12. 酥蜜膏酒(孙思邈)气乏声嘶。

【歌诀】

> 酥蜜膏酒用饴糖　　二汁百部及生姜
> 杏枣补脾兼润肺　　声嘶气惫酒喝尝

【白话解说】

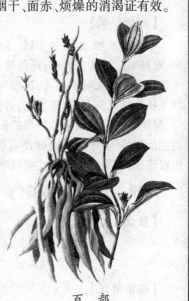

本方用酥、白蜜、饴糖、百部汁、生姜汁、杏仁(研)、枣肉各一升,用微火缓缓煎熬如膏,每次用酒细细咽下方寸匙(一汤匙)。

酥、蜜、饴糖、杏仁、枣肉都是补脾润肺的药品,百部能清肺止嗽,生姜能散寒化痰,酒能助药力上行于胸膈之间。所以对于肺脏虚寒,曾经被风寒所伤,以致气息喘惫,语声嘶塞,并见咳吐痰沫的证候,可用本方治疗。但是风寒郁在肺中,咳嗽声嘎的外感实证,切不可误用。

百部

13. 清燥汤(李东垣)燥金受湿热之邪。

【歌诀】

> 清燥二术与黄芪　　参苓连柏草陈皮
> 猪泽升麻五味曲　　麦冬归地痿方推

【白话解说】

本方用黄芪一钱半,白术、陈皮、泽泻各五分,人参、茯苓、升麻各三分,炙草、猪苓、炒神曲、麦冬、归身、生地各二分,黄连、炒黄柏、苍术、柴胡各一分,五味子九粒,

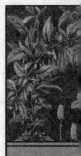

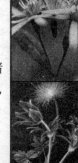

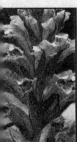

共研粗末,每次煎服五钱。治疗因为湿热熏蒸,肺伤而燥,于是腰已下痿软瘫痪不能动,行步不正,两足欹侧的痿证。有清润肺燥的作用,所以叫做清燥汤。

黄芪、人参、白术、炙草、茯苓,补脾益胃,麦冬、五味子,保肺生津。黄连、黄柏、燥湿清热,生地、归身、滋养阴血。陈皮、炒神曲、苍术、健脾燥湿。再加升麻、柴胡以升清阳,泽泻、猪苓以降浊阴,使湿热从小便而出,合成一张具有清除湿热、滋润肺燥的作用,是治痿证值得推荐的方剂。

增辑1. 沙参麦冬饮(吴鞠通)秋燥伤肺。

【歌诀】

> 沙参麦冬饮豆桑　玉竹甘花共和方
> 秋燥耗伤肺胃液　苔光干咳此堪尝

【白话解说】

本方用沙参、麦冬各三钱,玉竹二钱,甘草一钱,生扁豆、冬桑叶、天花粉各一钱半,水煎服。治秋令燥邪,耗伤肺胃阴液,咽干口渴,干咳少痰,或有发热,舌光绛而干者。若久热久咳不解者,再加地骨皮三钱。

秋令燥气伤人,阴液受伤,必须用甘寒清润的方法治疗。方中沙参、麦冬、玉竹等,都能清润燥热而滋养肺胃的阴液,天花粉生津止渴,甘草泻火和中,扁豆健胃而消残余的暑气,冬桑叶则能清疏肺中燥热,散邪止咳。若久热久咳不止,是肺中燥热较甚,所以又当加地骨皮的苦寒来泻肺。

增辑2. 清燥救肺汤(喻嘉言)滋燥清火。

【歌诀】

> 清燥救肺参草杷　石膏胶杏麦芝麻
> 经霜收下干桑叶　解郁滋干效可夸

【白话解说】

本方用冬桑叶三钱,石膏二钱五分,阿胶八分,人参、杏仁(去皮尖)各一钱,麦冬一钱二分,甘草、黑芝麻各一钱,枇杷叶一片(去毛、蜜炙),水煎热服。治肺脏被燥邪所伤,头痛身热,干咳无痰,气逆而喘,咽干鼻燥,口渴心烦,舌边尖俱红苔白薄而干等症。

桑叶宣肺,石膏清热,杏仁、枇杷叶润肺降逆,麦冬、阿胶、黑芝麻滋阴润燥,人参、甘草健脾益气。因此,既能解除肺中因燥邪造成的郁气咳逆,又能滋润干燥而恢复肺中被燥邪耗伤的阴液。但是本方只宜于温燥,若是凉燥,切勿误用。

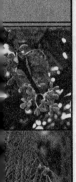

增辑 3. 琼玉膏(朱丹溪)干咳。

【歌诀】

> 琼玉膏中生地黄　参苓白蜜炼膏尝
> 肺枯干咳虚劳症　金水相滋效倍彰

【白话解说】

本方用生地四斤,人参六两,茯苓十二两,白蜜二斤半,先将生地捣汁,人参、茯苓研末,与蜜和匀,装瓷器中封好,隔水煮成膏,每次用开水冲服二汤匙。治虚劳干咳,咽燥咯血者。

生地滋肾壮水,白蜜养肺润燥,二药配合,有肺肾相生的优点,比单独使用的效果要好,人参、茯苓则能益气补脾,脾健则能帮助肺虚恢复,也正是补脾益肺。所以本方对于肺虚阴伤、干咳不已的证候,有相当疗效,但必须常服。

增辑 4. 黄连阿胶汤(张仲景)热伤少阴。

【歌诀】

> 黄连阿胶鸡子黄　芍药黄芩合自良
> 更有驻车归醋用　连胶姜炭痢阴伤

【白话解说】

本方用黄连二钱,阿胶二钱,黄芩、芍药各二钱,鸡子黄二枚,先用水煮三味取汁,再入阿胶烊化(使隔水加热,使阿胶溶化)和匀,稍冷后再与鸡子黄搅和,分三次温服。治高热伤阴,阴虚火旺,心中烦,不得睡眠。

黄连、黄芩,直折心火。芍药、阿胶,滋阴养血。鸡子黄补心中之血,血足则神安能眠,所以有清热除烦、滋阴安神的功效。

"驻车丸"由黄连六两,当归、阿胶各三两,炮姜炭二两,四味组成,除阿胶外都研成细末,再用醋煮阿胶化成膏,与药末和匀作丸,如梧桐子大,每服三、四十丸,米饮送下,一日三次,治阴虚发热,下利脓血,以及休息痢等。

当归、阿胶能补血养阴,黄连清热坚肠,泡姜温脾和血,醋则酸敛止痢,所以宜于久痢不止,阴虚发热的证候。

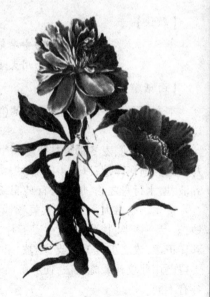

芍药

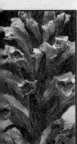

增辑 5. 滋肾通关丸(李东垣)癃闭。

【歌诀】

> 滋肾通关桂柏知　溺癃不渴下焦医
> 大补阴丸除肉桂　地龟猪髓合之宜

【白话解说】

本方用黄柏(酒炒)、知母(酒炒)各一两,上肉桂一钱,共研细末,蜜和作丸,如梧桐子大,每服三钱,开水送下,治下焦湿热,小便癃闭,点滴不通。

湿热在下焦,肾与膀胱的阴分被耗伤,气化不行,小便不得出,所以用黄柏、知母的苦寒,清热燥湿而兼滋阴,更配少许肉桂,温养命门真阳,蒸水化气,小便自通。

大补阴丸是朱丹溪的方子,用黄柏、知母各四两,熟地、龟板各六两,共研细末,再用酒煮猪脊髓,打烂为丸,如梧桐子大,每服三钱,淡盐开水送下,治肾阴亏损,虚火上炎,潮热盗汗,咳嗽咯血,足膝疼热等症。

阴虚火旺,必须滋阴与降火同用。方中熟地、龟板滋益肾阴,黄柏、知母降泄相火,更加猪脊髓填补精血,所以是大补肾阴的良方。补益剂中的虎潜丸就是由本方加味组成的。

增辑 6. 增液汤(吴鞠通)温热便秘。

【歌诀】

> 增液汤中参地冬　鲜乌或入润肠通
> 黄龙汤用大承气　甘桔参归妙不同

【白话解说】

本方用元参一两、细生地、麦冬(连心)各八钱,如便秘甚者可加鲜何首乌一两以润之。

元参、生地、麦冬都是甘寒滋润生津的药物,所以各增液汤。因温热病的便秘,乃因温热损伤津液,以致不能濡润大肠。不宜再用苦寒之药劫液伤津,只能用甘寒养液、增水行舟之法,加入鲜首乌润肠通便,效果更好。

黄龙汤是由大承气汤(大黄三钱、芒硝二钱,厚朴一钱半,枳实一钱)加当归三钱,人参一钱半,甘草一钱,生姜五片,红枣一枚,清水煎,汤将成加桔梗一撮。治疗邪实正虚,攻之正气不能支,不攻,邪热太盛,大便燥结,痞满兼备,恐有液竭之变。不得已用此攻补兼施之法,便邪解而正不伤。其方法与增水行舟之法又各有所宜,各有不同。

大承气汤用以攻下大便,人参补气,当归补血,甘草、姜、枣,补中气,桔梗开提肺气,使上窍开而下窍泄,脏(肺)腑(大肠)协调,大便得行,邪热得解,病去人安,而正气不伤。

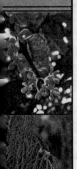

十五、泻火之剂

凡能清热泻火,凉血解毒的方剂,就叫做泻火之剂,也可叫做清热之剂。

客邪在表的发热,应用发表之剂,就能表解热退。腑实积滞的内热,应用攻里之剂,就能积去热平。泻火之剂则用于既无表邪,又无积滞,而里热独炽的病症,最为合适。

里热有邪在气分和血分的不同,所以必须分别用清气或凉血的方法治疗,如用白虎汤清气分之热,犀角地黄汤凉血中之热等。若气分之热未解,血中之热已盛的气血两燔,又须清气和凉血并进,如清瘟败毒饮就是这类代表方剂。假使邪热内陷心胞,见到昏厥狂乱的症状,就必须清热泻火与开窍安神法同用。至于适当配伍养阴生津的药物,那又是为了救护被高热灼耗的阴液。

此外还有因为内脏功能失调的里热,治疗时务必要分清虚实,辨明脏腑,或用苦寒泻热,或用甘寒、酸甘生津养阴除热。如果虚热已到骨蒸盗汗的程度,更非以退热和养阴药并进不可。这些都是使用泻火之剂必须掌握的原则。

1. 黄连解毒汤(孙思邈)三焦实热。

【歌诀】

> 黄连解毒汤四味　黄柏黄芩栀子备
> 躁狂大热呕不眠　吐衄斑黄均可使
> 若云三黄石膏汤　再加麻黄及淡豉
> 此为伤寒温毒盛　三焦表里相兼治
> 栀子金花加大黄　润肠泻热真堪倚

【白话解说】

本方是清解热毒,以黄连为主的方剂,所以叫做黄连解毒汤。方用黄连三钱,黄柏、黄芩各二钱,栀子二钱,以水六升,煮取二升,分二次服。

黄连泻中焦火热,黄芩泻上焦火热,黄柏泻下焦火热,栀子通泻三焦火热从膀胱而出,全是苦寒,所以凡是三焦实热火邪引起的烦躁昏狂、大热干呕、口燥咽干、错言乱语、不得睡眠、吐血衄血、以及阳毒发斑等证均可使用本方治疗。

三黄石膏汤即本方加麻黄、淡豆豉而成,已见表里之剂中。

本方加大黄,研细末做成水丸,每次服二钱,叫做栀子金花丸,因为增加了大黄,所以除泻热外还有润肠通便的功用,宜于三焦有实热而大便不通的证候。

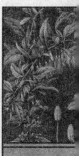

汤头歌诀

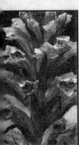

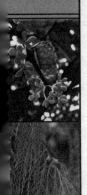

2. 附子泻心汤（张仲景）伤寒痞满。

【歌诀】

> 附子泻心用三黄　寒加热药以维阳
> 痞乃热邪寒药治　恶寒加附治相当
> 大黄附子汤同意　温药下之妙异常

【白话解说】

本方用大黄二钱，黄连、黄芩各一钱，附子（炮）一钱，水煎，分两次温服。是一个苦寒药与辛热同用，治疗伤寒心下痞而有恶寒汗出的方剂。

伤寒心下痞，是因为表邪没能得到适当的治疗，以致内入胸中，化为热邪，所以用三黄的苦寒来泻热除痞。而恶寒汗出是病人阳虚的现象，所以用附子助阳固表。因此，本方的寒热并用，是对于具体病情相当的治疗方法。

再如"大黄附子汤"用大黄三钱，附子炮二钱，细辛一钱，水煎分三次温服，是治疗虚寒和积滞相并，所以既用苦寒的大黄泻结，又用辛热的附子、细辛散寒，与附子泻心汤的用法有相同的意义，是一种用温药配合寒药的攻下方法，与单纯用苦寒攻下的作用不同。

3. 半夏泻心汤（张仲景）误下虚痞。

【歌诀】

> 半夏泻心黄连芩　干姜甘草与人参
> 大枣和之治虚痞　法在降阳而和阳

【白话解说】

本方用半夏三钱，黄连一钱，黄芩、干姜、炙草、人参各二钱，大枣四枚，水煎，分三次温服。治疗半表半里的小柴胡汤证被误下，中焦气化失常，出现胸中痞满，发热而呕，饮食不下等证。方中黄芩、黄连，苦寒泻热而降阳，干姜、半夏，辛温散痞而和阴，再加人参、炙草、大枣以补益被下药误伤的脾胃之气，使阴阳升降恢复正常，自然上下交通，痞满呕逆都可痊愈。

4. 白虎汤（张仲景）肺胃实热。

【歌诀】

> 白虎汤用石膏偎　知母甘草粳米陪
> 亦有加入人参者　躁烦热渴舌生苔

【白话解说】

本方用石膏一两，知母三钱，炙草二钱，粳米一两，水煎温服。

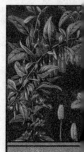

石膏大寒,与知母配合,清肺胃实热,甘草、粳米,益气养胃,与石膏、知母相合,又有生津的作用。因此对于身大热而不恶寒,大汗出,烦躁口渴而能饮水,舌上有黄苔,脉洪大有力而数的阳明热证,有较好的疗效。

如果上述症状,又见到脉洪大无力,背部有些怕冷的,是汗多伤阴的现象,本方加人参二钱(或党参三钱),名叫"白虎加人参汤"。

如果湿温病见到壮热口渴,自汗身重,胸痞,舌红苔白,脉洪大等湿热并重的病症,在本方中加入苍术三钱,称之为"苍术白虎汤"。

5. 竹叶石膏汤(张仲景)肺胃虚热。

【歌诀】

竹叶石膏汤人参　麦冬半夏竹叶灵
甘草生姜兼粳米　暑烦热渴脉虚寻

【白话解说】

本方用竹叶五钱,石膏六钱,半夏三钱,麦冬三钱,人参二钱(党参三钱),炙草二钱,粳米五钱,水煎温服。(《伤寒论》原方无生姜,《千金方》有生姜)治疗伤寒虽已痊愈,肺胃虚热末解,口渴气少,气逆而呕,以及暑邪伤人,烦热口渴而脉虚的病证。本方是从白虎加人参汤变化而成,有清热生津,益气止呕的作用。

竹叶、石膏,清肺胃之热,人参、炙草、麦冬、粳米,益气补虚而生津,再加半夏调胃降逆而平呕,千金加生姜也是增强止呕的作用。因此,无论是病后虚热,或热伤气虚的都可服用。

6. 升阳散火汤(李东垣)火郁。

【歌诀】

升阳散火葛升麻　羌独防风参芍侪
生炙二草加姜枣　阳经火郁发之佳

【白话解说】

本方有升脾胃阳气、散中焦郁火的作用,所以叫做升阳散火汤。方用葛根、升麻、羌活、独活、人参、白芍药各五钱,柴胡八钱,生甘草二钱,炙草三钱,防风二钱半,共研粗末,每次用五钱,加生姜、大枣同煎温服。

柴胡发散少阳之火,升麻、葛根发散阳明之火,羌活、防风发散太阳之火,独活发散少阴之火,都是味薄气轻,上行升散的药物,使三焦舒畅,阳气升腾,火郁得以解散。又恐升散太过,耗伤正气,所以配合人参、甘草以益气健脾,白芍药以敛阴清热,生姜、大枣以调和脾胃,于是发中有收,散中有补,邪气去而正气不伤。因此,对于阳经火郁而见四肢发热,肌热、骨髓中热,热如火燎,扪之烙手等症,用本方可以发散而解。

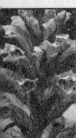

7. 凉膈散(《局方》)膈上实热。

【歌诀】

> 凉膈硝黄栀子翘　黄芩甘草薄荷饶
> 竹叶蜜煎疗膈上　中焦燥实服之消

【白话解说】

本方能清除膈上实热,所以取名凉膈散。方用芒硝,大黄、炙草各二十两,黄芩、薄荷、栀子仁各十两,连翘四十两组成,共研粗末,每次用二钱,加竹叶七片,白蜜少许同煎温服。

大黄、芒硝,荡涤中焦实热,配合甘草,使不致猛泻。黄芩、薄荷、连翘,清散上焦实热,再加竹叶清热,引药上行,白蜜甘缓,使药力在膈间缓缓而下。所以凡膈间有实热,中焦躁实,烦躁口渴,目赤头眩,大小便秘,吐血衄血等症,服用此方后都能消除。

8. 清心莲子饮(《局方》)心火淋渴。

【歌诀】

> 清心莲子石莲参　地骨柴胡赤茯苓
> 芪草麦冬车前子　躁烦消渴及崩淋

【白话解说】

本方用石莲子、人参、赤茯苓、炙芪各七钱半,地骨皮、柴胡、炙草、麦冬、车前子各五钱,研为粗末,每次用水煎服三钱。治疗忧思抑郁,发热烦躁,或酒色过度,肾阴大虚,心火上炎,熏灼肺金,口苦咽干,渐成消渴,或遗精淋浊,或因火热扰动营血而致血崩等证。

人参、黄芪、甘草,补益阳气而清虚火,地骨皮清肝肾虚热,柴胡散肝胆相火,黄芩、麦冬,清心肺之火,赤茯苓、车前子,利下焦湿热,再加石莲子清心火而通肾水,于是因火热引起的诸证都可以清除。

9. 甘露饮(《局方》)胃中湿热。

【歌诀】

> 甘露两地与茵陈　芩枳枇杷石斛伦
> 甘草二冬平胃热　桂苓犀角可加均

【白话解说】

本方用生地、熟地、茵陈、黄芩、炒枳壳、枇杷叶(刷去皮)、石斛、炙草、天冬、麦冬各等分,共研粗末,每次用水煎服二钱。治疗胃中湿热上蒸,口臭喉疮,及吐衄齿

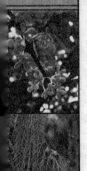

龈出血等症。

胃肠湿热久蒸,损伤胃阴,所以用生地、熟地、天冬、麦冬、甘草、石斛等补益胃肾之阴,兼虚虚热,而用茵陈、黄芩的苦寒清热去湿,再配枇杷叶、枳壳降气清上蒸的湿热,使诸证自除。

本主加肉桂、茯苓,名叫桂苓甘露饮,主要是增强利小便,引导湿热从下窍而去的作用。也有在本方中加犀角,使清解热毒的作用增强,更宜于吐衄出血发及喉疮等证候。

10. 清胃散(李东垣) 胃火牙痛。

【歌诀】

> 清胃散用升麻连　　当归生地牡丹全
> 或益石膏平胃热　　口疮吐衄及牙宣

【白话解说】

本方由升麻一钱,黄连、当归身、生地各三分,牡丹皮五分组成,研为细末后,用水煎,冷服,治疗胃火上冲,牙痛不可忍受,喜冷恶热,牵连头脑,满面发热,或唇口颊腮肿痛生疮,或吐血衄血,或牙宣出血,或牙龈溃烂等证。

黄连泻心脾之火,当归和血,生地、牡丹皮,清热凉血,升麻升胃中清阳,于是热平肿退,血止痛除。若胃中热盛,可再加石膏同煎,以增强清热的作用。

11. 泻黄散　胃热口疮。

【歌诀】

> 泻黄甘草与防风　　石膏栀子藿香充
> 炒香蜜酒调和服　　胃热口疮并见功

【白话解说】

本方能泻脾胃伏热。由甘草三两,防风四两,石膏五钱,山栀子仁一钱,藿香七钱,和蜜酒同炒至香,研成细末,每次用一钱到二钱调服,治疗脾胃伏热引起的口燥唇干,口臭口疮,心烦口渴,容易饥饿等症。

山栀子清心肺三焦之火使从小便出,石膏大寒泻胃热,甘草泻火调胃,藿香理气调胃,使伏热得清而胃气不伤,再加防风升阳,发脾中伏火。所以对于胃热上蒸而致的口疮等症,都能见到功效。

12. 钱乙泻黄散　脾胃郁火。

【歌诀】

> 钱乙泻黄升防芷　　芩夏石斛同甘枳
> 亦治胃热及口疮　　火郁发之斯为美

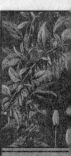

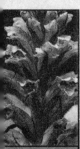

【白话解说】

本方由升麻、防风、白芷、黄芩、炒枳壳各一钱半，半夏一钱，石斛一钱二分，甘草七分，加生姜三片煎服。治疗风热郁火脾胃，口唇燥裂，或生口疮。

升麻、白芷，散胃经风热，防风祛风而散脾火，黄芩泻中上二焦的热，枳壳利中上二焦的气，石斛清热养胃，半夏、生姜，调和胃气，甘草泻脾火。因此是一个发散脾胃郁火的效方。

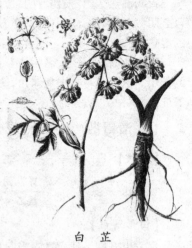

白芷

13. 泻白散(钱乙)肺火。

【歌诀】

> 泻白桑皮地骨皮　甘草粳米四般宜
> 参茯知芩皆可入　肺炎喘嗽此方施

【白话解说】

本方用桑白皮、地骨皮各三钱，甘草一钱，粳米三钱，用水煎服。

本方主要是清泻肺火，用桑白皮泻肺中邪气，除痰止嗽，地骨皮泻肺中伏火，凉血退热，甘草泻火益脾，粳米清肺补胃，并能泻热从小便出。因此治疗肺火蒸热，喘嗽气急，有较好效果。

本方加人参、茯苓、五味子、青皮、陈皮，名叫"加减泻白散"，治肺咳嗽，喘急呕吐。

本方加知母、黄芩、桔梗、青皮、陈皮，也叫"加减泻白散"，治咳气喘，烦热口渴，胸膈不利。

14. 泻青丸(钱乙)肝火。

【歌诀】

> 泻青丸用龙胆栀　下行泻火大黄资
> 羌防升上芎归润　火郁肝经用此宜

【白话解说】

本方能清泻肝经实火，由龙胆草、黑山栀、大黄、羌活、防风、当归、川芎各等分组成，研成细末，和白蜜做成丸药(每次服三钱，小儿酌减)，用竹叶煎汤送下。治疗肝经实火郁结，不能安眠，易惊多怒，目赤肿痛，甚至搐搦等证。

肝经实火郁结，非苦寒不能平，所以用龙胆草、大黄入肝经泻火下行，配合羌活、防风搜风散火上升，栀子散三焦郁火从小便而出，都是清热散火的药品，再加当

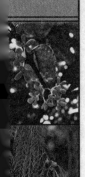

归、川芎养血润肝，有补有泻，有散有润。所以实火郁结在肝经的证候，宜用此方治疗。

15. 龙胆泻肝汤(《局方》)肝经湿热。

【歌诀】

> 龙胆泻肝栀芩柴　生地车前泽泻偕
> 木通甘草当归合　肝经湿热力能排

【白话解说】

本方用龙胆草(酒炒)三钱，栀子(酒炒)、炒黄芩、柴胡各二钱，生地(酒炒)、车前子各三钱，泽泻二钱，木通、甘草各一钱，当归二钱，水煎温服。

龙胆草泻足厥阴肝经之热，柴胡清足少阳胆经之热，黄芩、栀子清肺与三焦之热，泽泻、木通、车前子泻小肠、膀胱之湿从小便出，于是湿去热清。但是这些苦寒药物合在一起，既易伤脾胃，又会化燥伤阴，因此加甘草调和苦寒之性，当归养血补肝。所以对于肝胆经有实火湿热而致的胁痛口苦，耳聋耳肿，小便色赤不畅，尿前疼痛，以及阴肿阴痒等证，此方都能排除。

16. 当归龙荟丸(刘河间)肝火。

【歌诀】

> 当归龙荟用四黄　龙胆芦荟木麝香
> 黑栀青黛姜汤下　一切肝火尽能攘

【白话解说】

本方用当归、龙胆草、黄连、黄柏、黄芩、黑栀子各一钱，大黄、芦荟各半两，木香一分，麝香半钱，青黛半两，共研细末，用白蜜和成丸药如小豆大，每次服二十丸(一、二钱)，生姜汤送下。治疗肝胆实火引起的神志不宁，惊悸搐搦，头晕目眩，两胁痛引起少腹，大便秘结，小便赤涩等证。

龙胆草、青黛、芦荟，直入肝经而泻火。大黄、黄连、黄柏、黄芩、栀子，通泻上中下三焦之火，并配合木香、麝香等走窜通窍的药物来调气，助诸药清热泻火的力量更加迅速猛烈，又恐苦寒太过，所以用当归和血补肝。因此，一切肝胆火都能攘除，但对虚火切不可误用。

17. 左金丸(朱丹溪)肝火。

【歌诀】

> 左金萸连六一九　肝经火郁吐吞酸
> 再加芍药名戊己　热泻热痢服之安
> 连附六一治胃痛　寒因热用理一般

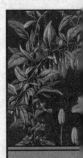

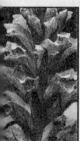

【白话解说】

本方由黄连六两和吴茱萸一两组成,研细末,水泛成丸,每次用开水送下五分之一钱。治疗肝火旺盛,左胁作痛,吐酸吞酸,舌红脉数的病症。

吴茱萸虽是辛热,但能行气解郁,引热下行,况且只有黄连的六分之一,所以不仅合起来治肝火没有抵触,并还能制止黄连苦寒伤损胃阳。

本方有芍药,各等分研末为丸,名叫"戊己丸",凡是因脾胃有湿热而引起的下痢赤白,或大便泄泻,米谷不化,腹痛等症,服后都能平安。

如果用黄连六两,附子一两,做成煮散的就叫"连附六一汤"。治疗肝火太盛的胃脘疼痛,呕吐酸水,单用苦寒的黄连,恐格拒不入,所以配用附子,这是应用寒因热用的一般道理。

18. 导赤散(钱乙) 心小肠火。

【歌诀】

导赤生地与木通　草梢竹叶四般攻
口糜淋痛小肠火　引热同归小便中

【白话解说】

本方用生地、木通、甘草梢各等分同研成细末,每次用三钱,加竹叶同煎温服。对于心和小肠有火,小便色赤而淋沥疼痛,口糜舌疮,咬牙口渴等症,都有良效。

生地凉心血,竹叶清心气,木通降心火,入小肠,甘草梢下达阴茎而止痛,合起来就能引导心和小肠中的伏火从小便而出。

19. 清骨散　骨蒸劳热。

【歌诀】

清骨散用银柴胡　胡连秦艽鳖甲符
地骨青蒿知母草　骨蒸劳热保无虞

【白话解说】

本方是清除骨蒸劳热的方剂,所以叫做清骨散。方用银柴胡一钱半,胡黄连、秦艽、炙鳖甲、地骨皮、青蒿、知母各一钱,炙草五分,用水煎服。

银柴胡、秦艽、青蒿等能除肝胆之热从肌表散,地骨皮、胡黄连、知母等能除阴分之热从内而清,鳖甲补阴,并能引诸药入骨退蒸热,炙甘草益气,助诸药在内清劳热。所以真阴虚竭,热从肌骨间蒸蒸而发的证候,服本方后可保无虞。

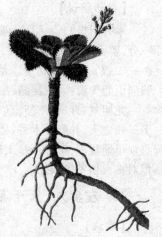

胡黄连

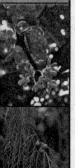

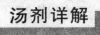

20 普济消毒饮(李东垣) 大头天行。

【歌诀】

> 普济消毒芩连鼠　玄参甘桔蓝根侣
> 升柴马勃连翘陈　僵蚕薄荷为末咀
> 或加人参及大黄　大头天行力能御

【白话解说】

本方用黄芩(酒炒)、黄连(酒炒)各五钱,鼠粘子(即牛蒡子)一钱,玄参、甘草、陈皮(去白,即薄橘红)各三钱,板蓝根、马勃、连翘、薄荷各一钱,升麻、僵蚕各七分,柴胡、桔梗各二钱,共研细末,用汤调和,时时呷下。也可用蜜拌和成丸,放口中嚼化。治疗大头天行。

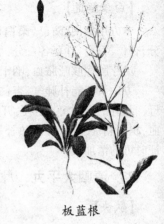

板蓝根

大头天行又叫大头瘟,是由时行瘟毒的邪热在心肺之间,上攻头面所引起的一种传染病,初发病时觉得憎寒壮热,接着头面都肿大,甚至目不能开,同时有肢体酸楚、咽痛口渴等症。本方中用黄芩、黄连泻心肺间的邪热,玄参、橘红、甘草泻火补气,连翘、薄荷、鼠粘子清热散风,板蓝根、马勃、僵蚕散肿消毒,升麻、柴胡升阳明、少阳二经的阳气,桔梗引药上行,成为清热消毒、散风退肿的一个方剂,对大头天行有较好的疗效,也可治疗腮腺炎。

若正气虚弱可加人参(党参)扶正去邪。大便秘结可加大黄泻结泄热。

21. 清震汤(刘河间) 雷头风。

【歌诀】

> 清震汤治雷头风　升麻苍术两般充
> 荷叶一枚升胃气　邪从上散不传中

【白话解说】

雷头风的症状是头面有疙瘩肿痛,憎寒壮热,此病起发甚快,有如雷霆般的迅速,故雷头风(一般头痛,都名头风)。是由于风热外攻,痰火内郁而起。本方用升麻、苍术各五钱(即《局方》"升麻汤"),全荷叶一个,水煎服。因为升麻既能升清气,又能解百毒,苍术能燥湿健脾,发汗解肌,再加荷叶升胃中清气,助辛温升散的药物上行而发散,并保护胃气,使邪不传里,病退人安。

22. 桔梗汤(严用和) 肺痈,咳吐脓血。

【歌诀】

> 桔梗汤中用防己　桑皮贝母瓜蒌子
> 甘枳当归薏杏仁　黄芪百合姜煎此

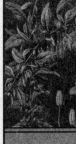

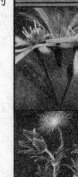

汤头歌诀

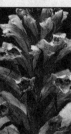

肺痈吐脓或咽干　便秘大黄可加使

【白话解说】

本方用桔梗、防己、桑白皮、贝母、瓜蒌子、枳壳、当归、薏苡仁各五分,黄芪七分,杏仁、百合、甘草各三分,加生姜同煎服。

治疗肺痈咳吐脓血,咽干口渴。若大便秘结的可再加大黄。

方中黄芪能补肺气,杏仁、桑白皮、薏苡仁、百合,补肺利气而清火,瓜蒌子、贝母、润肺除痰,甘草、桔梗,开提肺气,清利咽膈,防己散肿除风,泻湿清热,当归和血,枳壳利气,所以有清热补肺,利气除痰,消痈排脓的作用。但原方用量太小,临证时可酌情加大。

23. 清咽太平丸　肺火咯血。

【歌诀】

清咽太平薄荷芎　柿霜甘桔及防风
犀角蜜丸治膈热　早间咯血频常红

【白话解说】

本方用薄荷一两,川芎、柿霜、甘草、防风、犀角各二两,桔梗三两,共研细末,和白蜜做成丸药,如弹子大,每服一丸,开水调下。

方中薄荷消散风热,防风泻肺清火,犀角清热凉血,柿霜生津润肺,甘草、桔梗清咽利膈,川芎升清散瘀而调血气,所以对于因膈上有热,肺燥阴伤而致的早晨咯血,咽喉不清利,两颊常泛红色等症,有清热止血、清利咽喉的功用。

24. 消斑青黛饮(陶节庵) 胃热发斑。

【歌诀】

消斑青黛栀连犀　知母玄参生地齐
石膏柴胡人参草　便实参去大黄跻
姜枣煎加一匙醋　阳邪里实此方稽

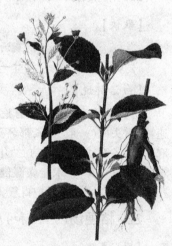

玄　参

【白话解说】

本方由青黛、山栀、黄连、犀角、知母、玄参、生地、石膏、柴胡、人参、甘草组成,和生姜、大枣同煎,临服加醋一匙。治疗伤寒热邪入胃,里实表虚的阳毒发斑证。若大便结实的,须将人参减去,加入大黄。

阳毒发斑虽是由于胃经邪热太盛,其余各经也有火邪相助。因此,本方不仅以犀角、石膏清胃火而

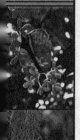

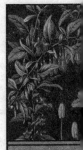

解毒,并有青黛清肝火,黄连泻心火,栀子清三焦之火,玄参、知母、生地滋阴清肾火,共同清解郁热之毒,更加柴胡引邪透达肌表,姜枣阴调和营卫,人参、甘草益气和胃。斑已外见,便不宜再用升散,本方在用大量寒药的同时,用一味柴胡,清透并用,免毒内陷。但又恐柴胡过散,所以加醋,既有酸敛的作用,又能引药入肝经血分,所以对阳明里实的发斑,此方可以采用。去人参加大黄是增加通结泻热的功能。

25. 辛夷散(严用和)肺热鼻息。

【歌诀】

辛夷散里藁防风　白芷升麻与木通
芎细甘草茶调服　鼻生息肉此方攻

【白话解说】

本方用辛夷、藁本、防风、白芷、升麻、木通、川芎、细辛、甘草各等分,研成细末,每次用茶清调三钱。治疗鼻中生息肉,气息不得通,不闻香臭。因此此病是由于肺中郁热上蒸于脑而致,所以用辛夷、升麻、白芷,引胃中清阳上行于脑,防风、藁本,上入巅顶以祛风燥湿而清热,细辛散热通窍,川芎散郁而助阳气上行,这些都是上行升散,请热通窍的药品,治巅顶风热湿热自是对证,但恐辛燥太过,所以又用木通泻火下行,甘草甘缓,并借绿茶降火的作用来调服末药,升降并用,不致以散太过。因此,鼻中息肉可用此方攻除。

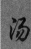

26. 苍耳散(陈无择)风热鼻渊。

【歌诀】

苍耳散中用薄荷　辛荑白芷四般和
葱茶调服疏肝肺　清升浊降鼻渊瘥

【白话解说】

本方用苍耳子二钱半,薄荷叶、辛夷各半两,白芷一两,共研细末,每服二钱,用葱茶调服,治疗鼻渊。

苍耳

鼻渊就是鼻流浊涕不止,是由于风热上扰脑中,清阳不能上升,浊阴反而逆上所致。而苍耳子最善于通顶门连脑,去一切风气,因此用它作为方名。同时白芷上行头面,去风通窍,辛夷散风热,通九窍,薄荷疏肝泄肺,清利头目,葱白升阳,茶能降浊。所以鼻渊用此方治疗能瘥。

27. 妙香散(王荆公)惊悸梦遗。

【歌诀】

妙散山药与参芪　甘桔二茯远志随
少佐辰砂木香麝　悸悸郁结梦中遗

109

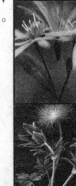

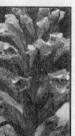

【白话解说】

本方用山药二两,人参、黄芪、茯苓、茯神、远志各一两,甘草二钱,桔梗三钱,木香二钱半,麝香一钱,辰砂(即朱砂,另研)二钱,研成极细末和匀,每次用酒送下二钱,治疗忧思郁结,惊悸不安,梦遗失精。

山药益阴清热,固涩精液,人参、黄芪补气,远志、茯苓、茯神清心宁神,桔梗开肺气,木香舒肝脾,辰砂镇心神,麝香解郁结,甘草补脾气,于是神宁气固,心安郁解,梦遗失精自止。

增辑1. 紫雪散(《局方》)烦热发狂。

【歌诀】

<blockquote>
紫雪犀羚牛朴硝　硝磁寒水滑和膏
丁沉木麝升玄草　更用赤金法亦超
</blockquote>

【白话解说】

本方用磁石、寒水石、滑石、石膏各三斤,用清水一石,煮至四斗,去渣。次用犀角屑、羚羊角屑、青木香、沉香(碎)各五两,玄参、升麻各一斤,丁香(碎)一两,甘草(炙)八两,入前药汁中,再煮到一斗五升,去渣。再用朴硝十斤,硝石二斤,入前药汁后,微火煎,不住手搅,候至七升,投入水盆中,待半日欲凝时,再加入麝香(研)一两二钱五分,朱砂(水飞)三两,搅匀,勿见火,待冷却成凝结如霜即成,用铅罐收贮,每服一至二钱,冷水调服(原方还有赤金一百两同煎,现改为每两成药加金箔五张)。治热邪内陷,高热烦躁,谵语昏狂,四肢抽搐,尿赤便闭,以及小儿高热痉厥等证。

石膏、寒水石、滑石、硝石,泻诸经实火。磁石、玄参,补益肾阴。犀角、羚羊角,清心凉肝以息痉。朱砂、黄金,镇心以安神。升麻、甘草,清热解毒。丁香、沉香、木香,温胃调气。朴硝泻结泄热,麝香透关通窍。诸药相合,具有安神开窍,泻火散结,解毒熄风的作用。但本方药力较猛,必须体气强壮,确是实火温热的证候才可施用。

增辑2. 至宝丹(《局方》)神昏谵语。

【歌诀】

<blockquote>
至宝朱砂麝息香　雄黄犀角与牛黄
金银二箔兼龙脑　琥珀还同玳瑁良
</blockquote>

【白话解说】

本方用犀角屑、玳瑁屑、琥珀(研)、雄黄(水飞)、朱砂(水飞)各一两,龙脑、麝香各一钱,牛黄五钱,金箔、银箔各五十张,安息香一两半(以无灰酒搅澄清,滤去杂

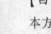

物,慢火熬成膏)。

上药研极细末和匀,将安息膏隔水煮烊,与药末调和成丸,如梧桐子大,每服三至五丸,人参汤送下(现都做成每丸一钱,每服一丸,开水送下)。产后血晕,死胎不下,用童子小便一合,生姜汁三、五滴同温送下五丸(一钱)。

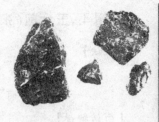

犀角、玳瑁、牛黄以清热解毒,龙脑、麝香、安息香能开窍醒脑,朱砂、琥珀、金箔、银箔能镇心安神,雄黄能劫痰解毒。因此本方具有清热解毒,开窍醒脑的作用,凡中风、中暑、中恶、小儿惊搐,以及温邪内闭等证,确是属于热性而有痰浊的突然昏厥,谵语烦躁,不省人事的,都可服用。产后血晕及死胎不下,也可服用。如果是高热伤阴,阴液枯竭及肝阳上升的发痉,不宜服用。

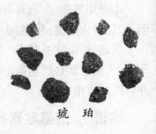

琥珀

增辑 3. 万氏牛黄丸(万密斋)邪入心包,神识昏迷。

【歌诀】

> 万氏牛黄丸最精　　芩连栀子郁砂并
> 或加雄角珠冰麝　　退热清心力更宏

【白话解说】

本方用牛黄二分五厘,黄连五钱,黄芩、栀子各三钱,郁金二钱,朱砂一钱五分,共研细末,用腊雪水调面糊和丸,如黍米大,每服七、八丸,或每丸重三分半,每服一丸(重病酌加),灯芯汤送下。治温邪内陷,热入心包,痰涎壅塞,神识昏迷,牙关紧闭,以及小儿急惊风等症。

牛黄清热化痰而透心包,黄连、黄芩、山栀,泻三焦实火,郁金宣郁开窍,朱砂镇心安神,所以有清心泻火,安神开窍的作用。

吴鞠通将本方再加雄黄、犀角、真珠、冰片、麝香等药物,并加重牛黄的用量改名,"安宫牛黄丸",退热清心的力量更强,治疗上述证候的效果更好,具体方药、制法、服法是:牛黄、郁金、犀角、黄芩、黄连、雄黄、山栀、朱砂各一两,冰片、麝香各二钱五分,真珠五钱,共研极细末,炼老蜜为丸,每丸一钱,金箔为衣,每服一丸。脉虚者用人参汤下,脉实者银花、薄荷汤下。病重者,日服二次。

牛黄丸、紫雪丹、至宝丹,有温病三宝之称,但牛黄丸清心泻火的作用较强,紫雪丹解毒镇痉的作用较强,至宝丹开窍化浊的作用较强,这在临证选用时须加注意。必要时也可合并使用。

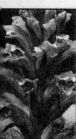

汤头歌诀

增辑 4. 玉女煎(张景岳)养液清胃。

【歌诀】

> 玉女煎中地膝兼　石膏知母麦冬全
> 阴虚胃火牙疼效　去膝地生温热瘥

【白话解说】

本方用熟地、生石膏各五钱，麦冬二钱、知母、怀牛膝各一钱分，水煎服。治肾阴不足，胃火旺盛，牙痛、头痛等证。

熟地、怀牛膝滋肾水，生石膏清胃火，麦冬、知母养肺胃之阴，使水足则火自平，牙痛、头痛也就自然消除。若是温热病的气血两伤而有虚火上扰的，可去怀牛膝，并将熟地改用生地。

增辑 5. 清瘟败毒散(余师愚)时行瘟疫。

【歌诀】

> 清瘟败毒地连芩　丹石栀甘竹叶寻
> 犀角玄翘知芍桔　瘟邪泻毒亦滋阴

【白话解说】

本方用石膏八钱至四两(大剂用至八两)，小生地二钱至一两、犀角二至八钱，黄连一至六钱，黄芩、丹皮、栀子、甘草、鲜竹叶、玄参、连翘、赤芍、知母、桔梗，以上十味酌量，一般各用一至三钱。先用水煮石膏，后下诸药，犀角磨汁或研粉冲服。治时行瘟疫，表里热盛，狂躁燥心，口干咽痛，大热干呕，错语不眠，吐血衄血，以及发斑等症，不论始终，发此方为主，加减治疗。

本方重用石膏，直入胃经，使其敷布于十二经，清泄邪热。更配以犀角、黄连、黄芩，泻上焦心肺火热。栀子、丹皮、赤芍，清肝经火热。玄参、连翘，清热解毒。生地、知母、清热滋阴。桔梗、竹叶，引药上行。甘草和胃解毒。因此本方是一个大寒解毒的重剂，有清热凉血、泻火救阴的作用，适用于实热炽盛的时疫瘟病，是治疗气血邪热俱盛的有效方剂。临证时可根据病情，酌量审订各药用量，免太过不及的流弊。另外方中犀角如果磨汁或冲服，一般用五分至二钱即可。或在减少犀角用量的同时，加入适量的玳瑁更佳，也可用水牛角二两代替。

增辑 6. 化斑汤(吴鞠通)温邪发斑。

【歌诀】

> 化斑汤用石膏元　粳米甘犀知母存
> 或入银丹大青地　温邪斑毒治神昏

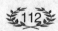

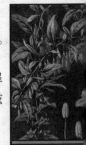

【白话解说】

本方用石膏一两,知母四钱,甘草、元参各三钱,犀角二钱,梗米五钱,水煎服。治温病发斑,谵语神昏。

温毒入里,营血热炽,是发斑的主要原因,所以用白虎汤清阳明胃经温热,加犀角、元参清热解毒,凉血滋阴。若再加入银花、大青叶以泻心胃热毒,生地助元参滋阴,丹皮助犀角凉血散瘀,效果更好。

增辑 7. 神犀丹(王孟英)谵语发斑。

【歌诀】

> 神犀丹内用犀芩　　元参菖蒲生地群
> 豉粉银翘蓝紫草　　温邪暑疫有奇勋

【白话解说】

本方用犀角(磨汁)、石菖蒲、黄芩各六两,鲜生地(绞汁)一斤,金汁、连翘各十两,板蓝根九两,豆豉八两,元参七两,天花粉、紫草各四两。将各药研细,用犀角汁、生地汁和捣为丸,每丸重三钱,用凉开水化服,日服二丸,小儿减半,治温热暑疫,内陷心包,高热痉厥,谵语昏狂,以及发斑等证。

犀角清心凉血解毒,是本方的主药。紫草、银花、板蓝根助主药清热解毒,黄芩、连翘泻火,生地、元参、天花粉养阴生津,更用菖蒲开窍,豆豉宣郁,引内陷之邪热外透。所以本方是清热凉血、辟秽解毒的大剂,若上述证候而见舌色干光,或紫绛,或舌质肿大圆硬,或苔色焦黑,都是邪毒已经内陷的现象,急用此丹救治,往往可以转危为安。

如制作此丹时,单用药汁和药,不易粘合,切勿加蜜,免甘缓延迟药力的发作,可用豆豉煮烂捣和作丹。

增辑 8. 青蒿鳖甲汤(吴鞠通)养阴透热。

【歌诀】

> 青蒿鳖甲知地丹　　阴分伏热此方攀
> 夜热早凉无汗者　　从里达表服之安

【白话解说】

本方用青蒿、知母各二钱,鳖甲五钱,细生地四钱,丹皮三钱,水煎服。治疗热性病后期,邪伏阴分,夜热早凉,热退无汗,至夜又热的证候。

方中用青蒿清热透邪、知母、鳖甲、生地滋阴清热,丹皮凉血泄热,配合而成养阴清热,透邪外出的方剂。

邪伏阴分,阴血被邪热灼耗。入夜发热,至早晨暂退,但无汗,是正虚不能胜邪。此方透热易伤阴，滋阴易留邪，所以需清热透邪同养阴凉血并用，使邪热清而阴不伤。本方药味虽少，配伍周密，对热性病后期见上述症状的，服后便安。

十六、除痰之剂

　　凡有化痰、涤痰、劫痰等作用，使体内停蓄的痰饮排出，从而消除或减轻因痰所致各种病证的方剂，就叫做除痰之剂。

　　痰在体内，随气升降，无处不到，变生诸病，或为喘嗽，或为呕恶，或眩晕心悸，或惊痫癫狂，极其复杂。因此临床时须抓住痰饮生成的原因，才能从根本上治疗。如脾的功能失调，水湿内停而致的湿痰，宜燥湿化痰。若是肺阴不足，虚火熏灼津液而致的燥痰，宜润燥化痰。此外消化不良，食滞也能成痰，这种食痰，宜消食化痰。若气郁不行，津液凝聚而成的郁痰，宜理气化痰。至于痰结成核的，宜用软坚消痰，流窜经络的，宜用通络化痰，属热的，宜清热化痰，属寒的，宜温阳化痰，挟外感的，宜宣散化痰，兼内伤的，宜补正化痰，结实不化的，宜荡涤攻逐。这些方法，都须在审辨虚实，分清缓急，细察成因的基础上灵活运用。总的来说，痰虽是发病的因素之一，它本身却又是人体功能失调后的病理产物，所以在使用除痰之剂时，必须探本求源，才能有的放矢，收到较好疗效。

1. 二陈汤（《局方》）一切痰饮。

【歌诀】

　　　　　二陈汤用半夏陈　　益以茯苓甘草成
　　　　　利气调中兼去湿　　一切痰饮此为珍
　　　　　导痰汤内加星枳　　顽痰胶固力能驯
　　　　　若加竹茹与枳实　　汤名温胆可宁神
　　　　　润下丸仅陈皮草　　利气祛痰妙绝伦

【白话解说】

　　本方用半夏、陈皮各五两，茯苓三两，炙草一两半，研粗末，每服四钱，加生姜七片，乌梅一个同煎。

　　半夏能燥湿化痰，陈皮能利气降痰，茯苓能渗湿化痰，甘草能补脾和中，生姜和胃，乌梅生津，治疗咳嗽胀满，呕吐恶心，头眩心悸等痰饮证候，效果较好。

　　本方加胆星、枳实，名叫"导痰汤"。由于胆星能助半夏化痰，枳实能下气破坚，所以顽固性的胶结不化的老痰，此方的力量能有效地驯服它。

　　本方若加竹茹、枳实，名叫"温胆汤"，对于胆虚痰热，虚烦不得眠，惊悸不安，口苦呕吐涎沫等症,有清虚热,化痰宁神的功效。

"润下丸"仅用陈皮(盐水浸洗)八两,炙草二两共研细末,再用蒸饼泡成糊做丸,它虽只有两味药,但是利气祛痰的作用很好。

2. 涤痰汤(严用和)中风痰症。

【歌诀】

> 涤痰汤用半夏星　甘草橘红参茯苓
> 竹茹草蒲兼枳实　痰迷舌强服之醒

【白话解说】

本方能涤除风痰,所以叫做涤痰汤。方用姜制半夏、胆星各二钱半,橘红、枳实、茯苓各二钱,人参、菖蒲各一钱,竹茹七分,甘草五分,加生姜同煎。治疗中风痰迷,舌强不能言语的证候。

平素有心脾不足而有痰的人,又被风邪所伤,风痰互结,壅塞经络,于是昏迷舌强不能言语。因此,用橘红、半夏、胆星利气燥湿而化痰,菖蒲开窍通心,竹茹清化热痰,枳实破痰利膈,人参、茯苓、甘草补益心脾而泻火,使痰消火降,经络通利,所以服后能够苏醒而言语如常。

3. 青州白丸子(《局方》)风痰惊痰。

【歌诀】

> 青州白丸星夏并　白附川乌俱用生
> 晒露糊丸姜薄引　风痰瘫痪小儿惊

【白话解说】

本方用生天南星三两,生半夏七两,生白附子二两,生川乌(去皮脐)半两,研成极细粉末,盛入绢袋中,用井水摆出粉。如末尽出,用手搓揉。如有渣滓,再研,再入绢袋中按上法处理,以粉尽出为度,然后放瓷盆中,日晒夜露,至天明换水搅和再晒,如此处理,春季须五日,夏季须三日,秋季须七日,冬季须十日,用糯米粉煮粥糊,和成丸药,如绿豆大。小儿惊风每服三、五丸,薄荷汤送下。大人风痰每服

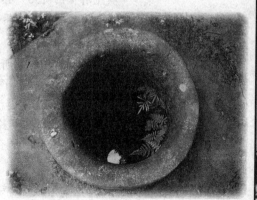

井　水

二十丸,生姜汤送下。如是风痰瘫痪,则用温酒送下。治疗因为寒痰上涌,呕吐涎

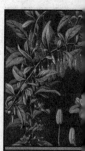

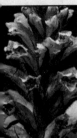

沫、口眼歪斜，手足瘫痪，以及小儿惊风，或痰盛泄泻等证候。

半夏、南星能燥湿散寒，白附子、川乌能温经逐风，都用生药，取其力猛。因为四药都辛燥有毒，所以用井水浸晒，制其毒性，但是，终是辛温有毒之药，必须是属寒性的证候才可服用。

4. 清气化痰丸　顺气行痰。

【歌诀】

清气化痰星夏橘　杏仁枳实瓜蒌实
芩苓姜汁为糊丸　气顺火消痰自失

【白话解说】

这是清顺气机、化除热痰的方剂，所以叫做清气化痰丸。由胆星、姜制半夏各一两半，橘红、杏仁（去皮尖）、炒枳实、瓜蒌仁（去油）、黄芩（酒炒）、茯苓各一两，研成细末，用生姜汁和糊，丸如梧桐子大，每次服二、三钱，用开水送下。治疗痰热内结，咳嗽，痰黄稠而粘，不易咯出，甚至气急呕恶，胸膈痞闷，小便短赤，或发热，或惊悸、睡眠不安等症。

胆星、姜半夏燥湿化痰，橘红顺气化痰，杏仁降气润肺，黄芩、瓜蒌仁清热化痰，枳实破结下气，茯苓渗湿化痰。所以既能化痰清热，又能顺气。气顺以后，火热皆清，也就不再生痰，所以是治热痰的有效方剂。

5. 顺气消食化痰丸(沙图穆苏) 酒食生痰。

【歌诀】

顺气消食化痰丸　青陈星夏菔苏攒
曲麦山楂葛杏附　蒸饼为糊姜汁抟

【白话解说】

这是一张消化食痰、通顺气机的方剂，所以叫做顺气消食化痰丸。由胆星、姜制半夏各一斤，青皮、陈皮、生莱菔子、炒苏子、炒神曲、炒麦芽、炒山楂、葛根、杏仁（去皮尖）、制香附子各一两，研成细末，用姜汁和蒸饼煮糊做成，丸药如梧桐子大，每服三钱，开水送下，可治酒湿食积生痰，痰多而粘，胸膈胀闷，早晨咳嗽等症。

本方用胆星、半夏燥湿化痰，苏子、莱菔子、杏仁降气，青皮、陈皮、制香附行气，葛根、神曲解酒，山楂、麦芽消食，于是湿去食消，痰除气顺，而各种症状也就自然消失。

6. 礞石滚痰丸(王隐君) 顽痰怪病。

【歌诀】

滚痰丸用青礞石　大黄黄芩沉水香
百病多因痰作祟　顽痰怪症力能匡

【白话解说】

本方用青礞石一两打碎,焰硝一两,同放在瓦罐中用盐和泥封固,置炭火中煅,到青礞石煅成金黄色取出,和大黄(酒蒸)、黄芩各八两,沉香半两,同研极细粉末,水泛为丸,如绿豆大。根据病情轻重和病人体质强弱决定服量大小(一般服二、三钱),卧睡时用开水送下。

顽固性的老痰壅塞不去,往往变生多种疾病,或头眩耳鸣,或嗳气吞酸,或四肢筋骨疼痛酸麻,或癫痫惊狂。这种顽痰非大力攻泻不可,而青礞石焰硝同煅后,能攻陈积伏匿的老痰,大黄荡除实积,开下行之路,黄芩凉心肺而清上越之火,沉香调达气机,助诸药攻除积痰,所有的因顽痰引起的一些少见的病症,可用本方治疗。本方除痰的力量较快较大,所以叫滚痰丸,如果不是顽固老痰引起的疾病,却不宜轻易服用,以免损伤正气。

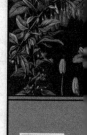

7. 金沸草散(朱肱)咳嗽多痰。

【歌诀】

> 金沸草散前胡辛　　半夏荆甘赤茯因
> 煎加姜枣除痰嗽　　肺感风寒头目颦
> 局方不用细辛茯　　加入麻黄赤芍均

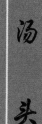

【白话解说】

本方用旋覆花(即金沸草的花)、前胡、细辛各一钱,荆芥一钱半,半夏五分,炙草三分,赤茯苓六分,加生姜五片,大枣一枚同煎温服。治疗中脘停痰,又感受风寒,以致咳嗽痰多,发热恶寒,头目昏痛,鼻塞声重等症。

荆芥发汗散风寒,细辛温经散寒,旋覆花、前胡、半夏消痰降气,赤茯苓行水,炙草和中,使风寒痰饮俱解,各种症状自然消失。

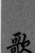

《局方》金沸草散不用细辛和赤苓,加麻黄(去节)、赤芍药,治疗症候相同,但是由于麻黄宣肺发表的力量较强,所以除风寒止咳的作用较大。用赤芍药是取其凉血清热的作用,既能防止辛温发汗太过,又能解风寒郁在经络中的邪热。因此《局方》金沸草散的适应证,以风痰为主,朱肱的金沸草散,宜于原有寒痰,复感风寒而发病的,这是两方的区别处,用时应当注意。

8. 半夏白术天麻汤(李东垣)痰厥头痛。

【歌诀】

> 半夏白术天麻汤　　参芪橘柏及干姜
> 苓泻麦芽苍术曲　　太阴痰厥头痛良

【白话解说】

本方用半夏、麦芽、陈皮各一钱半,白术、炒神曲各一钱,天麻、苍术、人参、黄

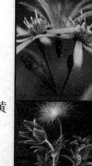

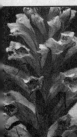

芪、白茯苓、泽泻各五分,黄柏、干姜各二分组成,研为粗末,每服五钱,水煎去渣温服。治疗痰厥头痛。具体症状是头痛欲裂,眼黑头眩,恶心烦闷,身重如山,四肢厥冷等。这是由于足太阴脾经和足阳明胃经素有湿痰,又冒受风寒,湿痰厥逆上冲所致。因此半夏燥湿化痰而降逆,天麻平息虚风而除眩,黄芪、人参补益中气而泻火,苍

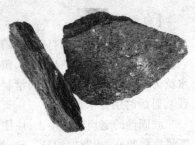

礞 石

术、白术燥湿健脾而除痰,茯苓、泽泻利水通小便而除湿,神曲、麦芽消食助胃、陈皮理气调胃而除痰,干姜辛热以散中焦之寒,黄柏苦寒以泻下焦之火,所以对于太阴痰厥头痛有良好的治疗效果。

9. 常山饮(〈局方〉)痎疟。

【歌诀】

常山饮中知贝取　乌梅草果槟榔聚
姜枣酒水煎露之　劫痰截疟功堪诩

【白话解说】

本方用常山(酒炒)二钱,知母、贝母、草果(煨)、槟榔各一钱,乌梅二个,生姜三片,大枣一枚,用水和酒各半同煎取汁,放外面露一宿,第二天早晨太阳未出时空心温服,药渣用酒浸再煎,在疟疾将要发作前服,对于久发不已的疟疾,有截止发作的功用。

古人有"无痰不成疟"的说法,尤其对于久发不已疟疾,而体质壮实的,多主张用劫痰的方法治疗,所以本方用常山破除疟痰。槟榔下气破积,消食行痰。知母滋阴清热,草果温脾除寒,贝母助常山、槟榔除痰,乌梅生津清热,姜枣调和营卫,因此本方具有劫除疟痰,截止发作的功用。由于常山专能除祛疟痰,所以用它作方名。

10. 截疟七宝饮(王贶)劫痰截疟。

【歌诀】

截疟七宝常山果　槟榔朴草青陈伏
水酒合煎露一宵　阳经实疟服之妥

【白话解说】

本方用常山(酒炒)一钱,草果(煨)、槟榔、厚朴、炙草、青皮、陈皮各五分,加水和酒各半煎取药汁,在外露一宿,当发日的早晨空心服下,能够劫除疟痰,截止发作,所以用截疟二字作为方名。

常山、槟榔能破除积痰,草果能温脾化痰,陈皮理气,厚朴除满,青皮疏肝,甘草和胃,配合起来,功能劫痰截疟,所以凡是三阳经久不已的实证疟疾,服后就能不再

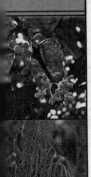

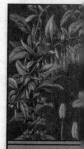

发作。因为这七味药合在一起效果很好，所以称为七宝。但是本方和常山饮一样，只适宜治疗实证，假使久疟不已而属虚性的不可服用。

增辑 1. 三子养亲汤（韩矜）痰火咳嗽。

【歌诀】

> 三子养亲痰火方　芥苏莱菔共煎汤
> 外台别有茯苓饮　参术陈姜枳实尝

【白话解说】

本方用白芥子、紫苏子、莱菔子各一钱，微炒后打碎，水煎取汁服，治老年人咳嗽气逆，痰多胸痞，饮食不香。而属气实者。

痰多则气滞，气郁则生火，于是痰随气逆而生咳嗽，所以用紫苏子降气行痰，白芥子畅膈除痰，莱菔子消食化痰，使气顺痰消，咳逆自平。

《外台》茯苓饮用茯苓、人参（或用党参）、白术各三钱，枳实二钱，陈皮、生姜各三钱，水煎分三次温服。治心胸中有停痰宿水，自吐水涎，气满不能食的证候。

脾虚不能运化精微，津液停蓄变为痰饮，贮在胸膈之间，所以发生各证，因此用人参、白术健脾，茯苓渗湿化痰，陈皮、枳实行气消痰，生姜温中散水，使旧痰消除，新痰不生，是一个健脾除痰的良方。

增辑 2. 指迷茯苓丸（孙思邈）停痰伏饮。

【歌诀】

> 指迷茯苓丸最精　风化芒硝枳半并
> 臂痛难移脾气阻　停痰伏饮有嘉名

【白话解说】

本方用风化芒硝一两，枳壳（麸炒）半两，茯苓、半夏（姜制）各二两，共研细末，用姜汁糊丸，如梧桐子大，每服二十丸（三钱），姜汤送下。治因痰饮停伏中脘所致的臂内筋脉挛急而痛者。

脾主四肢，若脾不以运化精微，就会有痰饮停伏中脘，阻滞脾气不能布达四肢，发生疼痛，所以用半夏化痰，茯苓渗湿，枳壳利气，生姜散结，而以风化芒硝攻逐中脘停痰，从大便排出，于是痰去气和，筋脉舒畅，臂痛自除。

按：《千金方》原名指迷丸，无茯苓二字。

增辑 3. 紫金锭　祛痰辟秽。

【歌诀】

> 紫金锭用麝朱雄　慈戟千金五倍同
> 太乙玉枢名又别　祛痰逐秽及惊风

右侧竖排书名：汤头歌诀

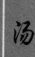
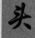

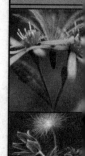

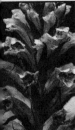

【白话解说】

　　本方用麝香三钱,朱砂(水飞)、雄黄(水飞)各一两,山慈菇、五倍子各三两,大戟一两半,千金子肉(去油)一两,各研细末,用糯米糊作锭子(每锭重五分,每次一至二锭),研服或磨汁外搽。一名"太乙玉枢丹"。治瘟疫时邪,神昏瞀闷,呕恶泄泻,以及小儿急惊风,喉风赤肿,痈疽,虫蛇咬伤等证。

　　山慈菇清热散结,千金子行水破血,大戟攻水行瘀,三物都有毒,但也是开泄的猛药,用治上证,是以毒攻毒之意。再配麝香开闭辟秽,雄黄劫痰解毒,朱砂镇心安神。又恐攻窜太过,所以再用酸敛而能降火化痰的五倍子为佐。因此,本方对于温毒疫气的热病有效,也是临床常用成药。

增辑4. 小陷胸汤(张仲景)治小结胸。

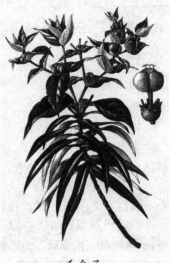

千金子

【歌诀】

　　　小陷胸汤连夏蒌　　宽胸开结涤痰周
　　　邪深大陷胸汤治　　甘遂硝黄一泻柔
　　　大陷胸丸加杏苈　　项强柔痉病能休

【白话解说】

　　本方用黄连一钱,半夏三钱,瓜蒌实四钱,水煎分三次温服,治表证误下,邪热内结,心下按之痛,脉浮滑的小结胸病。

　　黄连泻心下的结热,半夏散因热而结的痰饮,瓜蒌涤除心下结痰,于是热除痰去,结胸自愈。

　　如果邪气较盛,当用大陷胸汤治疗。方用大黄三钱,芒硝五钱,甘遂一钱匙为末(三、五分)煮二味取汁,加入甘遂末,分二次温服,得大便快利,止后服。这是因为表证误下,邪热与水饮结在心下,所以从心下至少腹硬满而痛,手不可近,日晡潮热,舌上燥渴。因此,须用硝黄峻利,泻除结热,更配甘遂,攻逐结水,是治疗热实结胸的大剂,所以得大便快利后便须停服。

　　大陷胸丸用大黄五钱,芒硝、杏仁(去皮尖,熬黑)、葶苈子(熬)各八两,研末捣和为丸,如弹子大,每服一丸,加甘遂末三、五分,白密五钱,水煎连渣服。治结胸而见项强,像柔痉一样的证候。此方与大陷胸汤的区别在于有杏仁和葶苈子,二药都是泻肺逐水之品,是因为病邪弥漫,已至项强,所以当兼理肺气。歌诀中说:"项强柔痉病能休。"但本病与柔痉不同,临证须加辨明。

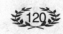

增辑 5. 十枣汤（张仲景）攻泻伏饮。

【歌诀】

> 十枣汤中遂戟花　强人伏饮效堪夸
> 控涎丹用遂戟芥　葶苈大枣亦可嘉

【白话解说】

本方用甘遂、大戟、芫花（熬）各等分研末，再用大枣十枚煎汤去枣，调服药末一钱匙（每日一次，五分至一钱，清晨服）。若病人体弱，可酌量减少。治胁下有伏饮，心下痞硬，引胁下痛，干呕短气，或为咳嗽。

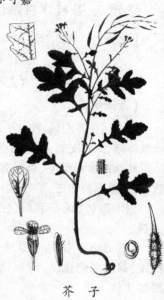

遂、戟、芫三药都是攻逐水饮结聚的峻品，而且有毒。所以在用它们攻泻伏饮的同时，更配大枣的甘缓养脾，使邪去而正不伤。本方也可将三药研末，用枣肉为丸，名"十枣丸"，力量较十枣汤缓和。

"控涎丹"又名"妙应丸"，是陈无择根据十枣汤改制的一张方剂，用甘遂、大戟、白芥子各等分研末，糊丸如梧桐子大，每服五、七丸至十九（一、二钱），临卧姜汤送下。治停痰伏饮，积蓄在胸膈之间，或为咳嗽胁痛，或为肢体疼痛，游走不定，或生瘰疬痰核等证。方中虽无芫花逐水，但有甘遂、大戟的峻攻，更加配白芥子能去皮里膜外之痰，所以搜剔停痰伏饮的功效甚佳。尤其是制成丸剂，小量服用，去痰而不伤正气，立法更精。

芥　子

葶苈大枣泻肺汤也是张仲景的方子，用葶苈（熬黄，捣末蜜和为丸如弹子大），大枣十二枚，水煎去枣服。治肺痈、支饮，喘促不能睡卧。主要作用也是在于葶苈的苦寒泻肺逐痰，痰去自然气平喘止。若肺痈已经成脓的不可服。

增辑 6. 千金苇茎汤（孙思邈）肺痈。

【歌诀】

> 千金苇茎生薏仁　瓜瓣桃仁四味邻
> 吐咳肺痈痰秽浊　凉营清气自生津

【白话解说】

本方用苇茎（切）二两，薏苡仁、瓜瓣各一两，桃仁三钱，先用水煮苇茎取汁，再入余药煎，去渣分二次服。治肺痈，咳吐臭痰，痰质稠浊，有微热，心烦胸满，胸中隐隐作痛。

肺痈就是肺中生痈，由痰血与风热郁结肺中而成。

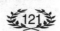

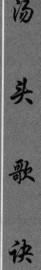

汤头歌诀

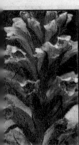

苇茎入肺清热利水,除烦解渴,薏苡仁清热除湿而补肺,瓜瓣润燥清热,去肺中痰浊脓血,桃仁润肺肠而逐瘀滞。所以当肺痈已成,脓还未成之时,服本方有清肺凉血,生津润燥而滑痰的功效,所以服后吐出像脓一样的浊痰,而痈证自除。

苇茎可用芦根代替,瓜瓣即甜瓜子,如无,可用冬瓜子或丝瓜子代替。

增辑 7. 苓桂术甘汤(张仲景)痰饮和剂。

【歌诀】

苓桂术甘痰饮尝　　和之温药四般良
雪羹定痛化痰热　　海蜇荸荠共合方

【白话解说】

本方用茯苓四钱,桂枝一钱,白术三钱,甘草二钱,水煎分三次温服。治心下有痰饮停结,胸胁支满,短气目眩者。

痰饮是水湿所生,当用温药健脾阳,助气化,使湿除饮去,所以张仲景说"病痰饮者,当以温药和之。"

白术健脾,茯苓渗湿,桂枝温阳,甘草益气,正是用温药和之以祛除痰饮的方剂。

"雪羹汤"用海蜇(漂淡)一两,荸荠四个,水煎服。因荸荠甘寒而滑,海蜇味咸,都能消痰化结,所以能除热痰,并治肝经热厥,少腹攻冲作痛,有泄热定痛的功效。

增辑 8. 金水六君煎(张景岳)肾水成痰。

【歌诀】

金水六君用二陈　　再加熟地与归身
别称神术丸苍术　　大枣芝麻停饮珍

【白话解说】

本方用二陈汤(半夏、茯苓各二两,陈皮一两五钱,甘草一两)加熟地三两,当归二两,共研细末,姜枣煎汤送下,每服三钱。治疗肺肾虚寒,水泛为痰的咳嗽,呕吐,痰多喘急等证。

二陈汤为治痰专药,归、地为补阴专药,真阴在肾(肾主水,主一身津液),故本方能治以上肾虚水泛为痰引起的病。

"神术丸"是宋代许叔微《本事方》里治疗因脾虚停饮成癖,呕吐酸水,吐已复作,颇为有效的方子。

由苍术一斤(焙,研末),芝麻五钱(清水二杯,研细取浆),大枣十五枚(煮熟去核)三味组成,和匀杵丸,如梧桐子大,每服五十丸(三钱)。

苍术燥湿,大枣健脾,芝麻滑痰,三味相合,立法甚简,而疗效颇著。

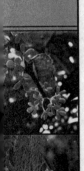

增辑9. **止嗽散**(程钟龄)祛痰止嗽。

【歌诀】

止嗽散中用白前　　陈皮桔梗草荆添
紫菀百部同蒸用　　感冒咳嗽此方先

【白话解说】

本方由炒桔梗、荆芥、炙紫菀、蒸百部、炙白前各二斤,炙甘草十二两,陈皮(去白,即薄橘红)一斤组成,共研细末,每服三钱,开水调下,食后或临卧服,初感风寒,生姜汤调下。治疗外感咳嗽,咯痰不爽者。

外感咳嗽,咯痰不爽,是肺气不宣,所以用辛温芳香的荆芥,祛风解表,同苦辛开肺的桔梗,祛痰止咳。紫菀苦温下气,止咳化痰,百部甘苦微温,润肺止咳,白前辛苦微温,下气除痰,薄橘红苦辛性温,化痰止咳,甘草炙用,性温补气,与桔梗同用可以开上宣肺。诸药互相配合,温润和平,不寒不热,既能宣肺祛痰,又不发散过当,所以是治疗外感咳嗽,咯痰不爽的平剂,对因外感引起的咳嗽,不论新久,都可加减使用。如外感风寒初起,有头痛鼻塞,发热恶寒的,可加防风、苏叶,增强疏散外邪的作用,如暑热伤肺,或兼有里热口渴,心烦尿赤的,可加栀子、黄芩、天花粉以清里热。但阴虚劳嗽的不宜服。

十七、收涩之剂

收就是收敛,涩就是固涩。凡具有收敛或固涩滑脱作用的方剂,就叫做收涩之剂。

一般久病不愈,或治疗过程中攻伐太过,虽外邪已清,但正虚难复。此时往往出现自汗盗汗,肠虚洞泄,精滑不禁,小便频数等症状,这些都急需用收涩之剂治疗。或益气固表以止自汗,或养阴固表以止盗汗,或温中涩肠以止洞泄,或益肾涩精以固下元而止精滑尿频等等,只要是纯虚无邪,都可随证选用。若是阳虚欲脱的大汗淋漓,又非急用大剂参附之类来回阳固脱不可。至于妇人血崩带下等证,也常用收涩之剂,将在经产之剂中介绍。

1. **金锁固精丸**　梦遗滑精。

【歌诀】

金锁固精芡莲须　　龙骨蒺藜牡蛎需
莲粉糊丸盐酒下　　涩精秘气滑遗无

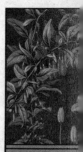

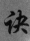
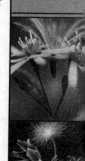

汤头歌诀

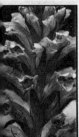

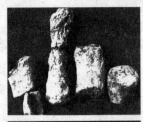

【白话解说】

本方由蒸芡实、莲须、炒沙苑蒺藜各二两，龙骨（酥炙）、牡蛎（盐水煮一日一夜、煅粉）各一两，共研细末，用莲子粉煮糊为丸，如梧桐子大，每次服三钱，用淡盐汤送下。治疗梦遗滑精，盗汗虚烦，腰痛耳鸣，四肢无力等症。

人身的精藏在肾，肾虚就不能摄精，于是精滑不固，因此本方用沙苑蒺藜补肾益精，芡实固肾补脾，牡蛎清虚热而补肾水，再配莲须、龙骨涩精固肾，莲子清心固肾。所以能够秘固肾气，收涩精液，而梦遗滑精自止，故方名"金锁固精丸"。

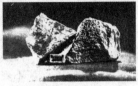

龙 骨

2. 茯菟丸(《局方》) 遗精消渴。

【歌诀】

> 茯菟丸疗精滑脱　　菟苓五味石莲末
> 酒煮山药为糊丸　　亦治强中及消渴

【白话解说】

本方由菟丝子十两，五味子八两，茯苓、石莲肉各三两，山药六两组成。先将菟丝子用酒浸，然后再将多余的酒把山药煮成糊，和入其它的药末做成丸药，每次服三钱，每日二、三次，治疗遗精（用盐汤送下）、白浊（用茯苓汤送下）、赤浊（用灯心汤送下）、消渴和阴茎勃起不衰，精自流出的强中证（用米汤下）。

菟丝子补肾益精，五味子涩精生津，石莲肉清心止浊，山药健脾涩精，茯苓淡渗利湿。所以有固肾涩精，渗湿止浊的功能。因此本方不但能治滑精，也能治强中和消渴。

3. 治浊固本丸(虞抟) 湿热精浊。

【歌诀】

> 治浊固本莲蕊须　　砂仁连柏二苓俱
> 益智半夏同甘草　　清热利湿固兼驱

【白话解说】

本方由莲须、黄连接（炒）各二两，砂仁、黄柏、益智仁、半夏（姜制）、茯苓各一两，猪苓二两，炙草三两，研成细末，用汤浸蒸饼和为丸，如梧桐子大，每次服五、七十丸（三钱），空腹时温酒送下。治胃中湿热，渗入膀胱，下浊不止。

下浊就是小便浑浊，由于湿热和败精下行所致，所以本方用黄连、黄柏的苦寒来清湿热，茯苓、猪苓的淡渗来利湿热，半夏除痰，是正本清源的方法。然而

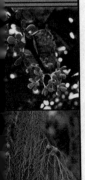

湿热郁滞会伤脾,下行又能伤肾,所以用砂仁、益智仁利气益脾固肾,莲须收涩以止下浊,而炙草与砂仁、益智仁相合,不仅健脾,还能防止黄连、黄柏的苦寒伤胃。因此,本方既有清热利湿以驱邪的作用,又有健脾温肾以固本的作用,所以叫治浊固本丸。

4. 诃子散(李东垣)寒泻脱肛。

【歌诀】

> 诃子散用治寒泻　炮姜粟壳橘红也
> 河间木香诃草连　仍用术芍煎汤下
> 二者药异治略同　亦主脱肛便血者

【白话解说】

本方由煨诃子(去核)七分,炮姜六分,罂粟壳(蜜炙)、橘红各五分组成,研末煎服。治疗虚寒泄泻,肠鸣腹痛,米谷不化,脱肛不收,或大便中带脓血者。

泄泻不止,脱肛不收,是气虚不能收摄的原因,所以用诃子酸涩止泻收脱,罂粟壳固肾气而涩肠,再配炮姜温中散寒而补脾阳,橘红升阳调气,于是使泻止而脱肛也收。假如湿热下痢,纯是脓血的证候,切不可误服。

"河间诃子散"用木香五钱,诃子一两(半生半煨),甘草一钱,黄连三钱,研成细末,每次服二钱,用白术、白芍煎汤送下,也能治疗久泻不止而脱肛。但无炮姜而有黄连,所以对因湿热下痢脓血的证候,方为合适。

5. 桑螵蛸散(寇宗奭)便数健忘。

【歌诀】

> 桑螵蛸散治便数　参苓龙骨同龟壳
> 菖蒲远志及当归　补肾宁心健忘觉

【白话解说】

本方用桑螵蛸(盐水炒)、人参、茯苓、龙骨(煅)、龟壳(酥炙)、菖蒲(盐水炒)、远志、当归各等分,研为细末,临卧时用人参汤送下二钱。治疗小便频数,健忘。

本方所治的小便数频,是次数多而每次尿量少,或色如米泔水,但不淋涩。这是因为心肾两虚所致,所以同时还见到记忆力减退的现象,因此用桑螵蛸、龙骨,补肾涩精。便数由于虚热,所以用龟板、当归,滋阴清热。再配人参补心气,菖蒲开心窍,茯苓、远志、交通心肾,并可清心中虚热,从而达到补肾宁心、止便数、除健忘的目的,是一个治疗虚性小便频数的效方。

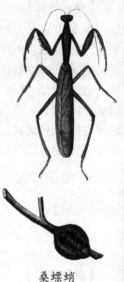

桑螵蛸

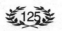

6. 真人养脏汤(罗谦甫) 虚寒脱肛久痢。

【歌诀】

> 真人养脏诃粟壳 肉蔻当归桂木香
> 术芍参甘为涩剂 脱肛久痢早煎尝

【白话解说】

本方由诃子(煨)一两二钱,罂粟壳(密炙)三两六钱,肉豆蔻(煨)五钱,木香一两四钱,肉桂、炙草各八钱,当归、炒白术、人参各六钱,白芍一两六钱,共研粗末,每次二钱,水煎食前温服。治疗久痢不止,脱肛坠下,脾胃虚弱,不思饮食。

诃子、罂粟壳、涩肠止脱。肉桂、肉豆蔻,温中祛寒。木香调气,当归、白芍和血。人参、白术、甘草、健脾补气。合成为调补气血、温中去寒的收涩剂。凡脱肛、久痢确是虚寒性的,应及早煎尝。

7. 当归六黄汤(李东垣) 自汗盗汗。

【歌诀】

> 当归六黄治汗出 芪柏芩连生熟地
> 泻火固表复滋阴 加麻黄根功更异
> 或云此药太苦寒 胃弱气虚在所忌

【白话解说】

本方由当归、生地、熟地、黄柏、黄芩、黄连各等分,黄芪加倍,共研粗末,每次用五钱,水煎温服。治疗自汗、盗汗。

醒而汗出的叫自汗,是阳虚。睡着了汗出的叫盗汗,是阴虚。

当归、生地、熟地,滋阴养血。黄柏、黄芩、黄连,清热泻火。黄芪益气固表。所以能止血中有热,表气不固的自汗、盗汗。假使加入止汗的麻黄根,引诸药走肌表而固腠理,功效更好。但是本方气味苦寒的药居多数,如果病人胃弱气虚的应该慎用,以免苦寒重伤胃气。

8. 柏子仁丸 阴虚盗汗。

【歌诀】

> 柏子仁丸人参术 麦麸牡蛎麻黄根
> 再加半夏五味子 阴虚盗汗枣丸吞

【白话解说】

本方由柏子仁二两(炒研去油),人参、白术、牡蛎、麻黄根、半夏、五味子各一两,麦麸五钱,共研细末,用枣肉捣和为丸,如梧桐子大,每次用米汤送下五十丸(三钱),一日服三次,治疗阴盗汗。

　　阴虚有热则盗汗,而汗为心液,所以盗汗又造成心血虚,因此首先用柏子仁养心清热以安神,再加牡蛎、麦麸的咸寒以清热收敛,五味子酸敛心气,半夏和胃燥湿,共作止盗汗之用。更用人参、白术补气,与麻黄根相合,走肌表而固卫气,于是盗汗自止。用枣肉做丸,是取其补养脾胃的功用。

9. 牡蛎散　阳虚自汗。

【歌诀】

> 阳虚自汗牡蛎散　黄芪浮麦麻黄根
> 扑法芎藁牡蛎粉　或将龙骨牡蛎扪

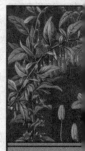

【白话解说】

　　本方由牡蛎(用米泔水浸后再煅,取粉)、黄芪、麻黄根各一钱组成,加浮小麦一百粒煎服。治阳虚自汗,久而不止,短气烦倦的证候。

　　阳虚不能固表,心热蒸液外越,于是常自汗出。

　　牡蛎、浮小麦的咸寒,清热除烦而止汗。黄芪、麻黄根的甘温,益气走肌表而固卫。所以有止自汗的功用。

　　扑法治自汗不止,用牡蛎、川芎、藁本各二钱半,糯米粉一两半,共研极细,盛绢袋中,扑周身,能止汗。

　　又法用牡蛎、龙骨、糯米粉各等分研极细末,扑周身,也有止汗的作用。

增辑1. 桃花汤(张仲景)少阴利属虚寒者。

【歌诀】

> 桃花汤用石脂宜　粳米干姜共用之
> 为涩虚寒少阴利　热邪滞下切难施

【白话解说】

　　本方用赤石脂八钱(一半全用,一半筛末),干姜二钱,粳米五钱,用水煮米令熟,去渣,温服,加入赤石脂末一钱,日三服。若一服愈,余勿服。治少阴病,下利有脓血,血色暗而不鲜,滑脱不禁,腹痛喜温按,小便不利者。

　　赤石脂固涩肠胃,干姜温中散寒,粳米养胃和中,合成为温中涩肠剂,对虚寒性下利有效,虚甚者还可酌加人参。若是热痢初起,切莫误用。

增辑2. 威喜丸　阳虚带浊。

【歌诀】

> 威喜丸治血海寒　梦遗带浊服之安
> 茯苓煮晒和黄蜡　每日空心嚼一丸

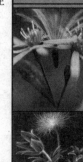

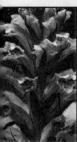

【白话解说】

本方用茯苓四两,同猪苓二钱五分,放瓷器内煮二十余沸,去猪苓,将茯苓晒干研末,然后用黄蜡四两溶化,和茯苓末为丸,如弹子大,每服一丸(二钱),空腹时细嚼,待满口生津,徐徐咽下,服至小便清利为止。治元阳虚惫,精气不固,小便常有余沥不尽,或如米泔水,或为滑精,发及妇人血海久冷,白带、白淫等证。

茯苓能补脾宁心,行水渗湿,得猪苓相配,导湿浊下行的力量更强。而黄蜡收涩补髓,使精不下流。一行一收,清浊自分,诸证自愈。然而本方治标有余,治本不足,必须在证状消除后,继续用温补剂填虚益损,作根本治疗,才能免除复发。

增辑 3. 济生乌梅丸(严用和)治便血。

【歌诀】

> 济生乌梅与僵蚕　共末为丸好醋参
> 便血淋漓颇难治　醋吞惟有此方堪

【白话解说】

本方用乌梅肉一两半,僵蚕(炒)一两,共研细末,用好醋糊丸,如梧桐子大,每服四、五十丸(二钱),空腹时用醋汤送下。治肠风便血。

乌梅味酸,敛肺涩肠,入肝止血。僵蚕消风散结,醋既助乌梅涩肠止血,又能散瘀,所以本方对于便血淋漓不止者,能涩肠止血,又无留瘀之弊。

增辑 4. 封髓丹　梦遗失精。

【歌诀】

> 失精梦遗封髓丹　砂仁黄柏草和丸
> 大封大固春常在　巧夺先天服自安

【白话解说】

本方用砂仁一两,黄柏三两,炙草七钱,共研细末,蜜和作丸,如梧桐子大,每服三钱,空腹时淡盐汤送下。治梦遗失精。

黄柏能坚肾清火,砂仁能温健脾运,引五脏六腑之精归藏于肾,而甘草既可益脾气,又能调和黄柏、砂仁的一寒一温,使水火既济,相火不再妄动,自然神气安静,夜眠酣畅,而梦遗失精自止。于是肾足而能摄精,所以名为"封髓"。

十八、杀虫之剂

凡能杀灭和驱除体内寄生虫的方剂,就叫做杀虫之剂。

寄生虫病患者常见到面色萎黄,或生干癣样的白斑,下唇内侧有红白疹点,心

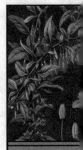

嘈腹痛,呕吐清水,神疲食减,大便失调,甚则嗜食异物,这都是杀虫之剂的治疗对象。由于虫有多少,病有急缓,人有强弱,所以选方时也须分别轻重缓急,必要时还须配合补益之剂,免单纯攻伐,正气更虚。若虫病而兼寒挟热的,又当参考和祛寒剂泻火剂合并治疗。杀虫药每含轻重不等的毒性,若体内无虫,切勿乱用。虫去之后,也要适当调补脾胃,防止虫的再生。

1. 乌梅丸(张仲景) 蛔厥。

【歌诀】

乌梅丸用细辛桂　人参附子椒姜继
黄连黄柏及当归　温藏安蛔寒厥剂

【白话解说】

本方用乌梅三百个,细辛、桂枝、人参、附子(炮)、黄柏各六两。干姜十两,川椒(炒去汗)、当归各四两,黄连十六两。先用醋浸乌梅一宿,去核,蒸熟,和另九味药末捣成泥,加蜜为丸,如梧桐子大,每服十丸(二钱),用米饮汤送下,一日三次。也可加至每服二十丸(三钱)。治脏寒蛔厥及久痢证。

蛔厥是因为病人素有蛔虫,又感寒凉,蛔动不安,食入即呕,腹痛而烦,甚则四肢厥冷。因为虫得酸则伏,所以用乌梅配川椒杀虫,虫得苦则安,所以用黄连、黄柏,而附子、干姜、细辛、桂枝、温中散寒,人参补脾,当归补肝,合成一个温中祛寒,杀虫平厥的方剂。治蛔厥有良好的效果。

乌梅有酸涩的作用,黄连、黄柏有坚肠止泻的作用,余药也能温中补虚,所以能治久痢不止,寒热夹杂的证候,对于小儿因为蛔虫而致的虫痢,更为合适。

2. 化虫丸 肠胃诸虫。

【歌诀】

化虫鹤虱及使君　槟榔芜荑苦楝群
白矾胡粉糊丸服　肠胃诸虫永绝氛

本方用鹤虱、槟榔、苦楝根皮、胡粉(炒)各一两,使君子、芜荑各五钱,白矾(煅枯)二钱半,共研细末,用酒煮面糊作丸。根据病人年龄大小,酌量服用,若一岁小儿,只可五分。治肠胃中各种寄生虫病。

方中药物都有杀虫的作用,合在一起为丸,效力更强。而槟榔、使君子还能通大便,使虫由大便排出,所以对肠胃寄生虫最为合适。然而苦楝根皮和胡粉皆有毒,所以服量不宜过大,小儿尤其注意。

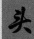

增辑 1. 集效丸(陈无择) 杀虫。

【歌诀】

集效姜附与槟黄　芜荑诃鹤木香当
雄槟丸内白矾入　虫啮攻疼均可尝

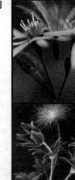

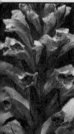

【白话解说】

本方用大黄(酒制)一两半,干姜(炒)、附子(炮)、槟榔、芜荑(炒)、诃子肉、鹤虱(炒)、木香各七钱半,蜜和作丸(二、三钱),食前乌梅汤送下。治虫啮腹痛,作止有时,或岗起往来。

虫喜温恶酸而畏苦,所以用干姜、附子之温以安虫,诃子肉、乌梅之酸以伏虫,槟榔、芜荑、鹤虱之苦以杀虫,配以木香调气,大黄泻下,使虫有去路,所以本方杀虫的力量较强,宜于虫积而挟寒的证候。

雄槟丸用雄黄、槟榔、白矾各等分为末,饭和作丸,如梧桐子大,每服五分。方中三药都有杀虫的作用,所以能治痛,但效力不及集效丸。

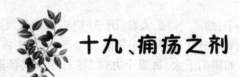

十九、痈疡之剂

痈疡是痈疽脓疡的总称,属外科范围,所以痈疡之剂就是治疗外科疾患的方剂。

外科疾患同样用八纲辨证来指导治疗,一般根据来势急暴,有红肿焮痛的属阳,概称为痈。若来势缓慢,漫肿色白,坚硬不痛的属阴,概称为疽。阳证初起宜用清凉消散之法,若见表证寒热,当先解表,若见里实便秘,当兼通便,若脓已成,当用溃坚透脓。阴证初起宜用温散之法,若体虚者,当适当配以补益之品。溃破之后,脓汁清稀,不易敛口的,更非大剂补益气血不可,这与内伤不足的治法基本相同。至于毒势太盛,在消散败毒的同时,必须护心,以防毒气内攻。此外刀针手术的治疗,是外科的专门知识,可参考中医外科专书。

1. 真人活命饮(陈自明)一切痈疽。

【歌诀】

真人活命金银花　防芷归陈草节加
贝母天花兼乳没　穿山角刺酒煎嘉
一切痈疽能溃散　溃后忌服用毋差
大黄便实可加使　铁器酸物勿沾牙

【白话解说】

本方用金银花、陈皮各三钱,防风、白芷、当归、甘草节、贝母、天花粉、乳香(研末)、没药(研末)、穿山甲(炙)、皂角刺(炒)各一钱,用酒煎服。治一切痈疽初起,赤肿焮痛,属于阳证者。

痈疽属阳性的,必须消肿败毒,所以用金银花清热解毒,防风、白芷,散风消肿,

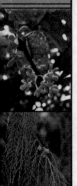

当归活血,陈皮行气,贝母利痰散结,天花粉清痰降火,甘草化毒和中,乳香调气托毒外透,没药消肿散瘀定痛。再加入穿山甲、皂角刺能贯穿经络,溃壅破坚,又能引药到病处。更用酒性走散,通行周身,使药力迅速发挥。所以一切痈疽未溃以前,服用本方可以消散。但已经溃破,切不可误用,免伤正气。

若大便燥结的,可加大黄煎服。

本方煎煮时不可用铁器,也不可接触酸味的物品,因酸性收敛,影响消散的作用。更不可服食酸物,使疮不易消散。至于煮药用酒多少,可根据病人的酒量为准,发微微有醉意为合适。酒量小的可酌和水煎。

2. 金银花酒 痈疽初起。

【歌诀】

金银花酒加甘草　　奇疡恶毒皆能保

护膜须用蜡矾丸　　二方均是疡科宝

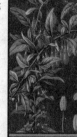

【白话解说】

本方用金银花五两(干者亦可,但不及鲜者力速),甘草一两,水二碗,煎至一碗,加酒一碗,略煎,分三次服,一日一夜服尽。病重者一日服二剂。服至大小便通利为药力已到。疮上再用生金银花捣烂,酒调敷于四周。治一切痈疽恶疮,不问发在何处,发及肺痈肠痈,初起时皆可服用。

金银花气味甘寒,甘能养血补虚,寒能清热解毒,为痈疮圣药。甘草能解毒扶胃。借酒性的走散,所以在痈疽初起时服用,有消肿散瘀,败毒止痛的功效。

"蜡矾丸"用黄蜡二两,白矾一两,先将蜡溶化,待少冷,入矾和匀为丸,如梧桐子大,每服十丸,渐加至百丸,用酒送下,有护膜托里,使毒不致攻心的功效。若被毒虫蛇狗咬伤,亦可用本丸先服,使毒不攻心。

以上二方,在疽痈初起时服用,效果都很好,是疡科中常用的方剂。

3. 托里十补散(《局方》即十宣散)补里散表。

【歌诀】

托里十补参芪芎　　归桂白芷及防风

甘桔厚朴酒调服　　痈疡脉弱赖之充

【白话解说】

本方用人参、黄芪、当归各二钱,川芎、肉桂、白芷、防风、甘草、桔梗、厚朴各一钱,研成细末,每服二钱,加至六钱,热酒调服。治痈疡初起,毒重痛甚,形体羸瘦,脉弱无力者。

人参、黄芪补气,当归、川芎和血,白芷、甘草解毒,肉桂温通血脉,防风解散风邪,桔梗排脓,厚朴散满,合成一个补里散表的方剂,一方面消散,一方面内托,所以

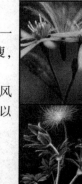

汤头歌诀

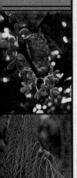

形瘦脉弱而有痈疡的人,服本方最宜。

4. 托里温中汤(孙彦和)寒疡内陷。

【歌诀】

> 托里温中姜附羌　茴木丁沉共四香
> 陈皮益智兼甘草　寒疡内陷呕泻良

【白话解说】

本方用干姜(炮)、羌活各三钱,附子(炮)四钱,木香一钱半,茴香、丁香、沉香、陈皮、益智仁、甘草(炙)各一钱,加生姜五片,水煎温服。治寒性疮疡,疮毒内陷,脓汁清稀,心下痞满,肠鸣腹痛,大便溏泻,食则呕逆,气短呃逆,时发昏愦等症。

疮毒内陷,而见一派虚寒证象,所以用附子、干姜以温中助阳,祛寒托毒。羌活透利关节,炙甘草温补脾胃。胃寒则为呕逆不能食,所以用丁香、沉香、益智仁等温胃散寒以平呕逆。疮毒内攻,聚为痞满,所以用木香、陈皮、茴香等散痞消满以解疮毒。因此,本方既能使疮毒外透而消散,又可以温中祛寒而止呕泻,是治疗寒性疮疡内陷而呕吐泻利等症的有效方剂。

5. 托里定痛汤　内托止痛。

【歌诀】

> 托里定痛四物兼　乳香没药桂心添
> 再加蜜炒罂粟壳　溃疡虚痛去如拈

【白话解说】

本方用熟地、当归、白芍、川芎、乳香(去油)、没药(去油)、肉桂、罂粟壳(蜜炙)组成,清水煎服。治疗痈疽溃后,血虚疼痛。

四物补血调血,托里充肌。乳香、没药能透毒消肿而止痛,罂粟壳能收敛止痛。因此,本方对于痈疽溃后不敛,血虚疼痛的证候,有很快就能内托止痛,促进愈合的功效。

6. 散肿溃坚汤(李东垣)消坚散肿。

【歌诀】

> 散肿溃坚知柏连　花粉黄芩龙胆宣
> 升柴翘葛兼甘桔　归芍棱莪昆布全

【白话解说】

本方用黄芩八钱(一半酒炒,一半生用),知母、黄柏(酒炒)、天花粉、龙胆草(酒炒)、桔梗、昆布各五钱,黄连一钱,柴胡四钱,升麻、连翘、甘草(炙)、三棱、莪术各三

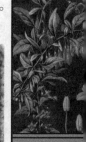

钱,葛根、当归尾、芍药各二钱,共研粗末,每服六、七钱,先用水浸半日后煎,热服。治瘰疬、马刀。

瘰疬生在颈项两侧,小者为瘰,大者为疬,连贯如串者为瘰疬。开长如蛤蜊,色赤而坚,痛职火烙者为马刀。总因肝胆三焦相火与痰湿风热结聚而成。

黄芩、黄连、黄柏、龙胆草、知母等是苦寒之品,能泻肝胆三焦相火,柴胡、连翘,清热散结。升麻、葛根,解毒升阳,天花粉、桔梗,化痰排脓,归尾、芍药、活血,三棱、莪术,行气破血,甘草则化毒和中,昆布则化痰软坚。其

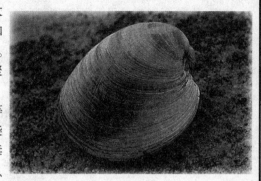

蛤 蜊

中桔梗还能载药上行,柴胡可以引药入肝胆之经络,所以能散肿消坚,治疗瘰疬、马刀。

增辑1. 醒消丸(《局方》)阳痈。

【歌诀】

醒消乳没麝雄黄　专为大痈红肿尝
每服三钱陈酒化　醉眠取汗是良方

【白话解说】

本方用乳香(去油)、没药(去油)各一两,麝香一钱五分,雄黄五钱,各研细末和匀,再用煮烂黄米饭一两,捣和为丸,如莱菔子大,晒干,不可用火烘。每服一钱,热陈酒送下,以微醉为止,睡卧取汗,酒醒痛消,所以叫醒消丸。孕妇忌服。治一切阳性痈肿、红肿焮痛者。

乳香、没药,活血行气,消瘀散肿而止痛。雄黄解毒去瘀,麝香解毒通络,更借酒性走散,所以能消一切阳痈,但须在痈肿初起,脓尚未成时服用,若脓已成者无效。

增辑2. 小金丹(王洪绪)阴疽痰核。

【歌诀】

小金专主治阴疽　鳖麝乌龙灵乳储
墨炭胶香归没药　阴疮流注乳癌除

【白话解说】

本方用木鳖子、草乌、地龙、五灵脂、白胶香各一两五钱,乳香(制)、没药(制)、当归各七钱五分,麝香三钱,墨炭一钱二分,各研细末,用糯米粉一两二钱为糊,和

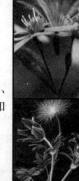

药末捣匀为丸,如芡实大,每服一丸(每丸重二分,每服二丸),陈酒送下,醉盖取汗,孕妇忌服,治流注、痰核、瘰疬、乳癌、贴骨疽等属于阴性的疽证。

木鳖子甘温,能消结肿,疗瘰疬、乳癌,草乌辛热,能搜风去湿,攻痰止痛,白胶香、乳香、没药、当归、五灵脂,能行气活血,散结消肿,地龙、麝香,能去毒消肿而通经络,墨炭能去瘀解毒。所以能治一切阴疽,借酒性走散,效果甚好。若是阳证痈疽肿,本方不宜。

增辑3. 梅花点舌丹(王洪绪)疔疮发背。

【歌诀】

> 梅花点舌用三香　冰片硼珠朱二黄
> 没药煎莫蟾血竭　一丸酒化此方良

【白话解说】

本方用乳香(制)、沉香、没药(制)、冰片、硼砂、雄黄、熊胆、莫荠子、血竭各一钱,麝香、朱砂、牛黄、蟾酥各二钱,珍珠三钱,各研细末,用人乳化开蟾酥,与各药和匀捣溶作丸五百粒,如大绿豆大,金箔为衣,每服一丸(每丸重三厘,每服三丸,每日一至二次,开水送下),入葱白内打碎,陈酒送下,睡卧盖暖取汗,避风寒,孕妇忌服。

诸药既能泻火解毒,化痰活血,又能止痛消肿,镇惊安神,所以除能治疗疔疮、发背、一切无名热毒初起,以及实火牙痛、喉痛、乳蛾、口舌诸疮以外,并能治疗小儿急惊风。但阴疽及阴虚火旺的口咽牙舌诸证,均不宜服。

增辑4. 保安万灵丹(陈实功)阴疽鹤膝风。

【歌诀】

> 万灵归术与三乌　辛草荆防芎活俱
> 天斛雄麻全蝎共　阴疽鹤膝湿痹须

【白话解说】

本方用苍术八两,当归、何首乌、川乌(汤泡去皮)、草乌(汤泡去皮)、细辛、甘草(炙)、荆芥穗、防风、川芎、羌活、天麻、金钗石斛、麻黄、全蝎(酒洗)各一两,雄黄(水

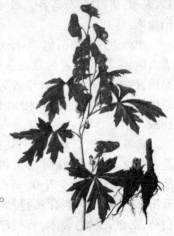

草　乌

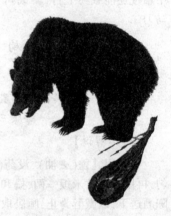

熊　胆

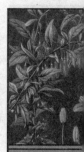

飞)六钱,共研细末,蜜和作丸,每丸重三钱,用朱砂六钱为衣。治阴疽、疔毒、湿痰流注、鹤膝风、风寒湿痹,以及破伤风等证。服量根据年龄和证势缓急而定,一般每服一丸。用热酒化服,服后须避风,忌食冷物,如有恶寒发热,头痛身疼,用葱白煎汤送下。

本方专于发散,又能搜风顺气,活血通络。阴疽未成脓者可消,已成脓者,服后可托毒溃脓。但方中药性峻烈,老弱虚人,以及素有痰火的人忌服。孕妇及妇人月经期中也忌服,以免引起流产和血出不止。

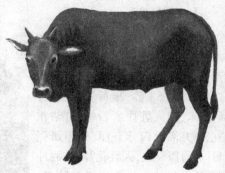

牛 黄

增辑 5. 蟾酥丸(陈实功)疔疮。

【歌诀】

　　蟾酥丸用麝蜗牛　　乳没朱雄轻粉侔
　　铜绿二矾寒水石　　疔疮发背乳痈瘰

【白话解说】

本方用蟾酥(酒化)二钱,麝香、乳香、没药、铜绿、枯矾、胆矾、寒水石(煅)各一钱,蜗牛二十一只,朱砂(水飞)三钱,雄黄二钱,轻粉五分,各研细末,先将蜗牛捣烂,与蟾酥和研稠粘,然后加入余药,捣和作丸,如绿豆大(每丸重五厘),每服三丸,用葱白五寸捣烂,将丸药放入葱泥中,用热无灰酒一茶盅送下,被盖取汗。也可外用作敷药。治疔疮、发背、乳痈。

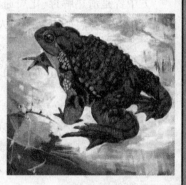

蟾 酥

蟾酥内服能治疗疔毒发背,外用则止痛去腐肉。蜗牛内服清热解毒,外用则消疮肿。铜绿去风痰而治恶疮。枯矾、胆矾、雄黄去痰解毒,乳香、没药行气活血,消肿止痛,轻粉劫痰而通经络,麝香解毒而通经络,寒水石清热凉血,兼解诸石之毒。所以本丸有解毒消毒,止痛消肿的作用。

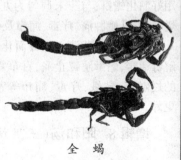

全 蝎

增辑 6. 一粒珠　痈疽发背。

【歌诀】

　　一粒珠中犀甲冰　　珍朱雄麝合之能
　　痈疽发背无名毒　　酒化一丸力自胜

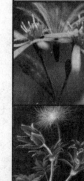

汤头歌诀

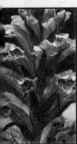
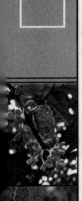

汤头歌诀

【白话解说】

本方用犀牛黄三钱,穿山甲十六两(用麻油、米醋、苏合香、松萝茶四药,各制一次),珍珠、麝香各二钱,冰片、朱砂、雄黄各四钱,各研细末,用人乳拌米粉糊,打浆作丸,每丸潮重四分五厘,外用蜡壳封固,每服一丸,人乳化开,陈酒冲服,睡卧避风。治一切无名肿毒、痈疽、发背等证。

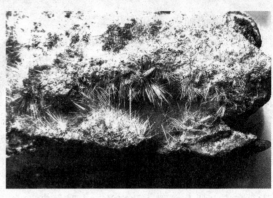

胆 矾

方中皆是清热解毒、化痰通络之品,但药力峻猛,所以又配用人乳补虚润燥。本方也能治疗小儿急惊,用钩藤、橘红各二钱煎汤送下半丸。

增辑 7. 六神丸(雷氏)疫喉。

【歌诀】

　　　　六神丸治烂喉痧　每服十九效可夸
　　　　珠粉腰黄冰片麝　牛黄还与蟾酥加

【白话解说】

本方用珍珠粉、犀牛黄、麝香各一钱五分,腰黄、冰片、蟾酥各一钱,各研细末,用好酒化蟾酥,与药末调匀为丸,如芥子大,百草霜为衣,每服十粒,开水送下。治烂喉痧、乳蛾肿痛、疔毒、痈疖及一切无名肿毒。

珍珠、犀牛黄清心解毒而化热痰,腰黄是雄黄的上品,能去痰解毒,冰片、麝香解毒通窍,蟾酥解毒止痛,百草霜也是解毒治咽喉疮肿的药品,所以对于瘟毒而致的烂喉痧、乳蛾、疔毒、痈疖等都有很好的疗效。若是重症,可每日服三次,疗效更好。

增辑 8. 阳和汤(王洪绪)一切阴疽。

【歌诀】

　　　　阳和汤法解寒凝　外症虚寒色属阴
　　　　熟地鹿胶姜炭桂　麻黄白芥草相承

【白话解说】

本方用熟地一两,鹿角胶(炖化,冲服)三钱,炒白芥子(研)二钱,肉桂(研)、生甘草各一钱,炮姜炭、麻黄各五分,水煎服。治疗一切阴疽,色白或青暗,不肿或浸

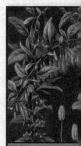

肿,酸痛或不痛,舌苔白,口不渴,脉沉细或细迟等证。

本方特点是在重用熟地、鹿角胶滋阴补阳的基础上,配伍肉桂温阳散寒而通血脉,甘草补气解毒而和诸药,白芥子去皮里膜外之痰,炮姜炭温阳活血,麻黄宣畅阳气,共同成为温阳补阴、散寒通经的方剂,对虚寒性的阴疽有较好疗效。如流注(包括淋巴结结核)、贴骨疽、鹤膝风、脱疽(包括血栓闭塞性脉管炎)等,只要具有阴寒症状的,都可服用。若疽已溃破,或有阴虚内热,以及局部有红肿热痛的,都不适用。如是血栓闭塞性脉管炎而有红肿热痛的,应当清热解毒,活血消炎,用"四妙勇安汤"(银花、元参、当归各三两,甘草一两,水煎二次,分二次温服)加减治疗。

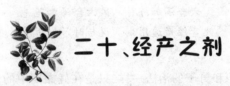

二十、经产之剂

经产之剂就是治疗特有妇女的经、带、胎、产等疾病的方剂。

经即月经,是一般妇女在十四岁至四十九岁这一段年龄的正常生理现象,每月排经一次,每次三到五天。如果经期不准,或经量过多、过少,或非怀孕而经闭不行,都是病态。治疗原则除分清寒热虚实外,还必须分清发病次序的先后。若因月经病而引起其他疾病的,应以调经为主,若因其他疾病而引起月经病的,应以其他疾病为主。

带即带下,有青、赤、黄、白、黑之分,但最常见的是白带、黄带、赤带三种。治疗时因于热的当清,因于寒的当温,属虚的当补摄,属实的当通利,虚实夹杂的当补摄与通利并行,虚证经补摄不效的当加入升提和固涩的方法,这是治带下的一般原则。

胎即怀胎,虽是生理的正常变化,但也往往引起病变。如妊娠恶阻严重时,对孕妇和胎儿都不利,甚至引起流产。再如胎漏、子痫、子烦、子肿、子气等都是孕妇特有的病症,治疗虽以去病为目的,但又须以护胎为原则,只有在胎儿已死腹中的情况下才能用去胎的方法,这是治疗孕妇病的原则。

产即因生产而引起的疾病,或预防难产等。产前一般以安胎和救治难产为主,产后无论何证,都应注意到产妇气血耗损、百脉空虚的情况,切忌再伤气耗血。当然产后恶露不行,瘀血内阻的,必须清除瘀血,但应该适可而止。如误伤好血,后果比一般人就更严重。还有产后除必须使用寒凉药不可外,一般应该尽量避免。这些都是治疗产后病的原则。

1. 妊娠六合汤(王海藏)妊娠伤寒。

【歌诀】

> 海藏妊娠六合汤　四物为君妙义长
> 伤寒表虚地骨桂　表实细辛兼麻黄

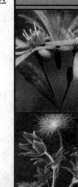

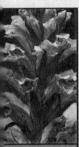

少阳柴胡黄芩入　阳明石膏知母藏
小便不利加苓泻　不眠黄芩栀子良
风湿防风与苍术　温毒发斑升翘长
胎动血漏名胶艾　虚痞朴实颇相当
脉沉寒厥亦桂附　便秘蓄血桃仁黄
安胎养血先为主　余因各症细参详
后人法此治经水　过多过少别温凉
温六合汤加苓术　色黑后期连附商
热六合汤栀连益　寒六合汤加附姜
气六合汤加陈朴　风六合汤加艽羌
此皆经产通用剂　说与时师好审量

【白话解说】

汤头歌诀

妇人患伤寒病,原和男子的治法一样,只是在妊娠期中的伤寒,王海藏认为须以养血安胎为主,因此用四物汤为主,根据六经证候分别加入两味适当的药物,所以叫做六合汤。

若妊娠伤风,表虚自汗,头痛项强,身热恶寒,脉浮缓,用四物汤四两(即熟地、白芍药、当归、川芎各一两,下同)加桂枝、地骨皮各七钱,名叫"表虚六合汤",主要是在养血安胎的基础上,用桂枝解肌,地骨皮凉血,所以能除寒热而止自汗。

若妊娠伤寒,表实无汗,头痛身热,恶寒,脉浮紧的,用四物汤四两,加麻黄、细辛各半两,名叫"表实六合汤",是养血安胎而兼发汗解表,自然汗出而寒热俱解。

若妊娠伤寒,而有寒热往来,心烦喜呕吐,胸胁满痛,脉弦的少阳经证,用四物汤四两,加柴胡、黄芩各七钱,和解少阳,名叫"柴胡六合汤"。

若妊娠伤寒,而有身热不恶寒,有汗口渴,脉长而大的阳明经证,用四物汤四两,加石膏、知母各半两,清热生津止渴,名叫"石膏六合汤"。

若妊娠伤寒,而有小便不利的足太阳膀胱腑病,用四物汤四两,加茯苓、泽泻半两,利水通小便,名叫"茯苓六合汤"。

若妊娠伤寒,经过发汗或攻下后,虚烦不得眠的,用四物汤四两,加栀子、黄芩各半两,清三焦热,名叫"栀子六合汤"。

若妊娠感受风湿,四肢骨节烦疼,头痛发热而脉浮的,用四物汤四两,加防风、制苍术各七钱,散风燥湿,名叫"风湿六合汤"。

若妊娠伤寒下后过经不愈,转为温毒发斑如锦纹的,用四物汤四两,加升麻、连翘各半两,清温解毒,名叫"升麻六合汤"。

若妊娠伤寒,经过发汗或攻下后,血漏不止,胎气受损,胎动不安的,用四物汤四两,加阿胶、艾叶各半两,养血止血以安胎,名叫"胶艾六合汤"。

若妊娠伤寒,经发汗或攻下后,心下虚痞,腹中胀满的,用四物汤四两,加厚朴、

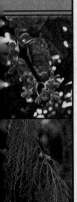

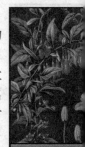

炒枳实各半两,消痞散满,名叫"朴实六合汤"。

若妊娠伤寒,见到脉沉而迟,四肢拘急,腹中痛,身凉有微汗的少阴证,用四物汤四两,加炮附子、肉桂各半两,散寒回阳,名叫"附子六合汤"。

若妊娠伤寒,见到大便色黑而硬,小便色赤而畅,腹胀气满而脉沉数的阳明、太阳本病,用四物汤四两,加大黄半两,桃仁(去皮尖)十个,泻结破瘀,除下焦蓄血,名叫"大黄六合汤"。本方虽然比理血剂中的桃仁承气汤缓和,但总是破瘀行血的方剂,所以必须确实有蓄血的才可服用,否则要伤胎。

以上十二个六合汤都是因为妊娠而病伤寒,所以在养血安胎的基础上根据不同证候加味来治疗。

另外还有用四物汤加味调理血分病的,如月经过多,没有其他症状的,是气虚血热,用四物汤四两,加黄芩、白术各一两,清阳凉血,健脾通血,名叫温六合汤,也叫"黄芩六合汤"。

若月经来时色黑不畅,每次都过期才至,是气滞血热,用四物汤加黄连清热,香附行气,名叫"连附六合汤"。

若月经妄行,发热心烦,不能睡卧,是血虚有热,用四物汤加黄连、栀子,清热凉血,名叫"热六合汤"。

若月经色淡而少,腹痛气短,脉虚的,是血少阳虚而有寒,用四物汤加附子、干姜,温阳散寒,名叫"寒六合汤"。

若月经不畅,腹胁胀痛,是气郁经阻,用四物汤加厚朴、陈皮,理气开郁,名叫"气六合汤"。

若血虚而生内风,头目眩晕的,用四物汤加秦艽、羌活,名叫"风六合汤",也可治疗产后血脉空虚,感受风邪而发痉厥的证候。

四物汤是妇科通用方剂,如减方法很多,上面只是比较常用的一部分,临证治疗时可作参考,方药用量,也须随证酌用。

2. 胶艾汤(张仲景)胎动漏血。

【歌诀】

> 胶艾汤中四物先　阿胶艾叶甘草全
> 妇人良方单胶艾　胎动血漏腹痛全
> 胶艾四物加香附　方名妇宝调经专

【白话解说】

本方用川芎、阿胶、甘草各二钱,当归、艾叶各三钱,白芍药、干地黄各四两,用水和酒同煎,分三次温服。治疗妇人怀孕而月经又见,是阳气不足,不能统摄血脉所致。或者妇人怀孕而腹痛漏血,胎动不安,以及半产后出血不止等证,都可服用。

四物养血,配合阿胶益阴,艾叶补阳,甘草和胃,还有酒能引药入血脉,所以有止血养胎的功用。

《妇人良方》"胶艾汤"用阿胶(蛤粉炒)五钱,炖化,用艾叶五分煎汤冲服。治疗胎动不安,腹痛漏血。

若用四物汤加阿胶、艾叶、香附(分别用童便、盐水、酒、醋各浸三日炒),名叫"妇宝丹"。

香附本是调气和血的药物,用童便浸炒就能入血分而补虚,盐水炒就能入血分润燥,酒炒就能行经络,醋炒就能消积聚,配合四物养血和血,阿胶益阴,艾叶补阳,是治疗血虚有寒,月经不调的调经专药。

3. 当归散(张仲景)养血安胎。

【歌诀】

当归散益妇人妊　　术芍芎归及子芩
安胎养血宜常服　　产后胎前功效深

【白话解说】

本方由当归、芍药、川芎、黄芩各一斤,白术半斤,研成细末,每次用酒调服方寸匙(一、二钱),一日服二次。若妇人怀孕,血少有热,胎动不安,以及曾经数次半产的,常服本方可以养血安胎,使临盆易产。若产后有病,本方也可治疗。因为当归、芍药、川芎,都是养血和血的药品,有安养胎元的作用。然而胃热则血妄行,所以又用黄芩清胃热,白术健脾益气而去湿,脾胃健就能运化饮食的精华来养胎,因此本方又有养血清热去湿安胎的功效。

4. 黑神散(《局方》)消瘀下胎。

【歌诀】

黑神散中熟地黄　　归芍甘草桂炮姜
蒲黄黑豆童便酒　　消瘀下胎痛逆忘

【白话解说】

本方用熟地黄、当归、芍药、炙草、肉桂、炮干姜、蒲黄、黑大豆(炒去皮)各四两,研为细末,每次服二钱,用酒和童子小便各半盏同煎后调服。病情较急的可连进二服。治疗妇人产后恶露不尽,攻冲心胸痞满,或脐腹坚胀撮痛,以及胞衣不下,胎死腹中,产后瘀血等证。

熟地、当归、芍药,养血和血。蒲黄、黑大豆,去瘀行血。肉桂、炮干姜,温通血脉。甘草甘缓益气,童便散瘀而引血下行,酒能引药入血分而通经络,所以有消瘀行血和下胎的功用,使瘀血上冲的撮痛平定。

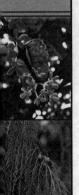

5. 清魂散(严用和)产后昏晕。

【歌诀】

> 清魂散用泽兰叶　人参甘草川芎协
> 荆芥理血兼祛风　产中昏晕神魂帖

【白话解说】

本方由泽兰叶、人参、炙甘草各三分,川芎五分,荆芥一钱,共研细末,用温酒调服,治疗产后恶露已尽,气血虚弱,感冒风邪,忽然昏晕不知人事。在服药的同时,可用醋喷在炭火上,取烟熏鼻,效果更好。

用人参、甘草补气,川芎、泽兰养血,荆芥疏散风邪,使气血受益,外邪解散,自然昏晕得苏,神志清醒。

6. 羚羊角散(许叔微)子痫。

【歌诀】

> 羚羊角散杏薏仁　防独芎归又茯神
> 酸枣木香和甘草　子痫风中可回春

【白话解说】

本方用羚羊角屑一钱,杏仁、薏苡仁、防风、独活、川芎、当归、茯神、炒酸仁各五分,木香、甘草各二分半,加生姜五片同煎温服,治疗妊娠中风,口噤搐搦,角弓反张,筋脉挛急,痰涎壅盛,不省人事的子痫证。

羚羊角平肝熄风以镇痉,防风、独活散风邪,川芎、当归养血和血,茯神、枣仁宁心安神,杏仁、木香理脾肺之气,苡仁、甘草调脾胃而舒筋挛,所以服后能够风平痉止。

7. 当归生姜羊肉汤(张仲景)蓐劳。

【歌诀】

> 当归生姜羊肉汤　产后腹痛蓐劳匡
> 亦有加入参芪者　千金四物甘桂姜

【白话解说】

本方由当归三钱,生姜五钱,羊肉四两组成,用水煎温服。治疗妇人产后血虚有寒,腹中疼痛,以及产后气血皆虚,发热自汗,肢体疼痛的蓐劳证。

当归养血调营,生姜温气散寒,羊肉辛热,大补气血。所以本方能补血虚而除寒痛,并治产后蓐劳。

《济生方》有当归羊肉汤,就是本方加人参、黄芪,补益气血的力量更强,治蓐劳

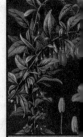

汤头歌诀

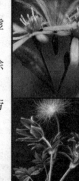

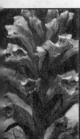

的效果更好。

"千金羊肉汤"用干地黄五钱,当归三钱,芍药三钱,川芎二钱,甘草、肉桂各一钱,生姜三钱,水煎分三次温服。治疗产后身体虚羸,腹中绞痛,自汗出。是养血补虚、散寒止痛的方剂。

8. 达生散(朱丹溪)易生易产。

【歌诀】

> 达生紫苏大腹皮　参术甘陈归芍随
> 再加葱叶黄杨脑　孕妇临盆先服之
> 若将川芎易白术　紫苏饮子子悬宜

【白话解说】

本方用紫苏叶、人参、土炒白术、陈皮、当归、酒炒芍药各一钱,大腹皮三钱,炙甘草二钱,加青葱叶五茎、黄杨脑子(即黄杨树枝的梢子)七个同煎服。若妇人怀孕八、九月,服本方后可使生产顺利,所以叫达生散。

生产不顺,大多由于气血虚弱,荣卫滞涩,而本方中人参、白术、甘草能补气,当归、芍药能养血,紫苏叶、大腹皮、陈皮、葱叶能疏利壅滞,黄杨木能顺产,所以临产前预先服用本方,有顺产的功效。

若将川芎换白术,名叫"紫苏饮子"。胎气不和,上逆胸腹,头痛,心腹腰胁痛的子悬证宜用此方。服后能使气顺血和,达到安胎止痛的效果。

9. 参术饮(朱丹溪)妊娠转胞。

【歌诀】

> 妊娠转胞参术饮　芎芍当归熟地黄
> 炙草陈皮兼半夏　气升胎举自如常

【白话解说】

妊娠转胞就是由于孕妇气血虚弱,痰饮壅滞,以致胎位压迫胞室(即膀胱),小便频数,或闭不通,脐下急痛,可用本方治疗。

本方用人参、白术、川芎、白芍、当归、熟地黄、炙甘草、陈皮、半夏,加生姜同煎温服。实际上就是八珍汤减去茯苓,使补益气血而不引气下行,再加陈皮、半夏消痰饮,于是气得升降,胎位正常,胞室不受压迫,小便自然如常。

10. 牡丹皮散(陈自明)血瘕。

【歌诀】

> 牡丹皮散延胡索　归尾桂心赤芍药
> 牛膝棱莪酒水煎　气行瘀散血瘕削

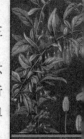

【白话解说】

本方由牡丹皮、延胡索、当归尾、桂心各一两，赤芍药、牛膝、莪术各二两，京三棱一两半，研成粗末，每次三钱，用水酒各半煎服，治疗血瘕。

血瘕是瘀血凝聚而成，在心腹间攻冲走注作痛，痛时可以出现硬块，移动而不固定。因此用丹皮、赤芍、牛膝、肉桂以行瘀结的血，三棱、莪术、归尾、延胡索以行血中滞气。又借酒来引药入血分，并通经脉，使气血周流，经脉通畅，瘀血化解，血瘕自然也就消失了。

11. 固经丸（陈自明）经多崩漏。

【歌诀】

固经丸用龟板君　黄柏樗皮香附群
黄芩芍药酒丸服　漏下崩中色黑股

【白话解说】

本方由炙龟板四两，炒黄柏、炒黄芩、炒白芍各二两，炒香附、炒樗皮各一两半，研成细末，用酒糊为丸，如梧桐子大，每次服五、七十丸（三钱），白开水送下。治疗月经过多不止，血色紫黑，或夹血块，发及月经漏下、血崩等证。这是因为血虚有热而致妄行，所以首先用龟板滋阴清热作为君药。然后配黄芩清上焦之火，黄柏清下焦之火，芍药敛阴益营，香附调气和血，樗皮固涩止血。于是阴血受到滋益，虚热平靖，血不妄行，月经自然正常。

12. 柏子仁丸（陈自明）血少经闭。

【歌诀】

柏子仁丸熟地黄　牛膝续断泽兰芳
卷柏加之通血脉　经枯血少肾肝匡

【白话解说】

本方用柏子仁（炒研）、牛膝（酒浸）、卷柏各五钱，泽兰、续断各三两，熟地黄一两，共研细末，用白蜜和匀做成丸药，如梧桐子大，每次服三十丸（三钱），空心时米汤送下。治疗女子血液枯少，形体羸瘦，月经停闭的证候。

心藏神而生血，血少当补心，所以用柏子仁养心安神，配熟地黄、牛膝、续断补益肝肾，充盈血海，再加卷柏、泽兰活血通经，因此对由血液枯少所致的月经停闭，并见到形体羸瘦，神气衰疲的证候，有补血通经的功用。

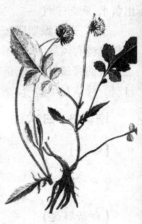

续　断

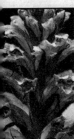

增辑 1. 交加散(陈自明)调和气血。

【歌诀】

> 交加散用姜地捣　二汁交拌各自炒
> 姜不辛散地不寒　产后伏热此为宝

【白话解说】

本方用生姜十二两,生地黄一升,各捣取汁,然后将生姜汁拌生地黄渣,生地黄汁拌姜渣,焙干研末,每服三钱,温酒调下。治妇人气血不和,腹痛结瘕,及产后血虚,伏热不解。

生地黄清热凉血,并能滋阴,生姜温散去寒,互相拌制,生地黄就能滋阴清热而不寒,生姜也就温中去寒而不辛散,于是气血调和,腹痛止而结瘕消。尤其对产后血虚,伏热不解,本方尤为适宜。

增辑 2. 天仙藤散(陈景初)子气。

【歌诀】

> 天仙藤散治子气　香附陈甘乌药继
> 再入木瓜苏叶姜　足浮喘闷此方贵

【白话解说】

本方用天仙藤(微炒)、香附(炒)、陈皮、甘草(炙)、乌药各等分为末,每服三钱,加木瓜三片,紫苏三叶,生姜三片煎服。治妇人妊娠足肿,喘闷妨食,甚则脚趾出黄水,病名子气。

子气,即妊娠期脚趾先肿,逐渐向上至腿膝,喘闷不安,甚至脚趾出黄水,是因冲任二经有风气,水道不利所致,切不可误用逐水剂治疗。

天仙藤疏气活血,能除血中风气。香附、陈皮、乌药,能调畅郁气,气畅则水道自利。甘草和中益气,紫苏、生姜疏表散风,木瓜除湿利筋骨,所以能治疗子气。

增辑 3. 白术散(《全生》)子肿。

【歌诀】

> 白术散中用四皮　姜陈苓腹五般奇
> 妊娠水湿肢浮胀　子肿病名此可医

【白话解说】

本方用白术一钱,生姜皮、陈皮、茯苓皮、大腹皮各五分,研细末,用米汤送下。治妇人妊娠后期,面目四肢浮肿的子肿病。

子肿是由脾虚不能制水,水湿泛滥所致。子气仅见足肿,这是二病的区别。本

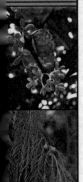

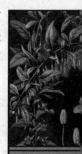

方即"五皮饮"(见利湿之剂)去桑白皮,加白术而成。用生姜皮、陈皮使水从毛窍而出,大腹皮、茯苓皮使水从小便而出,再加白术健脾以制水,使水湿不再泛滥,是标本兼顾的好方法。本方不用桑白皮泻肺行水,而用白术健脾制水,充分体现了治疗孕妇必须照顾胎元的精神。

增辑 4. 竹叶汤　子烦。

【歌诀】

竹叶汤能治子烦　人参芩麦茯苓存
有痰竹沥宜加入　胆怯闷烦自继根

【白话解说】

本方用人参五分,麦冬一钱来,茯苓、黄芩各一钱,淡竹叶十片,水煎服。治疗妇人妊娠,心惊胆怯,终日烦闷的子烦病。若挟痰,可加竹沥少许。子烦一般见于受胎四、五个月的时期,是由心胆火旺所致,因此用竹叶清心除烦,黄芩泻火安胎,茯苓宁心,麦冬凉肺,人参大补元气。若挟痰,就会见到呕吐涎沫的症状,可加竹沥少许以化痰清热。但也有因为停痰积饮,阻滞胸膈而致烦燥的,本方就不相宜,可用二陈汤或温胆汤治疗。

增辑 5. 紫菀汤 (陈自明) 子嗽。

【歌诀】

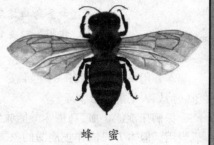

紫菀汤方治子嗽　天冬甘桔杏桑会
更加蜂蜜竹茹煎　孕妇咳逆此为最

蜂　蜜

【白话解说】

本方用紫菀、天冬各一钱,桔梗五分,甘草(炙)、杏仁、桑白皮各三分,淡竹茹二分,加蜂蜜煎服。治子嗽。

子嗽就是妊娠咳嗽,原因很多,本方所治是因孕妇原来津血不足,怀孕后胎元又需津血滋养,更感不足,于是肺乏濡润,又兼郁火上炎而成的咳嗽,当以清火润肺为治,所以用天冬、竹茹、白蜜清肺润燥,桑白皮泻肺,桔梗疏肺,杏仁降气,紫菀下气止嗽,自然肺中清宁而咳嗽消除。

增辑 6. 失笑散(《局方》)血瘀痛。

【歌诀】

失笑蒲黄及五灵　晕平痛止积无停
山楂二两便糖入　独圣功同更守经

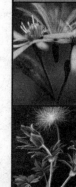

【白话解说】

本方用生蒲黄、五灵脂各等分研末，每服三钱，酒或醋煎服。治产后恶露不行，瘀血停阻，心腹胀闷作痛。

生蒲黄能破血行血，五灵脂能散血通闭，都入足厥阴肝经，所以能祛除瘀血而止胀痛，并治产后血晕。

"独圣散"用山楂二两，水煎，加童便、赤沙糖和服，治瘀血停阻的儿枕痛。因为山楂不仅能消食积，并且也能化血块，而赤沙糖是温中逐瘀之品，童便能引药入胞中，所以本方有去胞中瘀血的作用，简便有效，是一服良方。

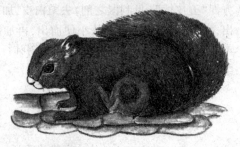
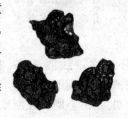
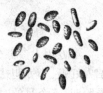

五灵脂

增辑 7. 如圣散　止涩崩漏。

【歌诀】

> 如圣乌梅棕炭姜　三般皆煅漏崩良
> 升阳举经姜栀芍　加入补中益气尝

【白话解说】

本方用乌梅、棕榈各一两，干姜一两半，皆煅成炭，研末，每服二钱，乌梅汤送下。治妇人崩漏不止。

棕榈味涩能止血，乌梅味酸能收敛，干姜性温能守中，而血见黑则止，所以都煅成炭用。但本方只能作止崩漏的急救用，以后还当分别辨清造成崩漏的原因，辨证施治，才是最妥善的根本治法。

"升阳举经汤"就是在补中益气汤的方药里再加白芍药、黑山栀、生姜、大枣煎服。治劳伤脾弱，气虚不能摄血的崩漏，并有身热、自汗、短气、倦怠、懒食等症。所以用补中益气汤升阳补气，再加白芍药和营，黑山栀清火，不用止血药而崩漏自止，是从病因入手治疗的方法。

增辑 8. 生化汤(傅青主)产后祛瘀。

【歌诀】

> 生化汤宜产后尝　归芎桃草炮姜良
> 倘因乳少猪蹄用　通草同煎亦妙方

【白话解说】

本方用当归八钱，川芎三钱，桃仁十四粒，炙甘草、炮姜各五分，黄酒和童便各

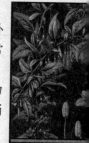

半煎服。治产后恶露不行,血块腹痛。

当归、川芎行血和血,桃仁破结祛瘀,炮姜、甘草温化和中,是一个通滞和营、补血消瘀的方剂,不同于失笑散的一味破瘀。尤其是方中重用当归,养血的意义非常明显,用时须注意各药分量的配合。

"猪蹄汤"治产后乳少,用猪蹄一只,通草一两同煮,去通草吃猪蹄和汤。因为猪蹄能通乳脉,通草能通乳窍,所以能下乳汁。但也有素体气血不足的产妇,又当用补益剂如当归补血汤加葱白通乳。

增辑9. 保产无忧方　安胎保产催生。

【歌诀】

> 保产无忧芎芍归　荆羌芪朴菟丝依
> 枳甘贝母姜蕲艾　功效称奇莫浪讥

【白话解说】

本方用川芎、当归(酒炒)各一钱五分,白芍药(酒炒)二钱,荆芥穗、生黄芪各八分,羌活、甘草各五分,菟丝子、川贝母各一钱,厚朴、蕲艾(醋炒)各七分,炒枳壳六分,生姜三片,水煎服。治胎动不安,腰酸腹痛,势欲小产者。临产时可作催生用。

方中有和血的川芎、当归、芍药,理气的厚朴、枳壳,补气的黄芪、甘草,益精的菟丝子,泻肝经气血的荆芥、羌活,还有寒润的贝母,温中的生姜,暖宫的艾叶,看起来似杂乱,但在实际应用时,安胎催生的功效却是很好。切不可随便轻视它。

增辑10. 泰山磐石饮　安胎保产。

【歌诀】

> 泰山磐石八珍全　去茯加芪芩断联
> 再益砂仁及糯米　妇人胎动可安痊

【白话解说】

本方用人参、黄芪、当归、川续断、黄芩各一钱,川芎、白芍药、熟地各八分,白术二钱,炙甘草、砂仁各五分,糯米一撮,水煎服(如有热者倍黄芩,减砂仁。胃弱者加砂仁,减黄芩)。治妇人气血两虚,或肥而不实,或瘦而血热,或肝脾素亏,倦怠少食,屡有流产之患者。若于怀孕后每隔三、五日服一剂,服至四、五个月后,能预防流产。

凡妇人怀孕至二、三个月习惯流产的,都因平素体弱、气血两虚、血分有热所致。

八珍汤双补气血,减去茯苓的淡渗,加入黄芪补气,气足则胎元得固。黄芩清热凉血,与白术相合,是安胎圣药。续断补肝肾而暖宫,砂仁调气,使补而不壅,糯米补脾,因此能保胎如泰山磐石一样的安固。

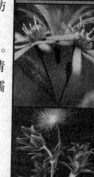

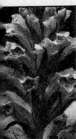
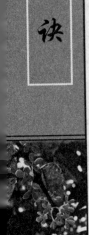

增辑 11. 抵当丸(张仲景)蓄血。

【歌诀】

　　抵当丸用桃仁黄　　水蛭虻虫共合方
　　蓄血胞宫少腹痛　　破坚非此莫相当

【白话解说】

　　本方用桃仁(二十五个去皮尖)、大黄三两(酒浸)、水蛭二十枚(猪油熬黑)、虻虫二十个(去足翅)四味,共为细末,炼蜜丸为四丸,每服一丸,水煎服。蓄血不下,再服一丸,以下为度。治疗下焦蓄血,少腹满痛,而小便自利,身黄如疸,精神发狂等症。

　　下焦胞宫有蓄血,所以少腹满痛,因非气分有热,故小便自利,蓄血停滞,故令身黄发狂。

　　大黄清热,桃仁活血,但因蓄血停积坚硬非用嗜血之动物,不能药病相当,故加虻虫走阳络,水蛭通阴络,攻下蓄血。

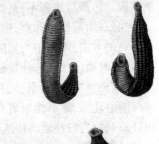
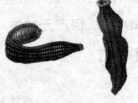

水　蛭

增辑 12. 安胎饮子　预防小产。

【歌诀】

　　　　安胎饮子建莲先　　青苎还同糯米煎
　　　　神造汤中须蟹爪　　阿胶生草保安全

【白话解说】

　　本方用莲子肉(去心不去皮)、青苎麻根(包)、糯米各三钱,清水煎,去苎麻根,每早连汤渴一次,可以预防小产。

　　莲子肉清君相之火而固涩,苎麻根清瘀热而通子户,糯米补脾,使火清胎固,所以能预防小产。

　　"神造汤"用蟹爪一升,生甘草二尺,阿胶三两,用水先煎二味取汁,将阿胶溶入,顿服,能下死胎。因蟹爪专能破胞堕胎,除宿血,所以有效。同时配以甘草安中,阿胶滑利而补血,使胎去而气血不伤。

增辑 13. 固冲汤(张锡纯)血崩。

【歌诀】

　　　　固冲汤中芪术龙　　特蛎海蛸五倍同
　　　　茜草山萸棕炭芍　　益气止血治血崩

【白话解说】

　　本方用炒白术一两,生黄芪六钱,煅龙骨、煅牡蛎、山萸肉各八钱,生白芍、海螵蛸各四钱,茜草三钱,棕榈炭二钱,五倍子五分(研末冲)水煎服。治疗妇女突然下血不止,血流如泉涌,脉微弱的血崩证。

气为血之帅,气行则血行,血脱气也脱,所以在大量出血时,需要大量的补气药,益气固脱。本方根据这个道理,重用黄芪、白术,益气健脾以止血。同时配伍山萸肉补益肝肾,敛气涩精,龙骨、牡蛎、海螵蛸、五倍子收涩止血,白芍敛阴补血。止血防瘀,所以又用一味茜草凉血行血,同大量补气收涩药配伍,使止血而不留瘀。如果出血过多,并见肢冷汗出,脉微欲绝,除加大黄芪用量外,还需加党参一两(或人参三、五钱),制附子三钱,益气回阳。

冲脉又名血海,血崩则血海空虚,所以本方又叫"固冲汤"。

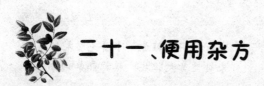

二十一、便用杂方

1. 望梅丸(汪忍庵) 生津止渴。

【歌诀】

望梅丸用盐梅肉　苏叶薄荷与柿霜
茶末麦冬糖共捣　旅行赍服胜琼浆

【白话解说】

本方用盐制梅肉四两,紫苏叶五钱,薄荷叶、柿饼霜、细茶叶、麦冬(去心)各一两,共研极细末,用白糖四两,共捣作丸如芡实大。每用一丸,含口中,可以生津止渴。旅行携带此丸,既可防渴,还能助精神。若再加党参一、二两,功效更好。

2. 骨灰固齿散 固齿。

【歌诀】

骨灰固齿猪羊骨　腊月腌成煅碾之
骨能补骨咸补肾　坚牙健啖老尤奇

【白话解说】

本方用腊月腌制的猪骨或羊骨,经火煅过后碾成极细末,每晨用牙刷蘸药末擦牙,有坚固牙齿,使牙齿洁亮的功效。经常使用,可防止年老脱齿。

3. 软脚散 远行健足。

【歌诀】

软脚散中芎芷防　细辛四味碾如霜
轻撒鞋中行远道　足无蓁疱汗皆香

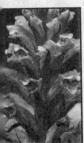

【白话解说】

本方用川芎、细辛各二钱半,白芷、防风各五钱,共研成极细粉末,凡行走长途,可撒少许于鞋袜内,能防止足底生泡,也可解除脚臭。

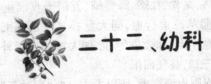

二十二、幼科

1. 回春散(《验方》)。

【歌诀】

> 回春丹用附雄黄　冰麝羌防蛇蝎襄
> 朱贝竺黄天胆共　犀黄蚕草钩藤良

【白话解说】

本方用白附子(制)、雄黄、羌活、防风、全蝎(酒洗)、朱砂(水飞)、天麻、僵蚕(炒)各三钱,冰片、麝香各一钱五分,蛇含石(煅)八钱,川贝母、天竺黄各一两,胆星二两,犀牛黄一钱,各研细末,再用甘草一两,钩藤二两煎水,和蜜作丸,如花椒大,晒干后用蜡封固。一、二岁每服三粒,三、四岁每服三粒,十余岁每服五粒。治急慢惊风、抽搐、瘛疭、伤寒邪热、斑疹烦躁、痰喘气急、五痫痰厥等证,俱用钩藤、薄荷煎汤送下。如是周岁以内小儿,可将此丹化开一粒,搽乳头上吮下。

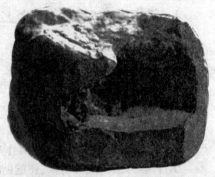

蛇含石

方中纯是清风、化痰、镇惊熄风、清热安神、开窍醒脑之品配合而成,服量虽小,药力颇猛,如非重证急病,还当少服。

2. 抱龙丸(罗谦甫)化痰镇惊。

【歌诀】

> 抱龙星麝竺雄黄　加入辰砂痰热尝
> 琥珀抱龙星草枳　苓淮参竺箔朱香
> 牛黄抱龙星辰蝎　苓竺腰黄珀麝僵
> 明眼三方凭选择　急惊风发保平康

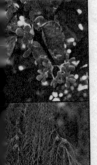

【白话解说】

本方用胆星四两，麝香一钱，天竺黄一两，雄黄(水飞)、辰砂(水飞)各五钱、各研细末，煮甘草膏和丸，如皂角子大，朱砂为衣，每服一丸，薄荷汤送下。

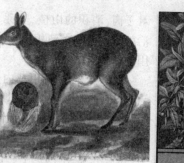

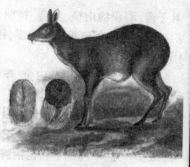

胆星、天竺黄、雄黄都是清化热痰之品，麝香开窍，辰砂安神，所以能治急惊、痰厥，以及高热发搐。

麝 香

"琥珀抱龙丸"用琥珀、人参、天竺黄、茯苓、檀香各一两五钱，生甘草三两，枳壳(炒)、枳实(炒)、胆星各一两，朱砂(水飞)五钱，淮山药一斤，各研细末，和丸如芡实大，金箔为衣，阴干，每服一、二丸，百日内小儿服半丸，薄荷汤下，治同抱龙丸。

"牛黄抱龙丸"用牛黄五分，胆星一两，辰砂(水飞)、全蝎(酒洗)各一钱五分，茯苓五钱，天竺黄三钱五分，腰黄(即好的雄黄)、琥珀各二钱五分，麝香二分，僵蚕(炒)三钱，各研细末，将胆星烊化和药末为丸，每丸潮重四分，金箔为衣，每服一、二丸，钩藤汤送下。治同抱龙丸。

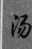

三方主治虽同，但第一方无祛风药，而以化痰为主，所以宜于痰热内闭，将欲动风的证候。第二方虽无祛风药，但多人参、山药、琥珀等药，所以安神中兼有补正的作用，宜于小儿体质较虚而痰热不重的证候。第三方药力最猛，镇惊熄风的作用也强，所以不仅小儿风动痉厥可治，就是大人中风痰迷，以及温热内闭、神昏谵语的也可服用。这些异同之处，应细辨证情的虚实缓急，分别选择。

3. 肥儿丸(《医宗金鉴》)脾疳。

【歌诀】

肥儿丸用术参甘　　麦曲荟苓楂二连
更合使君研细末　　为丸儿服自安然
验方别用内金朴　　苓术青陈豆麦联
槟曲蟾虫连楂合　　砂仁加入积消瘥

【白话解说】

本方用人参、芦荟(煨)各二钱五分，白术(土炒)、胡黄连各五钱，黄连二钱，茯苓三钱，麦芽(炒)、神曲(炒)、山楂肉各三钱五分，甘草(炙)一钱五分，使君子肉四钱，各研细末，黄米糊为丸，如黍米大，每服二、三十丸(现改炼蜜为丸，每丸重一钱，每服一、二丸)，米汤送下。治脾疳。

脾疳就是脾虚而有积滞，所以见到面黄肌瘦、身热神疲、腹部膨大、大便不实、乳食不贪、腹中时痛等症状。本方有补脾的人参、白术、甘草、茯苓，杀虫的芦荟、使

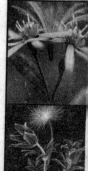

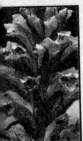

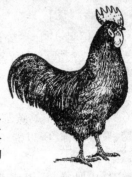

君子肉,消积的山楂、麦芽、神曲,坚肠胃的黄连,所以能治脾疳。但本方消积重于补虚,作为治病则可,善后还当用补益脾胃的方剂。

"验方肥儿丸"用鸡内金、厚朴、茯苓各四两,炒白术六两,青皮、陈皮各二两,炒扁豆、炒麦冬、炒山楂各八两,槟榔一两五钱,干蟾(炙)十一只,六神曲十二两,五谷虫、胡黄连、砂仁各三两,共研细末,蜜和作丸,每丸重二钱五分,每服一丸,米汤送下。也治脾疳。但本方杀虫消积的力量比前方更强,因此在临证时,小儿体虚者用第一方,体实者用第二方。

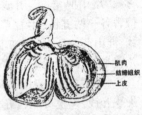

鸡内金

4. 八珍糕　补虚健脾。

【歌诀】

八珍糕与小儿宜　参术苓陈豆薏依
淮药欠莲糯粳米　健脾益胃又何疑

【白话解说】

本方用党参三两,白术二两,茯苓、扁豆、薏苡仁、淮山药、芡实、莲子肉各六两,陈皮一两五钱,糯米、粳米各五升,共研细粉,加白糖十两,蒸制成糕,用开水冲调,或作茶点吃。治小儿脾胃虚弱,消化不良,肌瘦色黄,腹膨便溏。

本方以四君子汤为基础,减去甘草,是因为"中满(腹膨)者忌甘",所以同时还加陈皮调气。而扁豆、薏苡仁、淮山药、芡实、莲子肉、糯米、粳米等都是健脾强胃之品,脾胃强健,消化自然正常,饮食也就能起到应有的营养作用,于是小儿的健康得到恢复。本方的另一优点是制成糕,并加白糖,药物变为食品,易于服用,在剂型方面,是一个好方法。

5. 保赤丹　痰涎壅滞。

【歌诀】

保赤丹中巴豆霜　朱砂神曲胆星尝
小儿急慢惊风发　每服三丸自不妨

【白话解说】

本方用巴豆霜三钱,朱砂(水飞)、胆星各一两,神曲一两五钱,各研细末,用神曲糊丸,如绿豆大,朱砂为衣,每服二、三粒,开水调化送下。

巴豆霜是下痰攻积的峻药,胆星能化积痰,神曲消食积,朱砂镇心安神。所以对小儿急慢惊风、疳积、痰厥,以及腹痛食减,大便臭酸,或寒热下痢等证,都能治疗,尤其对急惊、痰厥,甚有捷效。

方中巴豆有毒,压制成霜时,去油越净越好。

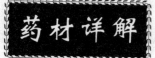

 一、解表药

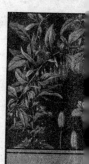

凡能疏肌解表、促使发汗，用以发散表邪、解除表症的药物，称为解表药。

解表药多属辛散之品，辛能发散，可使外邪从汗而解，故适用于邪在肌表的病症。也即《内经》所说的"其在皮者，汗而发之"的意义。解表药的临床应用，有以下几点：

1. 感受外邪，具有恶寒、发热、头痛、身痛、无汗、脉浮等表症者。

2. 表邪郁闭，麻疹透发不畅者；水肿初期或麻疹初期兼有表证者，以及其它疾病具有表证需要发汗解表者。

解表药虽能透过发汗解除表证，但汗出过多能耗散阳气，损伤津液；因此，凡自汗、盗汗、热病伤津以及阴虚发热等症，都应慎用。根据解表药的性能，可以分为发散风寒，发散风热两类。

紫苏

【释名】

本品为唇形科植物紫苏的茎叶。

【性味】

辛、温。入肺、脾经。

【功效】

发汗解表，行气宽中，解鱼蟹毒。

【适应症】

1. 用于感冒风寒。

紫苏能散表寒，发汗力较强，用于风寒表症，见恶寒、发热、无汗等症，常配生姜

汤头歌诀

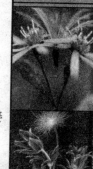

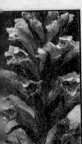

同用;如表症兼有气滞,也可与香附、陈皮等同用。

2. 用于胸闷、呕恶等症。

紫苏用于脾胃气滞、胸闷、呕恶,不论有无表症,均可应用,都是取其行气宽中的作用,临床常与藿香配伍应用。此外,本品有能行气安胎,常配砂仁、陈皮同用,治疗妊娠恶阻、胎动不安。

3. 用于食鱼蟹后引起的吐泻腹痛。

紫苏辛温,能解鱼蟹毒,中鱼蟹毒后可用单味紫苏煎服,或配合生姜同用。

【方剂名称】

紫苏、紫苏叶(洗净,晒干,切碎用)

【用法用量】

一钱至三钱,煎服。

【注】

紫苏既能发汗散寒以解表邪,又能行气宽中、解郁止呕,故对风寒表症而兼见胸闷呕吐症状的,使用本品,很是适宜;或无表症而有气滞不畅症状的,也可用于宣通。如配藿香、陈皮则解表和中,配半夏、厚朴则解郁宽胸。

【医典举例】

香苏散(《和局方剂》):香附、紫苏、陈皮、甘草。治外感风寒、内有气滞、头痛无汗、胸膈满闷、噫气恶食。

苏羌达表汤(《通俗伤寒论》):苏叶、防风、光杏仁、羌活、白芷、广橘红、生姜、茯苓皮。治感冒风寒、发热恶寒、头项强痛、骨节烦疼、无汗而喘、胸痞恶心。

《别录》:"下气,除寒中。"《药性本草》:"以叶生食作羹,杀一切鱼肉毒。"《本草纲目》:"解肌发表,散风寒,行气宽中,消痰利肺。"《本草正义》:"紫苏芳香气烈……外开皮毛,泄肺气而通腠理。上则通鼻塞、清头目,为风寒外感灵药;中则开胸膈、醒脾胃、宣化痰饮,解郁结而利气滞。"

防风

【释名】

本品为伞形科防风植物的根。

【性味】

辛、甘,微温。入膀胱、肝、脾经。

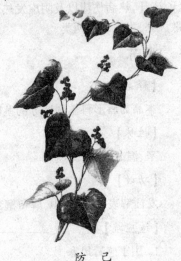

防己

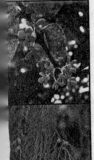

【功效】

祛风解表,胜湿解痉,止泻止血。

【适应症】

1. 用于感冒风寒,发热恶寒,头痛、身痛。以及感冒风热、发热恶寒、目赤、咽痛等症。

防风解表以祛风为长,既能散风寒,又能发散风热,与荆芥作用相仿,故两药往往配合应用。

2. 用于风湿痹痛。

防风能祛风湿而止痛,常配合羌活、防己等治疗风湿痹痛等症。

3. 用于破伤风、牙关紧闭、角弓反张。

防风治破伤风,有祛风止痉的作用,但多配合天南星、天麻、白附子等药同用。

此外,本品又有止血、止泻作用,如用于腹痛泄泻,常配合白芍、白术、陈皮等同用;如用于便血、崩漏,一般炒炭应用。

【方剂名称】

防风、青防风(生用,主要用于解表、祛风湿、解痉)、炒防风(炒至焦黄色为度,解表力缓和,用于止泻)、防风炭(炒至黑色为度,用于止血)

【用法用量】

一钱至三钱,煎服。

【注】

1. 防风一药,顾名思义,是治风止痛的药物。它既能祛风寒而解表,又能祛风湿而止痛。因它微温而不燥,药性较为缓和,故又可用于风热痛盛、目赤肿痛、咽喉不利等症,可与荆芥、薄荷、连翘、山栀、黄芩等同用。至于祛风解痉方面,则力量较弱,如用治破伤风,本品只能作为辅助药,不能独任其功。

2. 荆芥与防风常同用于祛风解表,有如麻黄配桂枝以发汗解表,也是取它相须的作用。但荆、防发散之力不如麻、桂,作用较为缓和。至于荆、防两药相比,则荆芥发汗之力较强,而防风祛风止痛之功较好。

3. 根据临床体会,防风炒用可减缓它祛风的力量,却有止泻的功效,可用于腹泻。

4. 防风炒炭,又可用于崩漏而见血色清淡者,与温经止血的炮姜相比,则功用相似而力较逊。

【医典举例】

防风汤(《证治准绳》):防风、葛根、秦艽、桂枝、甘草、当归、杏仁、黄芩、赤茯苓、生姜。治感冒头痛。

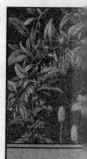

汤头歌诀

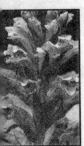

玉真散(《医宗金鉴》):防风、白芷、天麻、羌活、白附子、南星。治破伤风。

凉惊汤(《医宗金鉴》):防风、钩藤、青黛、黄连、牛黄、生姜。治小儿痉挛。

《本经》:"主大风头眩痛,恶风风邪,目盲无所见,风行周身,骨节疼痛。"《千金方》:"解乌头毒""解芫花毒"。《珍珠囊》:"治上焦风邪,泻肺实,散头目中滞气,经络中留湿。"《菊人医话》:"婴儿周与耕涎生数月时,感受暑滞,脾阳不振,水泄多日,囟门下陷,乳饮жив少,脆弱万分。投以小剂补中益气汤,去升麻易以煨防风,次日泻止而囟门亦起。"又说:"按东垣用升麻来升脾阳,每嫌其过;天士改用防风,比较稳妥。"

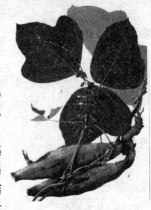

葛 根

羌活

【释名】

本品为伞形科植物福氏羌活的根茎及根。

【性味】

辛、苦,温。入膀胱、肾经。

【功效】

祛风解表,祛风湿,止痛。

【适应症】

1. 用于感冒风寒,发热恶寒等症。

羌活功能发散风寒,祛风止痛,用于感冒风寒,兼有头痛、身痛为主,常配防风、白芷等药同用。

2. 用于风湿痹痛,头痛等。

羌活祛风湿的作用也甚为显著,为祛风胜湿常用之品,但一般认为本品以风湿痹痛在身半以上者为宜,如周身痹痛,可配防风、独活等同用。对于头痛病症,多配合川芎、细辛等应用。

【方剂名称】

羌活、川羌活(洗净,晒干,切片用)

【用法用量】

一钱至三钱,煎服。

【注】

羌活一药,既能发汗解表,又可祛风差而止痛,但在作为发汗解表药时,应将它

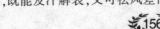

的祛风止痛功效密切结合起来，即在临床上用于风寒表症时，必须兼有头痛或骨节疼痛等症，才考虑使用。至于用治风湿痹痛，不论有无表症，都可应用。根据近年来临床实践体会，本品退热的功效很好，可配合清热药如蒲公英、板蓝根等品治风热表症，而且一般在热退之后无再度发热现象。但本品气味浓烈，用量过多，易致呕吐，故在使用时必须注意患者的胃部情况，掌握适当剂量。

【医典举例】

九味羌活汤（《此事难知》）：羌活、防风、白芷、生地、苍术、黄芩、细辛、甘草、川芎。治外感风寒湿邪，发热恶寒，肌表无汗，头痛项强，肢体酸楚疼痛。

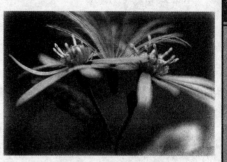

羌蒡蒲薄汤（验方）：羌活、牛蒡子、蒲公英、薄荷叶。治外感风热，如流行性感冒、上呼吸道感染、扁桃腺炎、腮腺炎等。

《药性本草》："治贼风失音不语，多痒、手足不遂，口眼㖞斜遍身疮痹血癞。"《用药法象》："治风寒湿痹，酸痛不仁，诸风掉眩，颈项难伸。"

蒲公英

细辛

【释名】

本品为马兜铃科植物东北细辛或细辛的全草。

【性味】

辛，温。入心、肺、肝、肾经。

【功效】

发散风寒，祛风止痛，温肺化饮。

【适应症】

1. 用于感冒风寒、发热恶寒、头痛身痛、鼻塞等症。

细辛主要能散寒止痛，常与羌活、荆芥、川芎等同用，治疗外感风寒头痛较剧的病症；对于外感风寒、阴寒里盛的病症，亦可应用，须配合麻黄、附子等同用。

2. 用于头痛、齿痛、风湿痹痛。

细辛止痛力强，对于头痛、齿痛都有较显著的疗效，头痛可配合羌活、白芷等同用，齿痛可配合白芷、石膏等同用。对于风湿痹痛，以属于寒湿者为宜，可与羌活、川乌、草乌等配合应用。

3. 用于痰多咳嗽。

细辛能温肺以化痰饮，所以主要用于治疗肺寒咳嗽、痰多质稀色白的病症，常

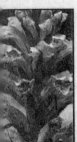

与干姜、半夏等配伍应用。

本品又能通鼻窍,疗口疮。用于鼻渊,常配合白芷等应用;用于口舌生疮,可单用一味细辛,研末敷于脐部。

【方剂名称】

北细辛、细辛(洗净,晒干,切碎用)、炙细辛(用蜂蜜拌炙,减少温散之性)

【用法用量】

一钱至一钱五分,煎服。外用适量。

【注】

细辛既能外散风寒,又能内祛阴寒,同时止痛、镇咳功效较佳。本品虽有较好的散寒作用,但发汗作用力较弱,一般解表方剂中不作主药,临床用于风寒表症主要有两个方面:或者外助麻黄以发汗解表,内助附子以扶阳温肾,治疗阳虚体质的外感风寒,形寒怯冷等症;或者取其兼有止咳、镇咳作用,用于风寒表症兼有头痛、身痛或咳嗽等症。此外,在镇咳方面,可配合干姜以温肺化痰,配五味子以开阖并施,配麻黄宣畅肺气;在止痛方面,可配合白芷治牙痛,配川芎治头痛,配乌头治痹痛,都是常用的配伍应用方法,可供参考。

【医典举例】

小青龙汤(《伤寒论》):麻黄、桂枝、细辛、芍药、五味子、干姜、半夏、甘草。治痰饮咳嗽气喘。

麻黄附子细辛汤(《伤寒论》)麻黄、附子、细辛。治阳虚而兼外感,身发热,恶寒甚剧,虽厚衣重被其寒不减,神衰欲寐。

《本经》:"主咳逆上气,头痛脑动,百节拘挛,风湿痹痛,死肌。"《本草衍义》:"治头面风痛,不可缺此。"《本草别说》:"若单用末,不可过一钱,多则气闷塞不通则死。"

香薷

【释名】

本品为唇形科植物海州香薷的全草。

【性味】

辛,微温。入肺、胃经。

【功效】

发汗解表,祛暑化湿,利水消肿。

【适应症】

1. 用于夏季感冒风寒。

香薷发散风寒,有发汗解表作用,但多用于夏季贪凉,感冒风寒所引起的发热、恶寒、头痛、无汗等症,往往与藿香、佩兰等配合应用。

2. 用于呕吐、腹泻等症。

香薷有祛除暑湿的作用,故适用于暑季恣食生冷、湿阻脾胃所引起的呕吐、泄泻,可配合扁豆、黄连、厚朴等同用。

3. 用于水肿、小便不利等症。

香薷利小便、消水肿,可单独应用,也可配白术同用以健脾利水。

【方剂名称】

香薷、陈香薷、香茹(洗净,晒干,切碎用)

【用法用量】

一钱至三钱,煎服。

【注】

香薷既能发汗解表,又能祛暑化湿,故在暑天因乘凉饮所引起的怕冷、发热、无汗及呕吐腹泻等症,是一味常用的药品。本品虽能祛暑,但性温辛散,多适用于阴暑病症,前人说:"夏月之用香薷,犹冬月之用麻黄。"故在临床用于祛暑解表时必须具备怕冷及无汗的症候。如属暑湿兼有热象的,可配黄连同用。至于暑热引起的大汗、大热、烦渴等症,就不是本品的适应范围了。

【医典举例】

香薷饮(《和剂局方》):香薷、厚朴、白扁豆。治暑月感冒,腹痛下痢。

薷术丸(《深师方》):香薷、白术。治暴水、风水、周身皆肿。

《别录》:"主霍乱腹痛吐下,散水肿。"《本草纲目》:"暑月乘凉饮冷,致阳气为阴邪所遏,遂病头痛发热恶寒,烦燥口渴,或吐或泻,或霍乱者,宜用此药以发越阳气,散水和脾。"

辛夷

【释名】

本品为木兰科植物木兰的花蕾。

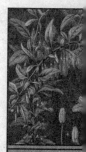

【性味】

辛,温。入肺、胃经。

【功效】

散风,通窍。

【适应症】

用于鼻渊鼻塞,流涕腥臭等症。

本品入肺经,上通于鼻,以散风寒,故临床上用于治疗鼻多浊涕、不闻香臭的鼻

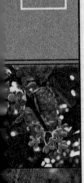

渊症,常与白芷、细辛、防风、苍耳子等配伍应用。

【方剂名称】

辛夷、辛夷花、木笔花、春花(晒干用)

【用法用量】

一钱至二钱,煎服。

【医典举例】

辛夷散(《济生方》):辛夷、白芷、升麻、藁本、防风、川芎、细辛、木通、甘草。治头痛头风、鼻渊鼻塞。

芫荽(附:芫荽子)

【释名】

本品为伞形科植物胡荽的全草。

【性味】

辛,温。入肺、胃经。

【功效】

发表透疹。

【适应症】

用于小儿麻疹初起,透发不快,发热无汗等症。

本品主要功效透发麻疹,临床上治疗麻疹初起,透发不畅,内服常与西河柳、浮萍、升麻、葛根等配合应用。外用本品煎汤熏洗,或乘热频擦,可助麻疹透发。

此外,本品略有芳香开胃的作用,可作菜肴中的调味品,但不宜多食。

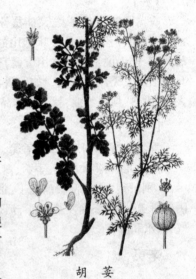

胡 荽

【方剂名称】

胡荽、芫荽(鲜用或洗净,晒干,切碎用)

【用法用量】

一钱至三钱,煎服。外用适量,煎汤乘热熏洗。

【附药】

芫荽子:又称"胡荽子",是胡荽的果实。性味、功能、用量与胡荽同。

【医典举例】

透疹外用方(《中医儿科学》):芫荽、西河柳。治疹出不快，或透发不出。

桑叶

【释名】

本品桑科植物桑树的叶。

【性味】

苦、甘、寒。入肺、肝经。

【功效】

疏散风热，清肝明目。

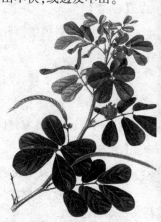

决明子

【适应症】

1. 用于外感风热、头痛、咳嗽等症。

桑叶善于散风热而泄肺热，对外感风热、头痛、咳嗽等，常与菊花、银花、薄荷、前胡、桔梗等配合应用。

2. 用于目赤肿痛等症。

桑叶不仅可用于风热引起的目赤羞明，且可清肝火，对肝火上炎的目赤肿痛，可与菊花、决明子、车前子等配合应用。至于肝阴不足，眼目昏花，桑叶还可配滋养肝肾的女贞子、枸杞子、黑芝麻等同用。

【方剂名称】

冬桑叶、霜桑叶(深秋采集者，认为作用较好，洗净、晒干、切碎用)、蒸桑叶(将桑叶蒸后用，主要用于明目)

【用法用量】

一钱至三钱，煎服。

【注】

1. 桑叶轻清发散，能散风热，但作用较弱。临床主要用于清泄肺肝，如风热袭肺、咳嗽多痰，或燥热伤肺、干咳无痰；以及风热上攻或肝火上炎、目赤肿痛等症，为常用的药品。配牛蒡子、前胡，则散风清肺；配石膏、麦冬，则清燥润肺；配菊花、决明子，则清肝明目。

2. 前人说它又能凉血止血、止盗汗，值得进一步研究。

【医典举例】

桑菊饮(《温病条辨》):桑叶、菊花、连翘、薄荷、甘草、杏仁、桔梗、苇根。治风温初起、身热不甚、头痛鼻塞、咳嗽、咯痰不畅等。

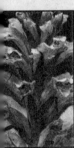

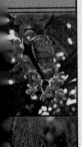

汤头歌诀

升麻

【释名】

本品为毛茛科植物西升麻或关升麻的根茎。

【性味】

甘、辛,微寒。入肺、脾、大肠、胃经。

【功效】

发表透疹,清热解毒,升举阳气。

【适应症】

1. 用于麻疹透发不畅。

本品发表力弱,一般表症较少应用,因其透发作用,故多用于麻疹透发不畅,常与葛根配合应用。

2. 用于热毒斑疹、牙龈浮烂恶臭、口舌生疮、咽喉肿痛、疮疡等症。

本品清热解毒以治胃火亢盛的牙龈浮烂、口舌生疮及咽喉肿痛,临床常与石膏、黄连等配伍;对热病高热、身发斑疹以及疮疡肿痛,升麻又可配银花、连窍、赤芍、当归等同用。

3. 用于气虚下陷,久泻脱肛、子宫下垂等症。

升麻的升举阳气作用与柴胡相似,故两药往往相须为用,并多配补气药党参、黄耆以升阳举陷。

【方剂名称】

升麻、绿升麻(生用,用于透疹、清热解毒)、炙升麻(用蜂蜜拌炒,用于升举阳气)

【用法用量】

一钱至三钱,煎服。

【注】

升麻一药,主要有升举透发及清热解毒等功效。它的升举透发的功用与柴胡、葛根相近而力较强,配柴胡则用于升提,配葛根则用于透疹。至于它的清热解毒的作用颇佳,这是它的特点,配黄连、石膏可用治胃火齿痛,配黄芩、连翘、牛蒡子、板蓝根等可用治头面丹毒。

【医典举例】

升麻葛根汤(《阎氏小儿方论》):升麻、葛根、芍药、炙甘草。治麻疹未发,或发而不透。

升陷汤(《衷中参西录》):生黄芪、知母、柴胡、桔梗、升麻。治胸中大气下陷、气

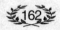

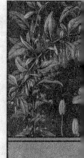

短不足以息。

宣毒发表汤(《痘疹仁端录》):升麻、葛根、前胡、杏仁、枳壳、荆芥、防风、薄荷叶、木通、连翘、牛蒡子、桔梗、淡竹叶、生甘草。治麻疹初期、欲出不出。

柴胡

【释名】

本品为伞形科植物北柴胡或狭叶柴胡等的根或全草。

【性味】

苦,平。入心包络、肝、三焦、胆经。

【功效】

解表,退热,疏肝解郁,升举阳气。

【适应症】

1. 用于感冒、发热等症。

柴胡能解表,治疗感冒常与葛根、羌活等同用。

2. 用于寒热往来、疟疾等症。

柴胡有较佳的退热作用,邪在少阳、寒热往来,常与黄芩、半夏等同用(如小柴胡汤);对疟疾症,柴胡又可与草果、青皮等配伍应用。

3. 用于肝气郁结、胁肋疼痛、月经不调等症。

柴胡既具良好的疏肝解郁作用,又为疏肝诸药之向导,是治肝气郁结之要药。对于胁疼痛无论内由肝郁、外因伤仆皆可应用;凡见肝气郁结所致的月经不调或痛经等,均可与当归、白芍、香附、郁金等药同用。

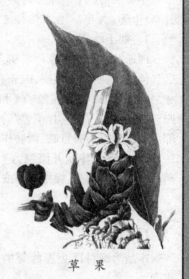

草果

4. 用于气虚下陷、久泻脱肛、子宫下垂等症。

柴胡药性升浮,配党参、黄耆等补气药物,对气虚下陷的久泻脱肛、子宫下垂等症,有升举阳气的作用。

【方剂名称】

春柴胡、软柴胡、南柴胡、细柴胡(生用,用茎叶者)、硬柴胡、北柴胡、秋柴胡(生用,用根者)、鳖血拌柴胡(用鳖血、陈酒拌匀,主要用于虚热病症)

【用法用量】

一钱至三钱,煎服。

【注】

1. 柴胡一药,具有轻清升散,又能疏泄的特点。既能透表退热、疏肝解郁,又可

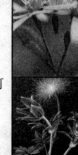

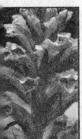

用于升举阳气。因此,它在临床上是一味既可用于实症,又可用于虚症的药物。由于配伍不同而可发挥它各种不同的功效,如:配葛根、羌活,则发汗解表;配黄芩、青蒿,则透表泄热;配常山、草果,则截疟退热;配香附、郁金,则疏肝解郁;配党参、黄耆、白术、升麻等,则升举阳气。但阴亏津少及肝阳上亢者不宜应用。

2. 柴胡与葛根,轻清升散的功用相近似,故在解表退热时常同用。但各有特长,柴胡能疏肝解郁,配益气药可升阳举陷,用于子宫脱垂、脱肛,然无生津解渴之功;葛根有生津止渴的作用,能生发清阳,用于水泻,然无疏肝解郁功能。

【医典举例】

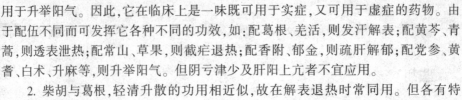

小柴胡汤(《伤寒论》):柴胡、黄芩、半夏、人参、甘草、生姜、大枣。治寒热往来,胸胁苦满、心烦喜呕、口苦咽干等症。

四逆散(《伤寒论》):柴胡、白芍、枳实、甘草,治肝气郁结,胸胁脘腹疼痛,或兼有泄泻。

消郁散(原名逍遥散)(《和剂局方》):柴胡、当归、白芍、白术、茯苓、甘草、薄荷、煨生姜。治肝气抑郁、血虚火旺、头痛目眩、两胁作痛、月经不调。

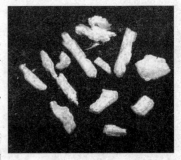

芒　硝

清胰汤(天津南开医院方):柴胡、黄芩、胡黄连、白芍、木香、延胡、生大黄、芒硝。治急性胰腺炎、腹中阵痛或串痛、拒按、口渴、便秘、尿赤等症。

蝉蜕

【释名】

本品为蝉科昆虫黑蚱等的幼虫羽化后所脱落的皮壳。

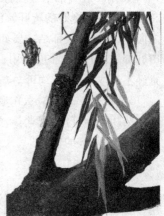

【性味】

甘、寒。入肺、肝经。

【功效】

散风热,利咽喉,退目翳,定惊痫。

【适应症】

1. 用于外感风热、发热恶寒、咳嗽,以及风疹、皮肤瘙痒等症。

蝉蜕

蝉蜕有疏散风热的作用,用于风热表症常配合薄荷等同用;对风疹瘙痒也有祛风止痒的功能。

2. 用于麻疹透发不畅。

蝉蜕透发而有清热作用,因其主要为疏风热,故用于麻疹初起透发不畅者居

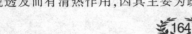

多,常与牛蒡子、薄荷同用;但如热盛疹出不畅,又可配紫草、连翘等应用。

3. 用于咽喉肿痛以及音哑等症。

蝉蜕所治咽喉肿痛一般以外感风热引起者为宜,因其有疏风热、利咽喉的作用,多与薄荷、牛蒡子、连翘、桔梗、甘草配合应用。至于治音哑,则以风邪郁肺、肺气失宣所引起者为宜,取其宣肺开音之功,常合桔梗、玉蝴蝶、胖大海等同用。

4. 用于目赤肿、翳膜遮睛。

本品对风热引起的目赤、翳障,及麻疹后目生翳膜,有明目退翳作用,可配菊花、谷精草、白蒺藜等应用。

5. 用于破伤风、小儿惊风、夜啼等症。

蝉蜕既能祛外风,又能息内风而定惊解痉,对破伤风出现四肢抽搐,可配全蝎等同用;对惊风、小儿夜啼出现惊痫不安,可配钩藤等同用。

【方剂名称】

蝉蜕、蝉衣、净蝉衣(均洗净、生用)

【用法用量】

一钱至二钱,煎服。治破伤风可用五钱至一两。

【医典举例】

蝉蜕散(《沉氏尊生》):蝉蜕、薄荷。治感冒风热、皮肤瘙痒等症。

蝉花散(《证治准绳》):蝉衣、羌活、菊花、谷精草、白蒺藜、防风、密蒙花、草决明、黄芩、蔓荆子、栀子、木贼、荆芥、川芎、甘草。治肝经风热上攻、目赤肿痛、翳膜遮睛。

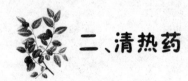

二、清热药

凡以清解里热为主要作用的药物,称为清热药。

清热药都是药性寒凉,主要用于热病高热、痢疾、痈肿疮毒以及目赤肿痛、咽喉肿痛等呈现各种里热证候、即是《内经》所说"热者寒之"的意义。

为了方便掌握本章各种清热药的特点,现根据各药的专长,再分为下列六小类:

(一)清热泻火药:能清气分热,对气分实热症,有泻火泄热的作用。

(二)清肝明目药:能清肝火而明目,常用于肝火亢盛、目赤肿痛等症。

(三)清热凉血药:专入血分,能清血分热,对血分实热有凉血清热作用。

(四)清热解毒药:有清热解毒作用,常用于治疗各种热毒的病症。

（五）清热燥湿药：药性寒凉，偏于苦燥，有清热化湿的作用，可用于湿热病症。

（六）清虚热药：能清虚热、退骨蒸，常用于午后潮热，低热不退等症。

清热药性属寒凉，多服久服能损伤阳气，故对于阳气不足，或脾胃虚弱者须慎用，如遇真寒假热的证候，当忌用。

寒水石

【释名】

本品为天然沉积矿物单斜晶系硫酸钙或三方晶系碳酸钙矿石。

【性味】

辛、咸，大寒。入胃、肾经。

【功效】

清热泻火。

【适应症】

用于温热病壮热、烦渴等症。

寒水石清热泻火的功效，与石膏相类似，故常与石膏配伍，用于壮热烦渴的症候。如治暑温邪在气分，大热烦渴、苔黄等症，可与石膏、滑石、杏仁、竹茹、银花、通草等同用。

此外，本品可外用于风热火眼及水火烫伤。

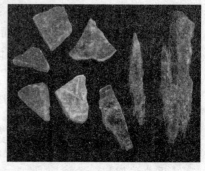

寒水石

【方剂名称】

寒水石（打碎用）

【用法用量】

三钱至一两，煎服，先煎。

【医典举例】

三石汤（《温病条辨》）：飞滑石、寒水石、生石膏、杏仁、竹茹、金银花、白通草、金汁。治暑温邪在气分，大热烦渴、苔黄等症。

芦根

【释名】

本品为禾本科植物芦苇的根茎。

【性味】

甘，寒。入肺、胃经。

【功效】

清肺胃热,生津止渴。

【适应症】

用于温热病高热口渴,胃热呕吐,以及肺热咳嗽、痰稠而黄等症。

温热之邪,袭于肺络,则为肺热咳嗽;犯于胃腑,则见津少口渴;如影响胃气通降,则上逆而呕恶。芦根能清肺胃热,且有生津作用,故适用于肺胃郁热的症候。在临床应用方面,本品常配合麦冬、天花粉以清热生津;配竹茹、枇杷叶以清热止呕;配瓜蒌皮、知母、浙贝以清肺止咳;配冬瓜子、生苡仁、桃仁以清肺排脓。

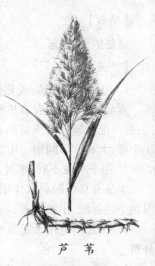

芦 苇

【方剂名称】

鲜芦根、活芦根(用新鲜者,用时去节)、干芦根(晒干用,作用较逊)

【用法用量】

新鲜者用一两或一尺,干者用五钱至一两,煎服。

【注】

1. 芦根一药,临床上主要用于下列二个方面,既能清肺热而祛痰排脓,又能清胃热而生津止呕。它虽属性寒,但味甘淡而力薄,用清肺胃,只能作为辅助的药品。不过,它有一优点,即性不滋腻,生津而不恋邪,凡温病热恋卫、气,或热病后如有伤津口渴的证候,都可应用。

2. 苇茎汤原用芦苇的地上茎,不是芦苇的根茎,但因一般药店不备,故以芦根代替,临床使用已久,这说明苇茎和芦根的作用相同。故在农村合作医疗站中可以采集新鲜的芦根和苇茎同用,不但可节约挖掘芦根的人力,且可扩大药源。

【医典举例】

苇茎汤(《千金方》):苇茎、薏苡仁、桃仁、瓜瓣。治肺痈发热咳嗽,痰多带血且有腥臭味。

芦根散(《圣惠方》):芦根、麦冬、瓜蒌根、甘草、竹茹。治时气口干。

鸭跖草

【释名】

本品为鸭跖草科植物鸭跖草的全草。

【性味】

甘、寒。

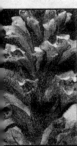

【功效】

清热解毒,利尿。

【适应症】

1. 用于外感发热,或热性病发热不退,或咽喉肿痛,以及痈肿疮疡等症。

本品性味甘寒,有清热解毒的功效,凡外感发热,或热性病发热不退,可单味应用;也可配合解表药或清热药同用。对于咽喉红肿疼痛,可配伍蒲公英、乌蔹梅或土牛膝、大青叶等同用。用治痈肿疮疡,可配地丁草、蒲公英、野菊花等药同用。

2. 用于小便不利、水肿,或湿入下注膀胱、小便淋沥涩痛等症。

本品有良好的利尿作用,凡风水浮肿、小便不利,可配伍浮萍、芫荽等药同用;湿热下注膀胱、小便涩痛,可配伍凤尾草、萹蓄、蒲公英等同用。

此外,还可应用于蛇毒咬伤,一方面煎汤内服,一方面用鲜草适量,洗净,捣烂外敷。

【方剂名称】

鸭跖草(洗净,晒干,切碎用)

【用法用量】

五钱至二两,煎服。外用适量。

【注】

1. 鸭跖草一药,长于清热,又能利尿。经临床实践体会,煎服本品后,能使高热渐退,尿量增加,但停药后又见体温升高现象。故如单用本品,似嫌解毒作用不强,在临床使用时宜与其他清热解毒药配伍。

2. 鸭跖草与淡竹叶都能清热利尿,功效相似,但鸭跖草的作用较强。

青葙子

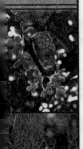

【释名】

本品为苋科植物青葙的成熟种子。

【性味】

苦,微寒。入肝经。

【功效】

清肝火,退目翳。

【适应症】

用于肝热所引起的目赤肿痛、目生翳膜、视物昏暗等症。

本品为厥阴肝经之药,多用于目疾,对肝热所致的目赤肿痛等症,常与决明子、密蒙花、菊花等配合应用。

此外,本品近年来在临床上又用于高血压病而见肝火亢盛、头胀头晕等症,常与夏枯草、菊花等同用。

【方剂名称】

青葙子(晒干用)

【用法用量】

二钱至五钱,煎服。

【注】

1. 青葙子一药,在上海地区别名"草决明"。在广东等地区将决明子称为"草决明"。为了避免混淆,建议处方使用原植物名称,勿用"草决明"别名。

2. 青葙子常于清肝降火,又有扩散瞳孔的作用,故对肝肾不足所致的目疾及瞳孔散大者,不宜应用。

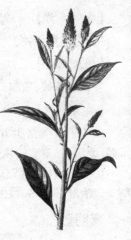

青 葙

【医典举例】

青葙子散(《证治准绳》):青箱子、红蓝实、枳壳、大黄、菊花、甘草、决明子、甘草、细辛、茺蔚子、麻黄、车前子、鲤鱼胆、鸭胆、羚羊角。治热毒翳障。

决明子

【释名】

本品为豆科植物决明的成熟种子。

【性味】

甘、苦、咸,微寒。入肝、胆经。

【功效】

清肝明目。

【适应症】

用于目赤肿痛、羞明多泪、青盲内障等症。

目赤肿痛,羞明多泪等症,系肝火上扰,或风热上壅头目所致。决明子既能清泄肝胆郁火,又能疏散风热,为治目赤肿痛要药。风热者,常与蝉衣、菊花等同用;肝火者,常配龙胆草、黄芩、夏枯草等同用。青盲内障,多由肝肾不足所引起。决明子清肝而明目,常与补养肝肾药如沙苑蒺藜、女贞子、枸杞子、生地等同用,以治青盲内障。

此外,决明子还有润肠通便作用,能治疗大便燥结。近年来临床上又用于高血压病而呈现肝阳上扰、头晕目眩等症候者,常与钩藤、生牡蛎等同用。

汤头歌诀

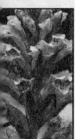

汤头歌诀

【方剂名称】

决明子(晒干用)

【用法用量】

三钱至五钱,煎服。

【医典举例】

决明子散(《济生方》):决明子、石决明、菊花、蔓荆子、黄芩、石膏、芍药、川芎、木贼、羌活、甘草。治风热头痛,或目赤肿痛。

决明子汤(《圣济总录》):决明子、柴胡、黄芩、防风、苦竹叶、升麻、甘草、菊花、细辛。治肝脏实热、目生赤肉、涩痛。

夜明砂

【释名】

本品为蝙蝠科动物蝙蝠等的粪便。

【性味】

辛,寒。入肝经。

【功效】

清肝明目,散瘀消积。

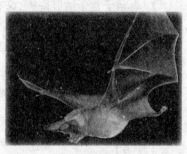

蝙蝠

【适应症】

用于肝热目赤、白睛溢血、雀目、内外障翳及小儿疳积等症。

肝开窍于目。夜明砂为肝经血分药,具有清肝热、散瘀血的功效,在临床上主要用于目疾,尤以治肝热目赤、白睛溢血(即眼球膜下出血)的效果较好,能使瘀血消散;眼目清明。可用本品单味炒微焦,研细,每天一钱,分二次用开水调服;也可配合桑白皮、黄芩、赤芍、丹皮、鲜生地、白茅根等药煎汁服用。

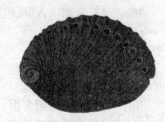

据文献记载,前人用本品治雀目及内外障翳,常将本品研末,纳入猪肝内,煮食饮汁。

此外,本品还可用于疳积及跌扑损伤、瘀血作痛等症,亦取它散血、消积的功效。

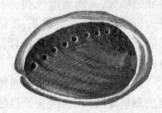

【方剂名称】

夜明砂(焙干用)

石决明

【用法用量】

一钱至三钱,布包煎服;或炒研细末,每此用开水调服四分或五分。

【医典举例】

决明夜灵散(《证治准绳》):石决明、夜明砂、猪肝,用米泔水煎。治雀目夜昏。

千里光

【释名】

本品为菊科多年生草本植物千里光的幼嫩茎叶。

【性味】

苦,平。有小毒。

【功效】

清热解毒,清肝明目。

【适应症】

1. 用于疮疖肿毒,皮肤湿疹及痢疾腹痛等病症。

本品功能清热解毒,对于疮疖肿痛,可配伍野菊花、蒲公英等药同用;治皮肤湿疹瘙痒,可用鲜草洗净,捣烂取汁外涂;用治细菌性痢疾,可与金银花或小青草配合同用。

2. 用于风火赤眼等症。

本品又有清肝明目的作用,故适用于风火赤眼等症,可单用本品一两,煎服;也可配何桑叶、菊花等同用。

【方剂名称】

千里光(洗臼,晒干,切碎用)

【用法用量】

五钱至一两,煎服。

牡丹皮

【释名】

本品为毛茛科植物牡丹的根皮。

【性味】

辛、苦,微寒。入心、肝、肾经。

【功效】

清热凉血,活血散瘀。

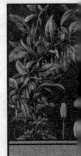

汤头歌诀

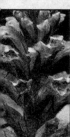
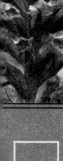

汤头歌诀

【适应症】

1. 用于温热病、热入营血、高热、舌绛、身发斑疹,血热妄行、吐血、衄血、尿血,以及阴虚发热等症。

牡丹皮清营血之实热,同时还能治阴虚发热。清血分实热,常与鲜生地、赤芍等同用;疗虚热,常与大生地、知母、青蒿、鳖甲等药相配伍;治血热妄行,常与鲜茅根、侧柏叶、山栀等同用。

2. 用于经闭、跌扑损伤,疮痈肿毒、肠痈等症。

经闭、损伤,皆有气血瘀滞,由于络道瘀阻,常发生疼痛。丹皮能活血散瘀,使瘀滞散而气血流畅,疼痛得解,常和当归、赤芍、桃仁、红花等同用。

3. 对于疮痈肿毒、肠痈等症,本品也是常用的药物。疗疮痈可配合清热解毒药如银花、连翘、地丁草之类;治肠痈初起未能脓者可和大黄、芒硝、桃仁、冬瓜子等同用;已成脓者合红藤、连翘、败酱草之类应用。

【方剂名称】

粉丹皮、丹皮(生用,用于清实热、泻虚火,活血败瘀)、炒丹皮、丹皮炭(炒至黑色用,用于凉血止血)

【用法用量】

一钱至三钱,煎服。

【注】

丹皮善清血,而又活血,因而有凉血散瘀的功效,使血流畅而不留瘀,血热清而不妄行。故对血热炽盛、肝肾火旺及瘀血阻滞等症,都恃为要药。

本品配鲜生地,能清热凉血;配大生地,则滋肾泻火;配山栀,则清肝泄热;配赤芍、桃仁,则活血散瘀;配侧柏叶、鲜茅根,则凉血止血。

【医典举例】

牡丹散(《证治准绳》):牡丹皮、芍药、当归、红花、干漆、苏木、没药、莪朮、鬼箭羽、延胡、乌药、陈皮、甘草、桂枝。治虚损精闭、潮热体疲、午后发烧。

牡丹皮散(《证治准绳》):丹皮、赤芍、生地、当归、桃仁、川芎、乳香、没药、骨碎补、续断。治跌扑损伤、滞血疼痛。

赤芍药

【释名】

本品为毛茛科植物芍药、草芍药及川赤芍的根。

【性味】

苦,微寒。入肝经。

【功效】

清热凉血,活血散瘀。

【适应症】

1. 用于温热病,热入营血、发热、舌绛、身发斑疹,以及血热妄行、吐血、衄血等症。

赤芍功能凉血散瘀,配鲜生地、牡丹皮等,可清热凉血,用于热入营血及血热妄行等症。

2. 用于经闭,跌扑损伤,疮痈肿毒等气血瘀滞之症。

赤芍活血散瘀之功颇佳,配川芎、当归、桃仁、红花等,可用于经闭及跌扑损伤;配当归、金银花、甘草等,可用于疮痈肿毒。

【方剂名称】

赤芍、京赤芍(洗净,晒干,切片用)、炒赤芍(炒用,清热凉血之性稍减)

【用法用量】

一钱至三钱,煎服。

【注】

赤芍能清血分实热,散瘀血留滞。本品功能与丹皮相近,故常与丹皮相须为用。但丹皮清热凉血的作用较佳,既能清血分实热,又能治阴虚发热;而赤芍只能用于血分实热,以活血散瘀见长。

【医典举例】

赤芍药散(《证治准绳》):赤芍、牡丹皮、白茯苓、白芷、柴胡。治妇女气血不和,经闭发热。

赤芍药丸(《圣惠方》):赤芍药、大黄、鳖甲、桂心、赤茯苓、柴胡。治腹痛、便泻不畅。

茅根(附:茅针花)

【释名】

本品为禾本科植物白茅的根茎。

【性味】

甘,寒。入肺、胃经。

【功效】

清热生津,凉血止血。

【适应症】

1. 用于热病烦渴,胃热呕哕,肺热咳嗽。

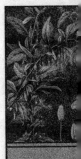

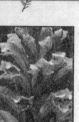

茅根能清肺胃之热,故适用于上述诸症,常作辅助药应用。在麻疹出疹期与恢复期,均可用茅根煎汤作饮料,取它清热生津的功效。

2. 用于血热妄行、吐衄、尿血等症。

本品有凉血止血作用,治血热妄行之症,可以单用,也可配小蓟、藕节等同用。

此外,本品尚有利尿作用,可用于水肿,热淋,黄疸等症。

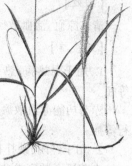

白　茅

【方剂名称】

鲜茅根、白茅根(鲜用,作用较佳)、干茅根(晒干用,作用较弱)

【用法用量】

鲜者用一两至二两,干者用五钱至一两,煎服。

【附药】

茅针花:又叫白茅花,即白茅的花穗。有止血功效,适用于咯血、鼻血。一般用量为一钱五分至三钱,煎服。

【注】

1. 白茅根味甘性寒,善清肺、胃之热,因它有利水作用,故能导热下行。它的特点是:味甘而不泥膈,性寒而不碍胃,利水而不伤阴,尤以热症而有阴津不足现象者,最为适用。

2. 本品清肺胃的功效与芦根相似,但芦根清热血火,善清气分热;茅根凉血止血,偏于血分。

【医典举例】

茅葛汤(《沉氏尊生》):茅根、葛根。治热呃。

茅根汤(《沉氏尊生》):茅根、姜炭、蜜。治溺血。

紫花地丁(附药:犁头草)

【释名】

本品为堇菜科植物紫花地丁的全草。

【性味】

苦、辛,寒。入心、肝经。

【功效】

清热解毒。

【适应症】

用于疗疮热毒、痈肿发背等症。

紫花地丁多用于热毒壅盛之时,内服多配合银花、连翘、野菊花等同用;外用可取新鲜地丁草捣烂外敷疮痈局部。

【方剂名称】

紫花地丁、地丁草(洗净,晒干,切碎用)

【用法用量】

三钱至五钱,大剂量可用至一两;新鲜的可用一两至二两,煎服。外敷适量。

【附药】

犁头草:堇菜科堇菜属多年生草本植物犁头草的全草。性味淡凉。功用与地丁草同,现习惯上常与地丁草混用。治毒蛇咬伤;鲜犁头草(如无,可用鲜紫花地丁)、鲜连钱草、鲜野菊叶各一大把,用冷开水洗净,捣烂绞取汁约150~200毫升,一次内服;余渣加少量冷开水,使它湿润,敷在伤处。如症重、体弱,可隔八小时再照上述剂量内服一次。服药后不可喝热水、吃热食。

【注】

1. 紫花地丁功用清热凉血解毒,对血热壅滞、红肿焮痛的疮痈、丹毒等症,是一味常用的药品。本品除用于疮痈热毒之外,又可用治毒蛇咬伤。

2. 紫花地丁与犁头草形态相似,功效相同,故习惯上两者常混用。

3. 地丁有紫、黄两种;紫花地丁简称地丁草,黄花地丁即蒲公英。两种地丁草均能清热解毒而疗疮肿,故在治疗疮痈肿毒时,两药经常同用。但紫花地丁清解疮毒之力较强,宜治疗肿,且解蛇毒;蒲公英消肿散结之力较大,宜治乳痈,且应用范围亦较为广泛。

【医典举例】

紫花地丁散(《证治准绳》):紫花地丁、当归、大黄、赤芍药、金银花、黄耆、甘草。治诸疮肿痛。

山慈菇

【释名】

本品为兰科植物杜鹃兰的假球茎。(山慈菇的来源较复杂,有兰科的杜鹃兰、独蒜兰,百合科的老鸦瓣,防己科的金果榄、青牛胆等。上海习用杜鹃蓝。)

【性味】

甘、微辛,寒。入肝、胃经。

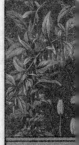

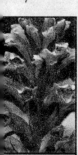

【功效】

清热解毒,消痈散结。

【适应症】

1. 用于实热性的疮疖肿毒,瘰疬结核等症。

本品味辛气寒,善能泄热散结,对痈肿疔毒、瘰疬结核,内服、外敷,均可应用。

2. 用于食道癌及淋巴肿瘤等。

山慈菇用于食道癌,常与急性子、制半夏、地鳖虫、石见穿等配合应用;用于淋巴肿瘤,常与昆布、海藻、夏枯草、象贝等配合应用。

【方剂名称】

山慈菇、山茨菇(洗净,晒干,切片用)

【用法用量】

一钱至三钱,煎服。外用适量。

【医典举例】

玉枢丹(《百一选方》):山慈菇、麝香、千金子霜、雄黄、红芽大戟、朱砂、五倍子。治感受外邪,食物中毒等引起的恶心、呕吐、腹痛、腹泻。

漏芦

【释名】

本品为菊科植物漏芦的根。

【性味】

苦,寒。入胃经。

【功效】

清热解毒,消痈肿,下乳汁。

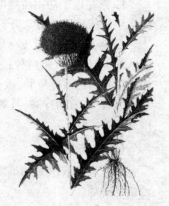

漏芦

【适应症】

1. 用治疮痈初起,以及乳汁不下、乳房肿痛等症。

本品苦寒,有清热解毒消痈的功效,对于疮痈初起红肿热痛,常与连翘、大黄等配合应用;对于乳房红肿疼痛欲成痈肿者,常与瓜蒌、蒲公英、贝母等配合应用。本品且能通乳汁,与通草、王不留行等配伍,又可用于乳汁不下。

2. 用于各种肿瘤。

漏芦在临床上又可用于各种肿瘤。如用于肝肿瘤,常与半枝莲、半边莲、石见穿等配合应用。

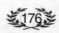

【方剂名称】

漏芦(洗净,晒干,切片用)

【用法用量】

一钱至四钱,煎服。

【医典举例】

漏芦汤《卫生宝鉴》:漏芦、升麻、大黄、黄芩、蓝叶、玄参。治脏腑积热发毒,头面红肿,咽喉阻塞,水药不下,一切危急疫疠。

四季青

【释名】

本品为冬青科植物冬青的叶。

【性味】

苦、涩,寒。

【功效】

清热解毒,凉血止血。

【适应症】

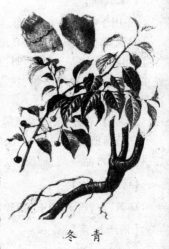

冬 青

1. 用于感冒发热,肺热咳嗽,咽喉肿痛,小便淋沥涩痛及痢疾、腹泻等病症。

本品有良好的清热解毒作用,用治上述诸种病症,可单用本品一两,煎服;也可配合蒲公英、乌蔹莓、鸭拓草等同用。

2. 用于热疖痈肿初起,下肢溃烂,汤火伤及外伤出血等症。四季青既能清热解毒,且可凉血止血。用治热疖痈肿初起,可用鲜叶适量,洗净,加食盐少许,同捣烂,外敷患处。治下肢溃烂及汤火伤,可用干叶研成细粉,用麻油调涂患处。外治创伤出血,可用鲜叶洗净,捣烂外敷伤口;也可用干叶研细,撒敷在伤口上,外加包扎。

【方剂名称】

四季青、野冬青(洗净,晒干用)

【用法用量】

五钱至一两,大剂量可用二两,煎服。外用适量。

【医典举例】

感冒宁(《上海中成药》):四季青、大青叶、防风、紫苏、荆芥。治感冒发热头痛,鼻塞流涕。

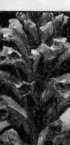

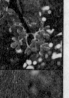

乌蔹莓

【释名】

本品为葡萄科植物乌蔹莓的全草。

【性味】

苦、酸，寒。

【功效】

清热凉血解毒，利尿。

【适应症】

1. 用于咽喉肿痛，乳痈，热疖疮痈，皮肤创伤，蛇虫咬伤等症。

乌蔹莓有清热解毒的功效，治咽喉肿痛、乳痈、热疖疮肿及皮肤创伤发炎红肿等症，可单用本品一两，煎服；也可配合蒲公英、鸭拓草等同用。对热疖疮痈初起及蛇虫咬伤，可用鲜草适量，洗净，捣烂外敷；也可用本品焙干研细，用麻油或凡士林适量，调匀，外敷患处。

2. 用于尿血、尿道涩痛等症。

乌蔹莓既能清热凉血，又能利小便，故可用治小便不畅、尿中带血、尿道涩痛等症，可单用本品一两，煎服；也可配合车前草、马兰根或连钱草、萹蓄草等同用。

【方剂名称】

乌蔹莓(洗净，晒干，切碎用)

【用法用量】

五钱至一两，鲜者加倍，煎服。外用适量。

芙蓉花(附:芙蓉叶)

【释名】

本品为锦葵科木芙蓉的花。

【性味】

微辛，平。

【功效】

凉血解毒，消肿排脓。

【适应症】

1. 用于疔疮肿毒，乳痈及肺痈等症。

本品有清热解毒作用，对于一切疮痈肿毒、乳痈等症，初起外用，能消肿止痛；已成者内服，有排脓之功。也可治肺痈，单用鲜花一至二两(干花减半)，水煎，加冰糖五钱冲服,也可配合鱼腥草同用。

2. 用于血热崩漏。

芙蓉花还能凉血清热,可配莲蓬壳,用治血热崩漏。此外,亦可用治水火烫伤,研末,用蜂蜜或麻油调服。

【方剂名称】

芙蓉花(晒干用)

【用法用量】

三钱至五钱,煎服。

【附药】

芙蓉叶:本品即木芙蓉的叶。性味苦微辛平。功能清热解毒,排脓消肿。外治疔疮、肿毒。鲜叶可捣烂外敷干叶研末,称"玉露散",用蜜水调涂于肿处。

白蔹

【释名】

本品为葡萄科植物白蔹的根。

【性味】

苦,微寒。入心、胃经。

【功效】

清热解毒,消痈肿。

【适应症】

用于疮疡痈肿。

本品有清热解毒、消痈肿的功效,对于疮疡痈肿、红肿热痛之症,既可内服,亦可外敷。如发背初起或疮疡痈肿,以本品配赤小豆,共研细末,用鲜鸡蛋白调和外涂。此外,水火烫伤,亦可用白蔹末外敷。

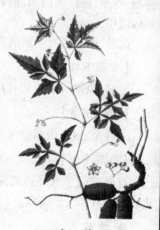

白 蔹

【方剂名称】

白蔹根、白蔹(洗净,晒干,切碎用)

【用法用量】

一钱至三钱,煎服。外用适量。

【医典举例】

内托白蔹散(《沈氏尊生》):白蔹、赤芍、当归、连翘、黄芩、白芷、瓜蒌仁、川芎、天花粉、乳香、防风、桔梗、柴胡、白蒺藜、生甘草。治痈疽溃疡不收。

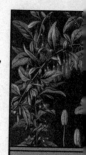
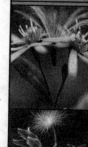

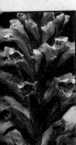

白蔹散（《证治准绳》）：白蔹、黄柏。治冻耳成疮，或痒或痛。

红藤

【释名】

本品为大血藤科植物大血藤的茎。

【性味】

苦，平。入胃、大肠经。

【功效】

清热解毒。

【适应症】

用于肠痈腹痛及乳痈肿痛等症。

红藤善于清热解毒散结，为治肠痈的要药，常与大黄、厚朴、蒲公英或金银花、连翘、丹皮、苡仁等同用；治乳痈肿痛，可与蒲公英、天花粉、贝母、银花、连翘、夏枯草等同用。

此外，本品尚有祛风活血的作用，可用于筋骨酸痛，跌扑伤痛等症。

【方剂名称】

红藤（洗净，晒干，切片用）

【用法用量】

三钱至五钱，大剂量可用一两至二两，煎服。

【医典举例】

红藤煎（《临床经验汇编》）：红藤、紫花地丁、乳香、没药、连翘、大黄、延胡索、丹皮、银花、甘草。治肠痈。

败酱草

【释名】

本品为败酱草科植物白花败酱的全草。其同属植物黄花败酱、狭叶败酱及岩败酱，也可作同类品入药。

【性味】

辛、苦，微寒。入胃、大肠、肝经。

【功效】

清热解毒，消痈排脓，活血行瘀。

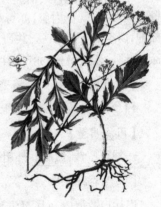

败 酱

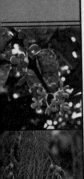

【适应症】

1. 用于肠痈、肺痈及疮痈肿毒。

本品辛能散结,寒可泄热。临床上常与红藤、苡仁、桃仁、丹皮、大黄等配伍,用治肠痈(急性阑尾炎);与鱼腥草、桔梗、苡仁、冬瓜子、芦根等配伍,用治肺痈(肺脓疡);与银花、连翘等配伍,用治疮痈肿毒,同时用本品鲜草捣烂外敷。

2. 用于实热瘀滞所致的胸腹疼痛,产后瘀滞腹痛等症。

败酱草又有活血行瘀的功效,配红花、山楂等药,治产后瘀血,腹中刺痛等症。

近年来本品在临床上又常配蒲公英、金银花,用治急性结膜炎、结膜充血肿痛;配茵陈、栀子等治急性黄疸性肝炎。

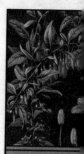

【方剂名称】

败酱草(洗净,晒干,切碎用)

【用法用量】

一钱至三钱,煎服。

【注】

本品药材来源较复杂,属于败酱科的败酱草,仅在民间应用,不见市售。

据《中药志》说,"今市售败酱草主要有两种:北方习惯使用菊科植物苣荬菜的带根全草;南方习惯使用十字花科植物菥蓂的带草全果。"又说:"北方多数地区作败酱草用的苣荬菜,在《植物名实图考》中即称作苣荬菜,并非作为败酱草的别名,但未述及其效用;南方多数地区作败酱草用的菥蓂,亦为另一种药物,《神农本草经》列为上品,主治明目、目痛、泪出等病;败酱草主治暴热火疮、赤气、疥、瘙、疽、痔等病,二者效用不同。"这说明现在市上出售的败酱草恐非古代所用的败酱草,原植物即为菥蓂,一般用量为三钱至一两,煎服。菥蓂一药在临床上应用时常与清热解毒药与活血祛瘀药配伍同用,不作单味药使用,故菥蓂是否具消痈排脓的功效,有待进一步研究。

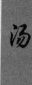

【医典举例】

薏苡附子败酱散(《金匮要略》):薏苡仁、附子、败酱草。治肠痈有脓。

橄榄(附:金果榄)

【释名】

本品为橄榄科植物橄榄树的果实。

【性味】

甘、酸,平。入肺、胃经。

【功效】

清热解毒,利咽喉,化痰。

汤头歌诀

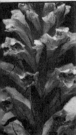

【适应症】

用于肺胃热壅所致的咽喉肿痛、痰涎壅盛及癫痫等症。

本品有清肺利咽、化痰的功效,故可用于上述诸种病症。据文献记载,本品尚可用于鱼骨鲠喉。

【方剂名称】

橄榄、青果(用新鲜者)

【用法用量】

三钱至五钱,多者可用治二两,洗净,生食嚼烂咽汁,或煎服。

【附药】

金果榄:为防己科植物金果榄的块根。形似橄榄,故名。性味苦寒。功能解毒、利咽。适用于咽喉肿痛,肺热咳嗽,疮痈肿毒。一般用量为一钱至三钱,煎服。

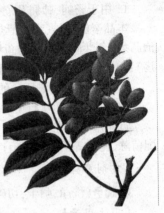

青 果

【医典举例】

清音丸(《上海中成药》):橄榄干、寒水石、桔梗、大青叶、甘草、飞月石、薄荷脑、冰片。治咽喉肿痛,瘖哑声嘶,口干舌燥,咽不下利。

一枝黄花

【释名】

本品为菊科植物一枝黄花的全草。

【性味】

辛、苦,凉。

【功效】

清热解毒,消肿除痛。

【适应症】

1. 用于感冒发热,咽喉肿痛等症。

本品苦凉泄热而辛散,可用于感冒发热;又善于清热解毒,对咽喉肿痛等症,也可应用。

2. 用于毒蛇咬伤,疮疡肿毒等症。

本品既能清热解毒,又可消肿除痛,对于毒蛇咬伤,疮痈肿毒等症,皆可应用,一面煎汤内服;一面用鲜草洗净,捣烂外敷。

此外,对于鹅掌风、灰指甲、脚癣等病症,可煎汤浸洗患部。

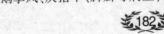

【方剂名称】

一枝黄花(洗净,晒干,切碎用)

【用法用量】

五钱至一两,煎服。外用适量。

七叶一枝花

【释名】

本品为百合科植物七叶一枝花的根茎。

【性味】

苦,微寒。有小毒。入肝经。

【功效】

清热解毒,消肿,解痉。

【适应症】

1. 用于热毒疮疡、恶疮、咽喉肿痛、蛇虫咬伤等症。

本品有较强的清热解毒作用,与金银花、连翘等配伍应用,治热毒疮疡;与鬼针草等同用,治毒蛇咬伤。

2. 用于癌肿。

七叶一枝花用于癌肿,常与石见穿、半枝莲、夏枯草等药配伍应用。此外,本品尚可用于小儿高热惊风抽搐。

【方剂名称】

七叶一枝花(洗净,晒干,切碎用)

【用法用量】

三钱至五钱,煎服。

【注】

1. 七叶一枝花原名为蚤休,又名重楼,俗称草河车。但上海地区中药店所售的蚤休(草河车),原植物为蓼科的拳参,故为了避免品种混淆起见,只称本品为七叶一枝花。

2. 本品清热解毒的功效颇好,用于小儿高热惊风抽搐,系取它苦寒降泄的作用,以达清热定惊的目的。

白花蛇舌草

【释名】

本品为茜草科植物白花蛇舌草的全草。

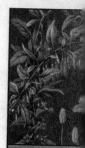

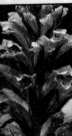

【性味】

甘、淡,凉。入胃、大肠、小肠经。

【功效】

清热解毒,消痈。

【适应症】

1. 用于肠痈(阑尾炎),疮疖肿毒等症。

本品与红藤、败酱草等同用,可用治肠痈;与银花、连翘等同用,可治疗疮疖肿毒等症。

2. 用于湿热黄疸,小便不利等症。

本品与山栀、黄柏、茵陈等同用,治湿热黄疸;与白茅根、车前子、茯苓等同用,可治小便不利等症。

近年来,本品又用治各种癌症,疗效待进一步观察。此外,还可用于肺热咳嗽、咽喉肿痛及毒蛇咬伤等症。

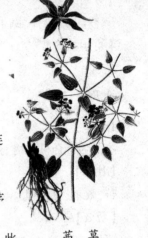

茜 草

【方剂名称】

白花蛇舌草(洗净,晒干,切碎用)

【用法用量】

五钱至二两,煎服。

三、清热燥湿药

清热燥湿药的性味多苦寒,苦能燥湿,寒能清热,用于湿热内蕴或湿邪化热的症候,如心烦口苦、小便短赤、泄泻、痢疾、黄疸、关节肿痛、耳肿疼痛流脓等病症。

本节中黄连、黄芩、黄柏、龙胆草等,亦为常用的泻火解毒药,宜互相参证。

清热燥湿药一般不适用于津液亏耗或脾胃虚弱等症,如须使用,亦应分别配伍养阴或益胃药同用。

黄连

【释名】

本品为毛莨科植物黄连或同属植物的根茎。

【性味】

苦,寒。入心、肝、胆、胃、大肠经。

【功效】

清热燥湿,泻火解毒。

【适应症】

1. 用于湿热内蕴、胸中烦热痞满、舌苔黄腻,黄疸,以及肠胃湿热留恋、呕吐、泻痢、痔疮等症。

黄连清热燥湿的作用很强,配黄芩、大黄等,能治湿热内蕴之症。对湿热留恋肠胃,常配合半夏、竹茹以止呕,配木香、黄芩、葛根等以治泻痢。

2. 用于热病高热、口渴烦躁、甚至神昏谵语、心火亢盛、失眠、心烦、血热妄行、吐血衄血,以及热毒疮疡等症。

黄连为泻火解毒要药,对热病高热、心火亢盛,有良好疗效,常配合山栀、连翘等同用;对于血热妄行,可配伍黄芩、大黄等同用;对热毒疮疡,可配伍赤芍、丹皮等药同用。

此外,黄连还可用于胃火炽盛的中消证,可配合天花粉、知母、生地等同用。外用以黄连汁点眼,可治火盛目赤;涂口,可治口舌生疮。

【方剂名称】

川连、川雅莲、细川连、小川连(生用,清热泻火)、炒川连(炒用,减低寒性)、姜川连(姜汁拌炒,用于止呕)、酒炒川连(酒拌炒,上行,清上焦火)

【用法用量】

五分至一钱五分,煎服。研粉吞服,每次三至五分,每日服二至三次。

【注】

1. 黄连性寒,味甚苦,功能泻心火、解热毒,为治痢止呕的要药。

2. 本品配以黄芩、山栀等,则泻火而解热毒;配以大黄、黄芩,则泻火而止吐衄,且可治目赤口疮;配木香,则清热止痢而除腹痛;配竹茹,则清胃热而止呕吐;配吴茱萸,则和肝胃而治胃痛泛酸;配天花粉、知母、生地,则清胃火而治消渴;配朱砂,则泻心火而安神。

【医典举例】

黄连解毒汤(《外台秘要》):黄连、黄芩、黄柏、山栀。治疮毒。

香连丸(《和剂局方》):黄连、木香。治下痢腹痛,里急后重。

左金丸(《丹溪心法》):黄连、吴茱萸。治吞吐酸水。

黄芩

【释名】

本品为唇形科植物黄芩的根。

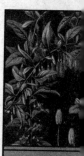

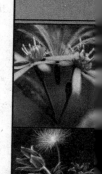

汤头歌诀

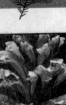
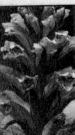

汤
头
歌
诀

【性味】

苦,寒。入心、肺、胆、大肠、小肠经。

【功效】

清热燥湿,泻火解毒,安胎。

【适应症】

1. 用于湿温发热、胸闷、口渴不欲饮,以及湿热泻痢、黄疸等症。

黄芩清热燥湿作用颇强,对湿温发热,可与滑石、白蔻仁、茯苓等配合应用;对湿热泻痢、腹痛,又常与白芍、葛根、甘草同用;对于湿热蕴结所致的黄疸,可与绵茵陈、栀子、淡竹叶等同用。

2. 用于热病高热烦渴,或肺热咳嗽,或热盛迫血外溢的吐血、衄血、便血、崩漏,以及热毒疮疡等症。

黄芩能清实热,泻肺火。治热病高热,常与黄连、山栀等配伍;治肺热咳嗽,可与知母、桑白皮等同用;治血热妄行,可与生地、丹皮、侧柏叶等同用;对热毒疮疡,可与银花、连翘等药同用。

此外,本品又有清热安胎作用,可用于胎动不安,常与白术、竹茹等配合应用。

【方剂名称】

黄芩、淡黄芩、淡芩、子芩(生用,清热泻火)、炒黄芩(炒用,减弱寒性,用于安胎)、酒炒黄芩、酒芩(酒炒用,清上焦湿热)、黄芩炭(炒治黑色,用于止血)

【用法用量】

一钱至三钱,煎服。

【注】

黄芩能泻上焦肺火,清肠中湿热,为临床常用药物。本品配以柴胡,则清透解热;配桑白皮,则泻肺火;配黄连,则清热泻火而燥湿;配白芍,则清热止痢而除痛;配白术,则清热补脾而安胎。

【医典举例】

黄芩滑石汤(《温病条辨》):黄芩、滑石、蔻仁、通草、猪苓、茯苓、大腹皮。治湿温身热。

黄芩泻肺汤(《张氏医通》):黄芩、大黄、连翘、山栀、苦杏仁、枳壳、桔梗、薄荷、生甘草。治肺热喘嗽,里实便秘。

黄芩汤(《伤寒论》):黄芩、芍药、甘草、大枣。治太阳、少阳合病下利。

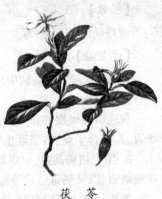

茯 苓

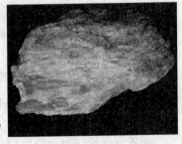

滑 石

黄柏

【释名】

本品为云香科植物黄蘗或黄皮树除去外皮的树皮。

【性味】

苦,寒。入肾、膀胱、大肠经。

【功效】

清热燥湿,泻火解毒,清虚热。

【适应症】

1. 用于湿热泻痢、湿热黄疸,以及小便淋沥涩痛、赤白带下,阴部肿痛、足膝肿痛、萎软无力等症。

黄柏清热燥湿之力,与黄芩、黄连相似,但以除下焦之湿热为佳。治泻痢合黄芩、黄连;疗黄疸合栀子、茵陈;如配苍术、牛膝,可用于足膝肿痛、下肢萎软无力;配合知母、生地、竹叶、木通,可用于小便淋涩热痛,配合白芷、龙胆草,可用于带下阴肿。

2. 用于热毒疮疡,湿疹等症。

黄柏燥湿泻火解毒的功效颇好,用治湿热疮疡、湿疹之症,既可内服,又可外用;内服配黄芩、栀子等药同用,外用可配大黄、滑石等研末撒敷。

3. 用于阴虚发热,或梦遗滑精等症。

黄柏除清实热外,尚能清虚热以疗潮热骨蒸,泻肾火以疗梦遗滑精,常合知母、地黄等同用。

【方剂名称】

川柏、川黄柏(生用,泻实火)、盐水炒黄柏(盐水炒,清虚热,泻肾火)

【用法用量】

一钱至三钱,煎服。外用适量。

【注】

黄柏、黄芩、黄连三药,都是苦寒的药品,均能清热燥湿、泻火解毒。但黄柏泻肾火而退虚热,且能除下焦湿热;黄芩则以清肺热为专长,又能安胎;黄连泻心火而除烦,善止呕逆。这是三药不同之点。因此,一般所谓黄芩治上焦、黄连治中焦、黄柏治下焦的说法,就是根据黄芩清肺火、黄连止呕逆、黄柏泻肾火的特点而来的。但是,现在临床上作为清热解毒药应用时,芩、连、柏三药都是通用的,没有上述这样严格的区分。

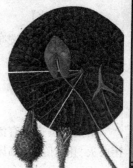

芡实

汤头歌诀

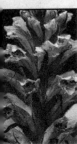

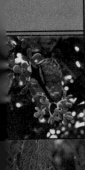

【医典举例】

栀子柏皮汤(《伤寒论》):黄柏、栀子、甘草。治伤寒身黄发热。

易黄散(《傅青主女科》):黄柏、山药、车前子、芡实、白果。治下焦湿热,白浊带下。

滋肾丸(《兰室秘藏》):黄柏、知母、肉桂。治下焦邪热,口不渴而小便秘。

秦皮

【释名】

本品为木犀科植物大叶梣(苦枥白蜡树)的干皮或枝皮。

【性味】

苦、涩、寒。入肝、胆、大肠经。

【功效】

清热燥湿,清肝明目。

【适应症】

1. 用于湿热下痢,里急后重等症。

本品既有清化湿热的作用,又有收涩止痢的功效,对湿热下痢、里急后重,常配伍白头翁、黄连、黄柏等同用。

2. 用于目赤肿痛、目生翳膜等症。

本品兼有清肝泄热的作用,故可用于目赤肿痛等症,可与黄连、竹叶等配伍同用;也可用以煎汁洗眼。

【方剂名称】

秦皮、北秦皮(洗净,晒干,切片用)

【用法用量】

一钱至三钱,煎服。

【注】

秦皮与黄连皆有治热痢、消目赤肿痛的功效,但黄连苦寒清热之力较大,且能泻心火,止呕除烦,临床应用范围较为广泛;秦皮则性涩收敛,可用于湿热带下。

【医典举例】

秦皮散(《证治准绳》):秦皮、滑石、黄连。治风毒赤眼,痛痒涩泪,昏暗羞明。

苦参

【释名】

本品为豆科植物苦参的根。

【性味】

苦,寒。入心、肝、小肠、大肠、胃经。

【功效】

清热燥湿,祛风杀虫。

【适应症】

1. 用于湿热下痢,黄疸,赤白带下,阴部瘙痒等症。

苦参清化湿热,并能导湿热渗于下窍,故适用于上述诸症,常与黄柏、龙胆草等合用。

2. 用于周身风痒,疥疮顽癣,麻风等症。

苦参祛风而化湿,且能杀虫,用于周身风痒,疥疮顽癣,常合赤芍、地黄、白藓皮等同用;用于麻风,常与大风子等同用。

此外,本品又能清热利尿,可用于湿热内蕴、小便不利之症。

【方剂名称】

苦参、苦参片(洗净,晒干,切片用)

【用法用量】

一钱至三钱,煎服。

【注】

苦参清热治痢的功效,与黄连相近;除下焦湿热,也与黄柏、龙胆草等相似。但它又能祛风、杀虫而止痒,可用治皮肤湿疹、瘙痒等症,这是苦参的特长。

【医典举例】

治痢散(《医学心悟》):苦参、葛根、赤芍、山楂、陈皮、麦芽、陈松罗茶。治痢疾。

苦参散(《证治准绳》):苦参、丹参、蛇床子。治一切疥及风瘙痒,搔之成疮。

白藓皮

【释名】

本品为芸香科植物白藓的根或根皮。

【性味】

苦,寒。入脾、胃、膀胱、小肠经。

【功效】

清热燥湿,祛风,解毒。

【适应症】

用于湿热疮毒、遍身脓窠、黄水淋漓,以及皮肤瘙痒、疮癣疥癞、阴部肿痛等症。

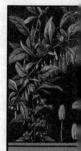

白藓皮为祛风、除湿热的药品,并可渗湿热于下窍,适用于疮癣湿痒等症,常配合苦参、地肤子等药同用,既可内服,亦可煎汤外洗。

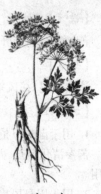

当 归

【方剂名称】

白藓皮、白鲜皮(洗净,晒干,切片用)

【用法用量】

一钱至三钱,煎服。外用适量。

【医典举例】

四物消风饮(验方):生地、当归、川芎、赤芍药、白藓皮、荆芥、防风、柴胡、独活、薄荷、蝉衣、红枣。治游风丹毒。

青蒿

【释名】

本品为菊科植物青蒿或牡蒿或其他同属植物的地上部分。

【性味】

苦,寒。入肝、胆经。

【功效】

清热解暑,退虚热。

【适应症】

1. 用于暑热外感、发热、无汗,或温热病、发热、恶寒、寒清热重,以及疟疾等症。

本品气味芳香,虽属苦寒而不伤脾胃,有清解暑邪、宣化湿热的作用,常与藿香、佩兰、滑石等用于外感暑热;和黄芩、半夏、竹茹等用于温热病寒热往来及疟疾等症。

2. 用于阴虚发热、盗汗等症。

本品又能退虚热,可用于阴虚发热或原因不明的低热,常和秦艽、鳖甲、地骨皮等同用。

【方剂名称】

青蒿、香青蒿(洗净,晒干,切碎用)

【用法用量】

一钱至三钱,煎服。

【注】

青蒿一药,主要功用为清暑、退虚热。它与柴胡都能用治疟疾、往来寒热等症;

但各有特点,柴胡擅长疏肝解郁,其性升散,多用有伤阴之虑;青蒿则清暑、泄热、化湿而不伤阴,故常用于阴虚发热等症,然无升提清阳的功效。

【医典举例】

蒿芩清胆汤(《通俗伤寒论》):青蒿、黄芩、半夏、陈皮、枳壳、竹茹、茯苓、碧玉散。治外感湿热之邪,留恋不解、微恶寒而发热、有汗不解、头重肢倦、胸闷痞满等症。

青蒿鳖甲汤(《温病条辨》):青蒿、鳖甲、知母、生地、丹皮。治疟疾及温病之暮热早凉汗解渴饮者。

清骨散(《证治准绳》):青蒿、地骨皮、银柴胡、胡黄连、秦艽、鳖甲、知母、甘草。治骨蒸劳热。

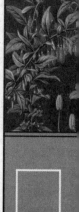

白薇

【释名】

本品为萝藦科植物白薇的根及根茎。

【性味】

苦、咸,寒。入肝、胃经。

【功效】

清热凉血。

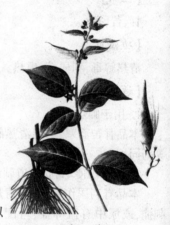

白薇

【适应症】

用于热病邪入营血、身热经久不退、肺热咳嗽,以及阴虚内热、产后虚热等症。

白薇既能清实热,又能清虚热,故能治疗上述诸症。在临床上,一般用于清虚热者居多,常与青蒿、银柴胡等配伍同用;治肺热咳嗽,可与前胡、枇杷叶等同用。

此外,本品还有利尿作用,可用治小便赤涩热痛。

【方剂名称】

嫩白薇、香白薇(洗净,晒干,切碎用)

【用法用量】

一钱至三钱,煎服。

【注】

白薇是一味清血热的药物,与银柴胡、地骨皮、青蒿等的功效相近,都能用于清虚热,故这四味药之间,经常配合应用。但本品长于清解,能透邪外达,这一点与青蒿相似;而银柴胡、地骨皮仅能清血热于内,不能透达血热于外。本品又能清泄肺

汤头歌诀

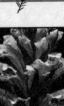

热,可用治肺热咳嗽,这一点与地骨皮相似;而银柴胡、青蒿则无此作用。又白薇尚有利尿作用,尤为它的特点。

【医典举例】

白薇汤(《本事方》):白薇、当归、人参、甘草。治产后血虚发热晕厥,亦治一般虚热。

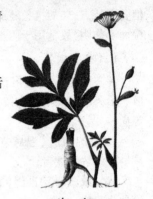

前 胡

葎草

【释名】

本品为大麻科植物葎草的全草。

【性味】

甘、苦,寒。

【功效】

清热解毒,利尿,退虚热。

【适应症】

1. 用于肺热咳嗽。

本品甘苦而寒,功能清热解毒,用于肺热咳嗽,可配伍鱼腥草、鸭跖草、忍冬藤等药同用。

2. 用于小便不利、尿道刺痛等症。

本品有利尿作用,并能清热解毒,对于湿热下注膀胱引起的小便不利,或尿道刺痛,或尿中有血等症,可配合凤尾草、萹蓄、冬葵子、海金沙、乌蔹莓、白茅根等同用。

3. 用于肺痨咳嗽,午后潮热等症。

本品有退虚热的功效,用治上述病症,可配合百部、黄芩、丹参、地骨皮等药同用。

此外,还有用本品治皮肤湿疹或皮肤瘙痒等症,配合苍耳草等药煎汤外洗;治疗蛇虫咬伤、疮疡肿痛,用鲜草适量,洗净,捣烂外敷。

【方剂名称】

葎草(洗净,晒干,切碎用)

【用法用量】

五钱至一两,煎服。外用适量。

四、泻下药

凡能攻积、逐水,引起腹泻,或润肠通便的药物,称为泻下药。

泻下药用于里实的症候,其主要功用,大致可分为三点:一为通利大便,以排除肠道内的宿食积滞或燥屎;一为清热泻火,使实热壅滞通过泻下而解除;一为逐水退肿,使水邪从大小便排出,以达到驱除停饮、消退水肿的目的。

根据泻下作用的不同,一般可分攻下药、润下药和峻下逐水药三类。

攻下药的作用较猛,峻下逐水药尤为峻烈。这两类药物,奏效迅速,但易伤正气,宜用于邪实正气不虚之症。对久病正虚、年老体弱以及妇女胎前产后、月经期等均应慎用或禁用。润下药的作用较缓和,能滑润大肠而解除排便困难,且不致引起大泻,故对老年虚弱患者,以及妇女胎前产后等由于血虚或津液不足所致的肠燥便秘,均可应用。

大黄

【释名】

本品为蓼科植物掌叶大黄或药大黄的根茎。

【性味】

苦,寒。入脾、胃、大肠、心包、肝经。

【功效】

攻积导滞,泻火凉血,行瘀通经。

【适应症】

1. 用于大便燥结,积滞泻痢,以及热结便秘、壮热苔黄等症。

大黄泻下通便、清除积滞,故可用于大便不通及积滞泻痢、里急后重、溏而不爽等症;又因它能苦寒泄热,荡涤肠胃积滞,对于热结便秘、高热神昏等属于实热壅滞的症候,用之可以起到清热泻火的作用。在临床应用时,本品常与芒硝、厚朴、枳实等配伍。

2. 用于火热亢盛、迫血上溢,以及目赤暴痛,热毒疮疖等症。

大黄泻下泄热,有泻血分实热的功效,故又能用治血热妄行而上溢,如吐血、衄血;对目赤肿痛、热毒疮疖等症属于血分实热壅滞的症候,可配黄连、黄芩、丹皮、赤芍等同用。

3. 用于产后瘀滞腹痛,瘀血凝滞、月经不通,以及跌打损伤、瘀滞作痛等症。

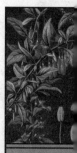

汤头歌诀

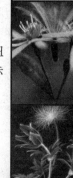

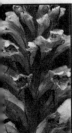

汤头歌诀

　　大黄入血分，又能破血行瘀，故可用于上述瘀血留滞的实症，在使用时须配合活血行瘀的药物，如桃仁、赤芍、红花等同用。

　　此外，大黄又可清化湿热而用于黄疸，临床多与茵陈、山栀等药配伍应用；如将本品研末，还可作为烫伤及热毒疮疡的外敷药，具有清热解毒的作用。

【方剂名称】

　　生军、生川军、生锦纹、生大黄（生用，泻下力猛）、酒川军、酒洗大黄（用生大黄喷黄酒，烘干后应用，可增强活血行瘀之功）、制军、制川军、制大黄（用黄酒拌匀后蒸熟成黑色，泻下力较缓，能清热化湿）

【用法用量】

　　一钱至三钱，煎服。用作通便宜后下。研粉吞服，每次二至三分。

【注】

　　1. 大黄又称"川军"，性寒苦泄，是一味泻火、破积、行瘀的要药，使用少量，又有健胃作用，在临床上应用较为广泛，可随配伍的不同而发挥它的特长。如配以芒硝，可攻下破积；配以附子，可温阳降浊；配以茵陈，可清化湿热；配黄芩、黄连，可泻火凉血；配黄连、槟榔，可清热导滞，用于湿热下痢、里急后重；配丹皮、赤芍、桃仁等，可活血祛瘀，用于血瘀经闭、损伤瘀血或肠痈初起等症；又如用本品少量，配合乌贼骨，可清热而制酸，治胃痛泛酸、脘部灼热等症。

　　2. 大黄除内服外，又可外敷治热毒痈肿、水火烫伤，也是取它泻火解毒的功效。

　　3. 如用本品泻下通便，煎服时应后下，或用沸开水泡汁，否则药效会减弱。

　　4. 服用大黄后，其色素会从小便或汗腺中排泄，故小便、汗液可以出现黄色。此外，哺乳妇女服用后，婴儿吮食乳汁，可能引起腹泻，因此授乳妇女不宜服用。由于本品又能活血行瘀，故妇女胎前产后及月经期间也必须慎用。

【医典举例】

　　大承气汤（《伤寒论》）：大黄、芒硝、枳实、厚朴。主治热盛便秘，腹胀满，烦躁谵语，口干，舌苔焦黄起刺，脉沉实有力者等症。

　　大黄附子汤（《金匮要略》）：大黄、附子、细辛。治寒积便秘。

　　下瘀血汤（《金匮要略》）：大黄、桃仁、蟅虫。治产后腹中有瘀血而腹痛者。

　　大黄牡丹汤《金匮要略》：大黄、牡丹皮、桃仁、芒硝、冬瓜子。治肠痈。（近年来临床上治急性阑尾炎，常用本方加败酱草、红藤、生苡仁；或用本方去冬瓜子、加红藤、瓜蒌仁、赤芍。）

火麻仁

【释名】

　　本品为大麻科植物大麻的果实。

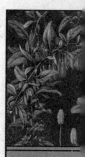

【性味】

甘,平。入脾、胃、大肠经。

【功效】

润肠通便。

【适应症】

用于肠燥便秘、老人及产后便秘。

火麻仁体润多汁,味甘性平,功能润燥滑肠,兼有滋养补虚作用,临床上常用于体质较为虚弱、津血枯少的肠燥便秘,可配合柏子仁、瓜蒌仁、郁李仁等同用。

【方剂名称】

大麻仁、火麻仁(打碎用)

【用法用量】

三钱至五钱,煎服。

【医典举例】

麻子仁丸(《伤寒论》):大麻仁、大黄、枳实、芍药、杏仁、厚朴。治肠胃燥热,大便秘结。

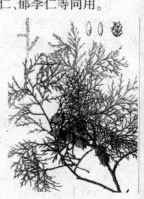

柏子仁

郁李仁

【释名】

本品蔷薇科植物郁李的成熟种子。

【性味】

辛、苦、甘,平。入大肠、小肠、脾经。

【功效】

润肠通便,利尿消肿。

【适应症】

1. 用于肠燥便秘。

郁李仁体润滑降,具缓泻之功,善导大肠燥秘,常配合火麻仁、瓜蒌仁同用。

2. 用于小便不利、水肿、脚气等症。

郁李仁又能利小便而退水肿,对水肿腹满、二便不利者,常用以配生苡仁、冬瓜皮等同用。

【方剂名称】

郁李仁(即郁李仁肉,用时打碎)

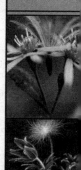

汤头歌诀

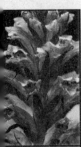

【用法用量】

一钱至三钱,煎服。

【注】

郁李仁、火麻仁都能润肠通便,但火麻仁滋养润燥,作用缓和,适用于病后体虚及胎前产后的肠燥便秘;郁李仁则滑肠通便作用较强,且能利尿。

服郁李仁后,在大便解下前可能有腹部隐痛。

【医典举例】

五仁丸(《世医得效方》):郁李仁、柏子仁、桃仁、杏仁、松子仁。治津枯便秘。

郁李仁丸(《圣惠方》):郁李仁、甘遂、葶苈子、茯苓、瞿麦、陈皮。治水气遍身浮肿,皮肤欲裂,心腹气急胀,大小便不利。

胡麻仁

【释名】

本品为胡麻科植物胡麻的成熟种子。

【性味】

甘,平。入肺、脾、肝、肾经。

【功效】

润燥滑肠,滋养肝肾。

【适应症】

1. 用于津枯血燥、大便秘结。

本品有润肠通便的功效,治津枯便秘,可以单独应用,也可与胡桃肉、蜂蜜等配合应用。

2. 用于病后体虚、眩晕乏力等症。

本品甘平,有滋养肝肾的作用,对病后体虚、眩晕等症,可与女贞子、桑椹子等同用。

此外,脂麻油可作软膏基础剂,在煎熬膏药时尤为必用的药品。

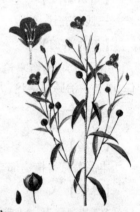

胡 麻

【方剂名称】

黑脂麻、黑芝麻、胡麻仁(打碎用)

【用法用量】

三钱至一两,打碎,煎服;或炒熟研细,用白开水或蜂蜜调服;也可用炒熟研细,制成丸药吞服。

【医典举例】

桑麻丸(《医方集解》):桑叶,黑芝麻。治阴虚血燥,头晕目昏,视物昏糊,大便干结。

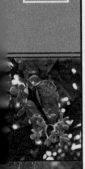

商陆

【释名】

本品为商陆科植物商陆的根。

【性味】

苦,寒。有毒。入肺、脾、肾、大肠经。

【功效】

逐水、消肿。

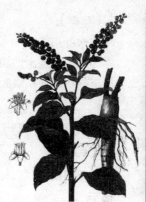

商　陆

【适应症】

1. 用于水肿胀满。

商陆苦寒沉降,能通利二便,长于行水,故对水肿胀满、小便不利者,常与甘遂、大戟等配伍应用。

2. 用于疮肿实症。

用新鲜商陆,酌加食盐,捣烂外敷,可治疮疡肿毒,有消散作用。

【方剂名称】

商陆(洗净,晒干,切碎用)

【用法用量】

一钱至三钱,煎服。

【注】

上海郊区及江苏、浙江等地农村,往往有人误认为本品有补益作用,取名"土人参",采集服用,以致发生中毒事故,必须加以注意。

【医典举例】

疏凿饮子(《济生方》):商陆、秦艽、羌活、槟榔、大腹皮、茯苓皮、椒目、木通、泽泻、赤小豆、姜皮。治遍身水肿,喘呼口渴,大小便不通。

乌臼根皮

【释名】

本品为大戟科植物乌臼树的根白皮。

【性味】

苦,微温。入肺、脾、肾、大肠经。

【功效】

泻下逐水。

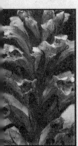

药材详解

【适应症】

用于水肿胀满。

本品有泻下逐水的功效,对水肿胀满,二便不通,用之有消除腹水的功效,所以也有用本品治疗晚期血吸虫病的。

【方剂名称】

乌臼根皮(洗净,晒干,切碎用)

【用法用量】

三钱至四钱,煎服。

巴豆

【释名】

本品为大戟科植物巴豆树的成熟种子。

【性味】

辛、热。有大毒。入胃、大肠经。

【功效】

泻下逐水,劫痰,蚀疮。

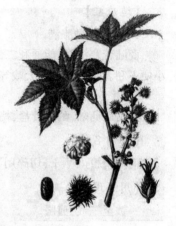

蓖　麻

【适应症】

1. 用于寒积便秘,水肿腹水。

巴豆药性猛烈,为温通峻下药,能祛寒积而通便秘,泻积水而消水肿,适用于身体实壮的水肿、腹水,以及寒积便秘等症。治寒积便秘,常配干姜、大黄等同用;治腹水水肿,可与杏仁等同用。

2. 用于小儿痰壅咽喉、气急喘促等症。

巴豆对痰壅咽喉、气急喘促、胸膈胀满、窒息欲死,内服配胆南星等,有豁痰开咽的功效;如症情危急,也可用巴豆霜少量灌服,促使吐出痰涎而通闭塞。

3. 用于肺痈、咳嗽胸痛、痰多腥臭等症。

巴豆祛痰作用甚强,用治肺痈,常配合桔梗、贝母等同用。

4. 用于痰迷心窍、癫痫等症。

巴豆攻泻劫痰,治癫痫痫狂,常与朱砂、牛黄等药同用,以祛痰而治窍闭。

5. 用于疮疡化脓而未溃破者。

巴豆外用有腐蚀作用,故可暂用于疮疡脓热而未溃破者,如验方咬头膏以巴豆配伍乳香、没药、蓖麻子等药,外贴患处,能腐蚀皮肤,促使溃破。

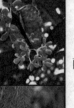

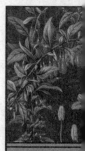

【方剂名称】

巴豆霜(榨去油用)

【用法用量】

内服每次一厘到三厘,一般不入煎剂,多配入丸散应用。外用适量。本品有大毒,故非急症必须时,不得轻易使用。孕妇及体虚者忌用。

【注】

巴豆别名为"刚子"(江子),是一味峻泻药,用它逐水、攻痰,确有特殊的疗效。由于它起泻下作用主要是所含的油,为剧毒之品,且有腐蚀作用,不宜直接内服。前人在长期的临床实践中认识到这一点,为安全计,故先经过压榨,去掉它大部分油,以剩下的残渣,名巴豆霜,配入丸散应用。是以巴豆霜所发挥的功效仍是微量巴豆油的作用,而这种实践经验,确有其宝贵之处。但巴豆霜仍有毒性,故只能少用、暂用,不能多服、久服。

【医典举例】

三物备急丸(《金匮要略》):巴豆、大黄、干姜。治寒滞食积阻结于肠胃,卒然心腹胀痛,甚至面青气喘、大便秘结。

白散(《伤寒论》):巴豆、贝母、桔梗。治寒实结胸。

万应保赤散(验方):巴豆霜、胆星、朱砂、六曲。治小儿痰壅。

五、利水渗湿药

凡功能通利水道,渗除水湿的药物称为利水渗湿药。

利水渗湿药功能通利小便,具有排除停蓄体内水湿之邪的作用,可以解除由水湿停蓄引起的各种病症,并能防止水湿日久化饮,水气凌心等,故临床应用具有重要意义。

利水渗湿药主要适用于小便不利、水肿、淋症等病症。对于湿温、黄疸、湿疮等水湿为患,亦具有治疗作用。

利水渗湿药味多甘、苦、淡,性多寒、平。主要归肾、膀胱经,兼入脾、肺、小肠经。

茯苓(附:茯苓皮、茯神)

【释名】

多孔菌科真菌茯苓菌核的白色部分

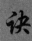

汤头歌诀

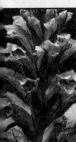

汤头歌诀

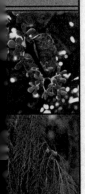

【性味】

甘、淡,平。归心、肺、脾、肾经。

【功效】

利水渗湿,健脾,化痰,宁心安神。

【适应症】

1. 用于小便不利,水肿等症。

茯苓功能利水渗湿,而药性平和,利水而不伤正气,为利水渗湿要药。凡小便不利、水湿停滞的症候,不论偏于寒湿,或偏于湿热,或属于脾虚湿聚,均可配合应用。如偏于寒湿者,可与桂枝、白术等配伍;偏于湿热者,可与猪苓、泽泻等配伍;属于脾气虚者,可与党参、黄耆、白术等配伍;属虚寒者,还可配附子、白术等同用。

2. 用于脾虚泄泻,带下。

茯苓既能健脾,又能渗湿,对于脾虚运化失常所致泄泻、带下,应用茯苓有标本兼顾之效,常与党参、白术、山药等配伍。有可用为补肺脾,治气虚之辅佐药。

3. 用于痰饮咳嗽,痰湿入络,肩背酸痛。

茯苓既能利水渗湿,又具健脾作用,对于脾虚不能运化水湿,停聚化生痰饮之症,具有治疗作用。可用半夏、陈皮同用,也可配桂枝、白术同用。治痰湿入络、肩酸背痛,可配半夏、枳壳同用。

4. 用于心悸,失眠等症。

茯苓能养心安神,故可用于心神不安、心悸、失眠等症,常与人参、远志、酸枣仁等配伍。

【方剂名称】

1. 茯苓、白茯苓、云茯苓、云苓(去皮,蒸熟,切片,晒干用。偏于健脾宁心)

2. 赤茯苓、赤苓(去皮,取菌核的淡红色部分,蒸透切片,或辗碎用。偏于渗湿泄热)

3. 朱茯苓、辰茯苓、朱砂拌茯苓(取白茯苓净片,用朱砂2%拌匀后用。可增强宁心安神的作用)

【用法用量】

三钱至五钱,煎服。

【附药】

1. 茯苓皮:即茯苓菌核的外皮。性味甘、淡、平。功能利水消肿。适用于水肿,用量、用法同茯苓。

2. 茯神:即茯苓菌核中间包有松根的部分。性味甘、平。功能宁心安神。适用于心悸怔忡、失眠健忘等症。用量、用法同茯苓。

【注】

茯苓淡而能渗,甘而能补,能泻能补,两得其宜之药也。利水湿以治水肿小便不利,化痰饮以治咳咳嗽、痰湿入络之症,健脾胃而能止泻止带,宁心神治惊悸失眠。药性平和,无伤正气之弊,以其既能扶正,又能祛邪,故脾虚湿盛,正虚邪实之症尤为适宜。

【医典举例】

五苓散(《伤寒论》):茯苓、猪苓、泽泻、白术、桂枝。治头痛发热,口燥咽干,烦渴饮水,水入即吐,小便不利。

苓桂术甘汤(《金匮要略》):茯苓、桂枝、白术、炙甘草。治痰饮停聚,头眩,心悸,咳嗽。

指迷茯苓丸(《医方考》):半夏、茯苓、枳壳、风化硝、生姜。治痰湿内停,流注四肢,肩臂酸痛,两手疲软。

《本草衍义》:"茯苓、茯神,行水之功多,益心脾不可阙也。"《本草纲目》:"茯苓气味淡而渗,其性上行,生津液,开腠理,滋水源而下降,利小便,故张洁古谓其属阳,浮而升,言其性也;东垣谓其为阳中之阴,降而下,言其功也。"《本草正》:"能利窍去湿,利窍则开心益智,导浊生津;去湿则逐水燥脾,补中健胃;祛惊痫,厚肠脏,治痰之本,助药之降。以其味有微甘,故曰补阳。但补少利多。"

薏苡仁

【释名】

禾本科草本植物薏苡的成熟种仁

【性味】

甘、淡,微寒。归脾、肾、肺经。

【功效】

利水渗湿,健脾,除痹,排脓消痈。

【适应症】

1. 用于小便不利,水肿,脚气,湿温等症。

薏苡仁功能利水渗湿,作用较为缓弱,然而因其性属微寒,故可用于湿热内蕴之症,对小便短赤,可与滑石、通草等同用;对湿温病邪在气分,湿邪偏胜者,可与杏仁、蔻仁、竹叶、木通等同用。本品又具健脾之功,用以治脾虚水肿、脚气肿痛,配伍茯苓、白术、木瓜、吴茱萸等同用。

2. 用于泄泻、带下。

本品既能健脾,又能渗湿,故适用于脾虚有湿的泄泻、带下,可与白术、茯苓等配伍。

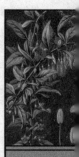

汤头歌诀

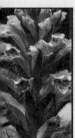

3. 用于湿滞痹痛、筋脉拘挛等症。

本品能祛除湿邪、缓和拘挛,故可用于湿滞皮肉筋脉引起的痹痛拘挛,常与桂枝、苍术等配合应用。

4. 用于肺痈、肠痈。

薏苡仁上能清肺热,下利肠胃湿热,常用于内痈之症,具有排脓消痈之功。治肺痈胸痛、咯吐脓痰可与鲜芦根、冬瓜子、桃仁、鱼腥草等配伍;治肠痈,可与败酱草、附子等同用。

【方剂名称】

1. 薏苡仁(薏米仁)、苡仁、米仁、生苡仁、生米仁(去壳晒干用,清利湿热宜生用)

2. 炒薏苡仁(炒用,健脾宜炒用)

【用法用量】

五钱至一两,煎服。

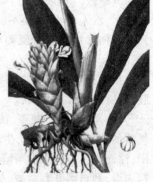

白豆蔻

【注】

薏苡仁,甘淡微寒,入肺脾肾经,渗湿、健脾是其两大功能。利水渗湿以治小便不利,除湿利痹以治湿滞痹痛,且能健脾止泻,又能排脓消痈,性属和平,渗而不峻,补而不腻。乃清补淡渗之品,唯药力和缓,且质地较重,故用量须倍于他药。

茯苓与薏苡仁,均为甘淡平和之药,渗湿健脾之品,惟茯苓兼入心经,具有宁心安神作用,又可用于化除痰饮;薏苡仁则具排脓消痈之效,又为治湿痹常用之药也。

【医典举例】

三仁汤(《温病条辨》):苡仁、白豆蔻、杏仁、竹叶、通草、滑石、半夏、厚朴。治温病出起,头痛恶寒,身重疼痛,舌白不渴,胸闷不饥,午后身热。

《本草纲目》:"薏苡仁阳明药也,能健脾,益胃。虚则补其母,故肺痿肺痈用之。筋骨之病,以治阳明为本,故拘挛筋急、风痹者用之。土能生水除湿,故泄痢水肿用之。"《本草经疏》:"性燥能除湿,味甘能入脾补脾,兼淡能渗湿,故主筋急拘挛不可屈伸及风湿痹,除筋骨邪气不仁,利肠胃,消水肿令人能食。"《本草正》:"味淡甘,气微凉,性微降而渗,故能去湿利水,以其去湿,故能利关节,除脚气,治痿弱拘挛湿痹,消水肿疼痛,利小便热淋,亦杀蛔虫。"《本草新编》:"最善利水,不至损耗真阴之气,凡湿盛在下身者,最适用之。"

玉米须

【释名】

禾本科草本植物玉蜀黍的花柱和花头。

【性味】

甘、淡，平。归膀胱、肝、胆经。

【功效】

利水消肿。

【适应症】

用于水肿、小便不利、湿热黄疸等症。

本品甘淡而平，功能利水渗湿消肿，用于水肿、小便不利，可配合冬瓜皮、赤小豆等同用；本品又能使肝胆湿热从小便出，以利疸退黄，用治湿热黄疸，可配茵陈、平地木等同用。

此外，本品近年来在临床应用上有所发展，常用于糖尿病、高血压、肝炎、胆道结石、鼻炎及哮喘等病症。

【方剂名称】

玉米须(晒干用)

【用法用量】

三钱至一两，煎服。

【医典举例】

胆道一号方(上海市第三人民医院方)：金钱草、茵陈、姜黄、鸡内金、玉米须、枳实、广玉金。治胆道结石、胆道术后综合症。

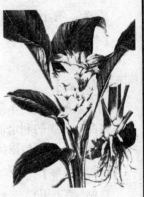

姜黄

葫芦壳

【释名】

葫芦科草本植物瓢瓜的成熟果皮。

【性味】

甘，平。归心、小肠经。

【功效】

利水消肿

【适应症】

用于水肿腹水、脚气肿痛等症。

本品功能渗湿利水，善能消除水肿，故适用于面目浮肿、大腹水肿等症，常与猪苓、茯苓、泽泻等药同用。还可以治疗晚期血吸虫病形成腹水的病症。

汤头歌诀

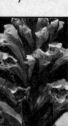

【方剂名称】

葫芦壳、陈葫芦(洗净,晒干,切碎用)

【用法用量】

三钱至一两,煎服。

蝼蛄

【释名】

蝼蛄科昆虫蝼蛄或华北蝼蛄的成虫全体。

【性味】

咸,寒。有小毒。归膀胱、大肠、小肠经。

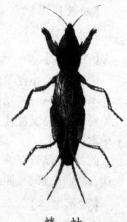

蝼 蛄

【功效】

利水消肿。

【适应症】

用于水肿、腹水、小便不利等症。

本品有较强的利水消肿作用,故适用于大腹水肿、小便不利等实症,可与大戟、芫花等配伍。如用治尿闭,可用蝼蛄焙焦,趁热研碎,用黄酒或开水调服。

【方剂名称】

蝼蛄(晒干用)

【用法用量】

三至五只,煎服。研末服,每次一至二只。体虚者不宜用。

【医典举例】

半边散(《普济方》):土狗(即蝼蛄)、大戟、芫花、甘遂、大黄。治水病。

茵陈蒿(附:铃茵陈)

【释名】

菊科草本植物滨蒿或茵陈蒿的幼苗。

【性味】

苦,微寒。归脾、胃、肝、胆经。

【功效】

清热利湿,退黄疸。

【适应症】

用于湿热黄疸。

茵陈苦泄下降,功专清利湿热,为治黄疸之要药,主要用于湿热熏蒸而发生黄疸的病症,可单用一味,大剂量煎汤内服;亦可配合大黄、栀子等同用。若小便不利显著者,又可与泽泻、猪苓等配伍。本品退黄疸之效甚佳,故除用于湿热黄疸之外,对于因受寒湿或素体阳虚发生的阴黄病症,也可应用。但须配合温中祛寒之品如附子、干姜等药同用,以奏除阴寒而退黄疸的作用。

【方剂名称】

茵陈蒿、茵陈、绵茵陈、西茵陈(洗净,晒干,切碎用)

【用法用量】

三钱至一两,煎服。

【附药】

铃茵陈:即玄参科草本植物姻行草之全草。功用与茵陈蒿相似,但在北方许多地区将此品作为"刘寄奴"使用。

【注】

1. 茵陈蒿苦寒清热利湿,功专治疗黄疸,力佳效宏,且随佐使之寒热,而能理黄症之阴阳,故为临床所常用。虽入利水之类,略有渗湿之功,然通利小便作用,并不显著。现据药理研究,本品有利疸作用,能增加胆汁分泌,并有解热作用,足以证明数千年来的临床实验经验,确属宝贵。

2. 古人认为黄疸的形成,是由于脾胃湿热蕴积所致,故以其为脾胃经药;然湿热必熏蒸肝胆,致胆之外溢而现黄疸,故近人又认为,本品归经与肝胆有关,此乃认识之发展,且与实际相符合,故当从今。

3. 茵陈虽为退黄要药,近人又用治急性无黄疸性肝炎,凡属湿热所致,亦能奏效,则又不必拘之于退黄矣。

【医典举例】

1. 茵陈蒿汤(《伤寒论》):茵陈、栀子、大黄。治伤寒八、九日,身黄如橘子色,小便不利,腹微满者。

2. 茵陈四逆汤(《玉机微义》):茵陈、附子、干姜、炙甘草。治寒湿阴黄,手足逆冷,脉沉微细等。

3. 胆郁通(《全国中草药新医疗法展览会技术资料选编》):茵陈、郁金、甘草。治小儿急性传染性肝炎。

《本草经疏》:"茵陈,其主风湿寒热,邪气热结,黄疸,通身发黄,小便不利及头热,皆湿热在阳明、太阴所生病也。苦寒能燥湿除热,湿热去,则诸症自退矣。除湿散热结之要药也。"《本草钩述元》:"发陈致新,与他味之逐湿热者殊,而渗利为功者,尤难相匹。"《本草图解》:"发黄有阴阳两种,茵陈同栀子、黄柏以治阳黄,同附子、干姜以治阴黄。总之,茵陈为君,随佐使之寒热而理黄证之阴阳也。"

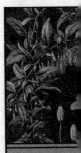
汤头歌诀

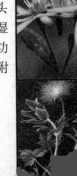

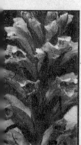

六、化湿药

凡功能化除湿浊,醒悦脾胃的药物,称为化湿药。

化湿药,大多气味芳香,故又称为"芳香化湿药"。使用化湿药后,可以使湿化除,从而解除湿困脾胃的症状,所以又称为"化湿醒脾药"或"化湿悦脾药"。

脾胃为后天之本,主运化,喜燥而恶湿,爱暖而悦芳香,易为湿邪所困,湿困脾胃(又称湿阻中焦)则脾胃功能失常,化湿药能宣化湿浊,醒悦脾胃而使脾运复健,故在临床应用上具有重要意义。

化湿药主要适用于湿困脾胃、身体倦怠、脘腹胀闷、胃纳不馨、口甘多涎、大便溏薄、舌苔白腻等症。此外,对湿温、暑温诸症亦有治疗作用。

化湿药性味大都辛温,归入脾胃,而且气味芳香,性属温燥或偏于温燥。

藿香

【释名】

唇形科草本植物广藿香或藿香的地上部分。

【性味】

辛,温。归脾、胃、肺经。

【功效】

化脾醒湿,辟秽和中,解暑,发表。

【适应症】

1. 用于湿阻脾胃、脘腹胀满、湿温初起等症。

藿香气味芳香,功能醒脾化湿,为芳化湿浊之要药,故适用于湿阻中焦、脘闷纳呆之症候,在临床上常与佩兰等同用。用于湿温初起,可配薄荷、茵陈、黄芩等同用。

2. 用于呕吐、泄泻等症。

藿香芳香辟秽浊而能和理脾胃,适用于感受秽浊、呕吐泄泻之症,可配苏叶、半夏、厚朴、陈皮等同用。对于胃寒呕吐之症,可配半夏同用;如湿热者,可配黄连、竹茹;脾胃虚弱者,可配党参、甘草;妊娠呕吐,可配砂仁同用。

3. 用于暑湿症。

藿香微温,化湿而不燥热,又善于解暑,为解暑要药。其治暑湿之症,不论偏寒、偏热,都可应用,临床经常与佩兰配伍同用。

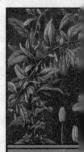

4. 用于发热恶寒、胸脘满闷等症。

本品既能化湿，又能解表，故适用于外感风寒兼有湿阻中焦的症候，常配伍紫苏、陈皮等同用。

此外，可治鼻渊，常可配猪胆汁等同用。

【方剂名称】

藿香、土藿香(洗净，晒干，切碎用)、广藿香(产广东者，一般认为功效较好。洗净，晒干，切碎用)、鲜藿香(新鲜者，洗净，切碎用。主要用于解暑)

【用法用量】

一钱至三钱，鲜者加倍，煎服。

【注】

1. 藿香气味芳香化湿辟秽而和脾胃，性味辛温，散表邪而除表证，兼能解除暑邪，为夏令要药，鲜者尤佳。又治鼻渊，颇有良效。而辛香而不过散，温煦而不燥烈，故为临床常用药也。

2. 紫苏与藿香皆有发表和中的作用，紫苏长于散寒解表，且能安胎、解鱼蟹毒；藿香长于化湿醒脾，且能解暑、治鼻渊。

3. 香薷与藿香皆为既能发表，又能解暑之药，而香薷散寒解表力佳，且能行水消肿；藿香则化湿醒脾力优，且能治鼻渊。

【医典举例】

藿香正气散(《和局方剂》)：藿香、厚朴、陈皮、大腹皮、桔梗、半夏、白芷、茯苓、苏叶、甘草。治外感不正之气，内伤饮食，头痛发热，或霍乱吐泻，或发疟疾。

不换金正气散(《和局方剂》)：藿香、法半夏、苍术、厚朴、陈皮、甘草。治湿浊内阻兼有外感。

《药品化义》："其气方香，善行胃气，以此调中，治呕吐霍乱，以此快气，除秽恶痞闷。且香能和合五脏，若脾胃不和，用之助胃而进饮食，有醒脾开胃之功。"《本草正义》："清芬微温，善理中州湿浊痰涎，为醒脾外胃，振动清阳妙品。霍乱心腹痛者，湿浊阻滞，伤及脾土清阳之气则猝然缭乱，而吐泻绞痛，芳香能助中州清气，胜湿辟秽，故为暑湿时令要药。""芳香而不嫌其猛烈，温煦而不偏于燥热，能祛除阴霾湿邪，而助脾胃正气，为湿困脾阳，怠倦乏力，饮食不甘，舌苔浊垢者最捷之药。亦辟秽恶，解时行疫气。""藿香虽不燥烈，然究是以气用事，惟舌有浊垢而漾漾欲泛者为佳。若舌燥光滑，津液不布者，咸非所宜。"

佩兰

【释名】

菊科草本植物佩兰的地上部分。

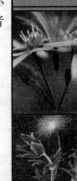

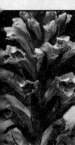

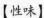

汤头歌诀

【性味】

辛，平。归脾、胃经。

【功效】

化湿醒脾，解暑。

【适应症】

1. 用于湿阻脾胃、脘腹胀满、湿温初起，以及口中甜腻等症。

佩兰气味芳香，善于化湿醒脾，功效与藿香相似，治疗湿阻脾胃症候，两药往往相须为用。本品气味清香，性平不温，故又为治疗湿温病症要药，常与藿香、黄芩、苡仁等药配合应用。此外，又适用于湿热内阻、口中甜腻多涎、口气腐臭之症。

2. 用于暑湿症。

佩兰能醒暑化湿，用于内蕴、畏寒、发热、头胀、胸闷、胃呆等症，常配合藿香、厚朴、荷叶同用。

【方剂名称】

佩兰、佩兰叶、陈佩兰（洗净，晒干，切碎用）、鲜佩兰（新鲜者，洗净，切碎用。主要用以解暑）

【用法用量】

一钱至三钱，鲜者加倍，煎服。

【注】

1. 佩兰《本经》称兰草，性味辛平，气味方香，专入脾胃，有化湿悦脾之效，有能解暑，为治疗暑湿内蕴之药，其为脾瘅要药，亦去化湿之功。鲜品用于夏令作用尤佳。

2. 藿香与佩兰均能化湿和中、解除暑热，故临床往往相须配用，但藿香性偏辛温，又能祛风寒、治鼻渊；佩兰则性属辛平，又为湿温、脾瘅之要药。

【医典举例】

芳香化浊法（《时病论》）：佩兰、藿香、陈皮、制半夏、大腹皮、厚朴、荷叶。治夏月霉湿，胸腹满闷，气机不畅。

辛苦香淡汤（《湿温大论》）：佩兰、藿香、川朴、半夏、黄芩、黄连、枳实、滑石、苡仁。治湿温症。

《素问·奇病论》："津液在脾，故令人口干也，此肥美之所发也。其气上溢，转为消渴，治之以兰，除陈气也。"《本草纲目》："按《素问》云，五味入口，藏于脾胃，以行其精气，津液在脾，令人口甘，此肥美所发也，其气上溢，转为消渴，治之以兰，除陈气也。"《本草经疏》："肺主气，肺气郁结，则上窍闭而下窍不通，胃主纳水谷，胃气郁滞，则水喉不以时化而为痰癖，兰草辛平能散结滞，芬芳能除秽恶，则上来诸症自疗，大多开胃除恶，清肺消痰，散郁结之圣药也。"

厚朴 (附:厚朴花)

【释名】

木兰科乔木厚朴或凹叶厚朴的干皮、根皮及枝皮。

【性味】

苦、辛,温。归脾、胃、肺、大肠经。

【功效】

燥湿行气,降逆平喘。

【适应症】

1. 用于湿阻脾胃、脘腹胀满以及气滞胸腹胀痛,便秘腹胀,梅核气等症。

厚朴既能温燥寒湿,又能行气宽中,为消胀除满之要药,常与苍术、陈皮等配合用于湿困脾胃、脘腹致胀满等症。本品行气作用较佳,对气滞胸腹胀痛,可配木香、枳壳同用;便秘腹胀,可配大黄、枳实同用;治痰气互结梅核气,可配苏叶、半夏等同用。

2. 用于痰郁咳嗽等症。

厚朴又能温化痰湿,下气降逆,故可用于痰湿内蕴、胸闷喘咳,常与苏子、半夏,或麻黄、杏仁等同用。

【方剂名称】

厚朴、制川朴、制厚朴(用生姜、苏叶煎汁,趁热拌入,吸匀拌透,干燥后用。以增强温中散寒之功)

【用法用量】

一钱至三钱,煎服。

【附药】

厚朴花:即厚朴的花蕾。功能宽中利气,化湿开郁,适用于湿阻气滞所致的胸痞满及肝胃气郁、胃脘疼痛等症。一般用量一钱至二钱,煎服。

【注】

1. 厚朴苦温,性燥味辛善散,能燥除脾家之湿浊,行散胸腹之气滞,无论有形、无形,凡属胀闷之症咸可用之,为燥湿行气、除满消胀之良药。复能下气平喘,以治痰湿咳喘之症,但内热津枯者忌用。

2. 苍术、厚朴苦辛而温,性均温燥,善治寒湿中阻之症,唯苍术燥性较烈,燥湿而健脾,且能祛风胜湿以治痹痛、发散以解表、明目而治夜盲之证;厚朴则燥湿以行气,除满消胀之力佳,且能下气平喘以治喘咳之疾。

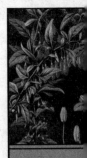

汤头歌诀

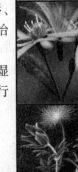

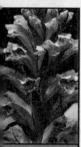

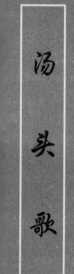

汤头歌诀

【医典举例】

厚朴三物汤（《金匮要略》）：厚朴、大黄、枳实。治腹满而大便秘者。

半夏厚朴汤（《金匮要略》）：半夏、厚朴、茯苓、紫苏、生姜。治七情郁结，痰涎凝聚，咽中如有物阻，咯吐不出，吞咽不下，胸闷不舒的"梅核气"；或痰湿壅阻，胸满气急；或中脘痞痛，伴有呕吐者。

连朴饮（《霍乱论》）：厚朴、川连、石菖蒲、制半夏、香豉、焦山栀、芦根。治湿热蕴伏而成霍乱，兼能行湿涤痰。

心腹气痛丸（《上海市药品标准》）：麝香、冰片、朱砂、珍珠、琥珀、木香、佛手、川朴、陈皮、沉香、降香、橘红、桃仁、三棱、莪术、乳香、蒲药、延胡索、郁金、鸡内金。治气滞不舒，胸腹胀痛，突然发作者。

《本草经疏》："气味辛温，性复大热，其功长于泄结散满，温暖脾胃，一切饮食停积，气壅暴胀，与夫冷气、逆气、积年冷气入腹，肠鸣、虚吼、痰饮吐沫，胃冷呕逆，腹痛泄泻及脾胃状实之人，偶感风寒，气实人误服参、耆致成喘胀，诚为要药。然而性专消导，散而不收，略无补益之功。"《本草汇言》："宽中化滞，平胃气之药也。凡气滞于中，郁而不散，食积于胃，羁而不行，或湿郁滞而不去，湿痰聚而不清，用厚朴之温可以燥湿，辛可以清痰，苦可以下气也。"《医学衷中参西录》："治胃气上逆，恶心呕秽，胃气郁结胀满疼痛，为温中下气之要药。为其性温味又兼辛，其力不但下行，又能上升外达。"

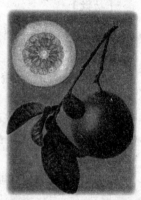

橘　红

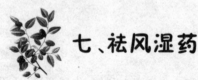

七、祛风湿药

凡功能祛除风湿，解除痹痛的药物，称为祛风湿药。

风寒湿邪侵犯人体，留着于经络、筋骨之间，可以出现肢体筋骨酸楚疼痛、关节伸展不利，日久不治往往损及肝肾而腰膝酸痛、下肢痿弱。凡患风湿痹痛者，必须选用祛风湿药进行治疗。

祛风湿药主要适用于风湿痹痛，肢节不利，酸楚麻木以及腰膝痿弱等症，有的偏于祛除风湿，有的偏于通利经络，有的具有补肝肾强筋骨作用，可根据病情适当选用。

祛风湿药味多辛苦，性寒温不一，主要归于肝肾二经。

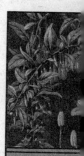

防己

【释名】

防己科藤本植物粉防己或马兜铃科草本植物广防己的根。

【性味】

苦、辛,寒。归膀胱、肺经。

【功效】

祛除风湿,利水消肿。

【适应症】

1. 用于风湿痹痛。

防己能祛风湿而止痛,因其性寒,以致湿热痹痛为宜,多配伍薏苡仁、滑石、蚕砂等清热除湿之品。对寒湿痹痛,须与温经止痛的肉桂、附子等药同用。

2. 用于水肿、脚气等症。

防己苦寒泄降,又能利水消肿,用于水肿、小便不利等症,可与椒目、葶苈子、大枣等配伍同用,若属虚证,常与黄耆、茯苓、白术等配伍。

【方剂名称】

汉防己、粉防己(长于利水,亦能祛风。洗净,晒干,切碎用)、木防己、广防己(长于祛风,亦能利水。洗净,晒干,切碎用)

【用法用量】

一钱至三钱,煎服。

【注】

1. 防己为辛能散,功能祛风湿而通络,主治风湿痹痛之症;苦寒降泄,利水湿而消肿,能除水肿脚气之患。

2. 防己有汉、木二种,木防己性偏宣通经络,力善祛风止痛;汉防己性偏疏通水道,力善利水消肿,临床应用,当于区分。

【医典举例】

《本草拾遗》:"汉防己主水气,木防己主风气,宣通。"《本草求真》:"防己,辛苦大寒,性险而健,善走下行,长于除湿、通窍、利道,能泻下焦血分湿热,及疗风水要药,故凡水湿喘嗽,热气诸痫、湿疟、脚气、水肿、风肿、痈肿、恶疮及湿热流入十二经以致二阴不通者,皆可用此调治。"

虎杖

【释名】

蓼科草本植物虎杖克的根茎和根。

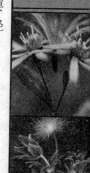

汤头歌诀

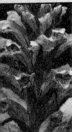

汤头歌诀

【性味】

苦,寒。归肝、胆、肺经。

【功效】

祛除风湿,利湿退黄,活血通经,祛痰止咳,清热解毒。

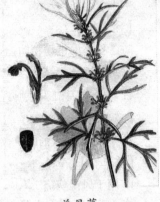

益母草

【适应症】

1. 用于风湿痹痛。

虎杖功能祛除风湿,且能活血通络止痛,用于风湿痹痛可单味浸酒服或配伍鸡血藤、西河柳等药。

2. 用于黄疸,胆结石及淋浊带下等症。

虎杖有利湿退黄作用,用治黄疸、胆结石等症,可配合茵陈、连钱草等同用。本品亦能清利下焦湿热,治淋浊带下,可与萆薢、薏苡仁同用。

3. 用于经闭、跌扑伤痛等症。

虎杖有活血通经止痛的功效,适用于瘀阻经闭症候,可配合茜草根、益母草等同用。跌打损伤、瘀阻疼痛可与当归、红花同用。

4. 用于肺热咳嗽、痰多喘咳。

虎杖苦降泄热,又能化痰止咳,用于肺热咳嗽、痰多喘咳可单味服用,也可配合黄芩、琵琶叶等药。

5. 用于疮疡肿痛,毒蛇咬伤,烫伤等症。

本品又能清热解毒,对疮疡肿毒、毒蛇咬伤可内服,或鲜品捣烂外敷。

此外,本品还有缓泻通便的作用。

【方剂名称】

虎杖根、阴阳莲、花斑筑、大叶蛇总管(洗净,晒干,切片用)

【用法用量】

三钱至五钱,煎服。外用适量。

【医典举例】

排石汤(《全国中草药新医疗法展览会技术资料选编》):虎杖、木香、枳壳、黄芩。治干管胆结石症。

《名医别录》:"主通利月水,破流血症结。"《本草拾遗》:"主风在骨节间及血瘀。煮汁做酒服之。"《滇南本草》:"攻诸肿毒,治咽喉疼痛,利小便,走经络。治五淋白浊,痔漏,疮痈,妇人赤白带下。"《岭南采药录》:"治蛇伤,脓包疮止损伤痛。"

透骨草（附：急性子）

【释名】

凤仙花科草本植物凤仙花的干燥茎。

【性味】

辛、温。有小毒。归肝、肾经。

【功效】

祛除风湿，活血止痛。

【适应症】

1. 用于风湿痹痛。

本品有祛除风湿的作用，并能活血止痛，用治风湿痹痛无论新久，均可应用。可配合五加皮、忍冬藤、油松节、威灵仙同用。

2. 用于跌打损伤，经闭等症。

本品善于活血止痛，对于跌打损伤、瘀滞疼痛，或妇女经闭，不行可配合当归、桃仁、泽兰等药同用。

此外本品还可治疗疮疖痈肿、蛇虫咬伤，可用鲜草适量，打烂外敷。

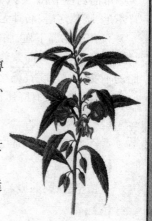

凤 仙

【方剂名称】

透骨草、凤仙花梗（洗净，晒干，切碎用）

【用法用量】

三钱至五钱，煎服。外用适量。

【附药】

急性子：即凤仙花的干燥成熟种子。性味微苦，温；有小毒。功能软坚，消积。用于噎膈，骨鲠咽喉，腹部肿块，经闭等症。一般用量一钱至钱半，煎服。孕妇忌服。

【医典举例】

《本草纲目》："治筋骨一切风湿疼痛挛缩，寒湿脚气。"

桑寄生

【释名】

桑寄生科小灌木斛寄生的带叶茎枝。

【性味】

苦，平。归肝、肾经。

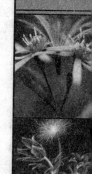

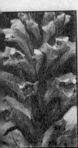
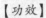

湯头歌诀

【功效】

祛除风湿,补肝肾,强筋骨,养血安胎。

【适应症】

1. 用于风湿痹痛,腰膝酸软等症。

本品既能祛除风湿,又能补肝肾、强筋骨,对风湿痹痛、肝肾不足、腰膝酸痛最为适宜,常与独活、牛膝等配伍应用。

2. 用于肝肾不足、腰膝酸痛、脚膝痿弱无力等症。

本品药性平和,专入肝肾,为补益肝肾要药,故对老人体虚、妇女经多带下而肝肾不足、腰膝疼痛、筋骨无力者与杜仲、续断等配伍应用。

3. 用于胎漏下血,胎动不安等症。

本品有补肝肾而兼养血安胎的功效,用于肝肾虚亏、冲任不固所致胎漏下血、胎动不安,常与续断、菟丝子、阿胶等配伍。

此外,本品又有降压作用,近年来临床上常用于高血压。

【方剂名称】

桑寄生、寄生、杜寄生、北寄生(洗净,晒干,切碎用)

【用法用量】

三钱至五钱,煎服。

【注】

桑寄生苦甘而平,入肝肾经,功能祛风除湿,兼能补益肝肾,故用于痹痛日久、腰膝酸软之症为主;而且补肝肾作用亦甚显著,是以肝肾不足而非因风湿者亦为常用要药,药性平和,效佳弊少,诚为佳品。此外,本品又能治胎动不安,为胎漏下血之要药。还有降压作用,可用于高血压症。

【医典举例】

《本经逢原》:"性专祛风除湿,通调血脉,故《本经》取治妇人腰痛,小儿背强等病,血脉通调而肌肤眉须接受其荫,即有痈肿亦得消散矣。"《本草求真》:"桑寄生,号为补肾补血要剂。缘肾主骨,发主血,苦入肾,肾得补,则筋骨有力。甘补血,血得补则发受其灌荫而不枯脱落矣。故凡内而腰痛、筋骨笃疾、胎堕,外而金疮、肌肤风湿,何一不借此以为主治乎。"

千年健

【释名】

天南星科草本植物千年健的根茎。

【性味】

苦、辛,温。归肝、肾经。

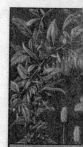

【功效】

祛除风湿,强健筋骨。

【适应症】

用于风湿痹痛,腰膝酸软等症。

本品既能祛风湿,又能强筋骨,用于风湿痹痛、腰酸脚软、手足拘挛麻痹等症,常与桑寄生、虎骨、牛膝等配合应用。

【方剂名称】

千年健(洗净,晒干,切碎用)

【用法用量】

三钱至五钱,煎服。

【医典举例】

《本草正义》:"千年健,今恒用以宣通经络,祛风逐痹颇有应验。"

虎骨

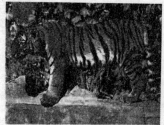

【释名】

猫科动物虎的骨骼。

【性味】

甘、辛,温。归肝、肾经。

【功效】

祛风通络,强筋健骨。

【适应症】

用于风湿痹痛,脚膝酸软。

虎骨善于祛风通络,强健筋骨,适用于风湿痹痛、风邪偏胜、关节疼痛及肝肾亏损、腰膝痿软之症,可与木瓜、牛膝、五加皮等浸酒服或与熟地、龟板、锁阳等制成丸剂服。

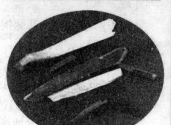

虎 骨

【方剂名称】

虎骨、制虎骨、虎胫骨(铁沙炙用)

【用法用量】

一钱至二钱,入丸剂或浸酒服。

【注】

1. 虎骨辛甘性温,能入肝肾,能祛风通络,强健筋骨,是其功能,痹痛日久、筋骨

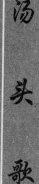

汤头歌诀

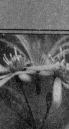

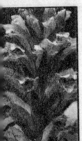

痿弱乃其主治。因其强健筋骨为诸药之冠,故高年肝肾亏损、腰膝痿弱之症,每持为要药。

　　2. 古代文献多以本品为搜风定痛之品,用治节痛风之药,为临床应用止痛效果并不显著。强健筋骨则信有可征,并不诬也。

　　3. 虎骨现在药源较少,价亦昂贵,故非肝肾不足、腰膝痿弱者,可不必选用,或以豹骨代之,虽功效略同,而力则不逮也。又古人以为胫骨效果最佳,目前已不再分用矣。

【医典举例】

　　《药性论》:"治筋骨毒风挛急,屈伸不得,走疰疼痛温疟。"《本草纲目》:"定风追痛,健骨,止久泻脱肛,兽骨鲠咽。"

白花蛇(附:乌梢蛇)

【释名】

五步蛇的干燥尸体。

【性味】

甘、咸,温;有毒。归肝经。

【功效】

祛风通络,定惊止痛。

【适应症】

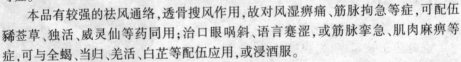

白花蛇

　　1. 用于风湿痹痛、筋脉拘急,以及口眼㖞斜、半身不遂等症。

　　本品有较强的祛风通络,透骨搜风作用,故对风湿痹痛、筋脉拘急等症,可配伍豨莶草、独活、威灵仙等药同用;治口眼㖞斜、语言蹇涩,或筋脉挛急、肌肉麻痹等症,可与全蝎、当归、羌活、白芷等配伍应用,或浸酒服。

　　2. 用于破伤风,惊风抽搐。

　　本品又能定惊止痉,可治破伤风,痉挛抽搐及小儿惊风痉厥,配伍乌梢蛇、蜈蚣等药同用。

　　此外,白花蛇又可用于麻风,疥癣,具有祛风攻毒之效,可与乌梢蛇、雄黄等药同用。

【方剂名称】

白花蛇、肉蛇(为五步蛇,去内脏,烘干用)、金钱白花蛇(为银环蛇的幼体,烘干用)

【用法用量】

一钱至三钱,煎服。研末吞服1~2克。

【附药】

乌梢蛇:即游蛇科动物乌梢蛇除去内脏的干燥体。性味甘,平。归肝经。功效与白花蛇相近而药力较弱。用量一钱至三钱,煎服研末每次2~3克。

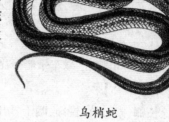

乌梢蛇

【注】

1. 白花蛇甘咸而温,专入肝经,祛风通络止痉痛,定惊止痉宁抽搐,且外达皮肤,又为痛风疥癣之要药,殆为祛风攻毒之功耳。

2. 金钱白花蛇功同白花蛇而力更胜之,乌梢蛇之性能亦同于白花蛇,而效则弱之。

【医典举例】

《开宝本草》:"主中风湿痹不仁,筋脉拘急,口面㖞斜,半身不遂,骨节疼痛,大风疥癞及暴风瘙痒,脚弱不能久立。"《本草经疏》:"风者百病之长,善行而数变。蛇性走窜,亦善行而无处不到,故能引诸风药至病所,自脏腑而达皮毛也。"

徐长卿

【释名】

萝藦科苍本植物徐长卿的根及根茎。

【性味】

辛,温。归肝、胃经。

【功效】

祛风通络,止痛,止痒,解毒消肿。

【适应症】

1. 用于风湿痹痛。

本品善于祛风,功能通络止痛,用于风湿关节疼痛,可配合虎杖等同用。

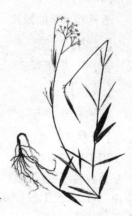

徐长卿

2. 用于脘腹痛,牙痛,跌扑伤痛等症。

徐长卿具有良好的止痛作用,临床上多用于多种疼痛,能起显著的止痛效果,适用于脘腹痛、牙痛及跌打损伤疼痛诸症,可单味应用或随症配伍有关药物。

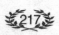

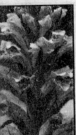

3. 用于湿疹，风疹瘙痒，顽癣等症。

本品又长于祛风止痒，善治湿疹、风疹、顽癣等皮肤瘙痒之症，可单味煎汤内服，或煎汤外洗，亦可配合苦参、地肤子、白鲜皮等药同用。

4. 用于毒蛇咬伤。

本品又能解毒消肿，对于毒蛇咬伤，可配合半边莲、野菊花等药同用。

此外，古代医家认为本品具有通利小便的作用；现代又常用于登山呕吐、晕车晕船等症。

【方剂名称】

徐长卿、寮刁竹（洗净，晒干，切碎用）

【用法用量】

一钱至三钱，煎服。

【医典举例】

徐长卿汤（《圣惠方》）：徐长卿、茅根、木通、冬葵子、滑石、槟榔、瞿麦、朴硝。治气壅关格不通，小便淋结，脐下妨闷。

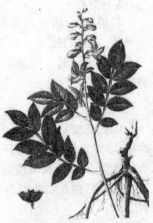

白鲜皮

桑枝

【释名】

桑科乔木桑的嫩枝。

【性味】

苦，平。归肝经。

【功效】

祛风通络。

【适应症】

用于风湿痹痛。

桑枝善于祛风，通利关节，用于风湿痹痛，常与防己、威灵仙、羌活、独活等配合应用；本品善走上肢，尤以治肩背酸痛，经络不利为常用，可单味膏服或与祛风湿药配伍使用。

【方剂名称】

桑枝、嫩桑枝、童桑枝、炒桑枝（清炒微焦用）

【用法用量】

三钱至五钱，煎服。

【医典举例】

桑枝膏(《上海市中药成药治剂规范》):桑枝浓煎取汁,加砂糖40%制成膏剂。治风湿疼痛,四肢麻木,筋骨酸痛者。

《本草图经》:"疗遍体风痒干燥,脚气风气,四肢拘挛。"《本草汇言》:"去风气挛痛。"《本草备要》:"利关节,养津液,行水去风。"

络石藤(附:海风藤)

【释名】

夹竹桃科攀援藤本植物络石的干燥带叶藤茎。

【性味】

苦,微寒。归心、肝、肾经。

【功效】

祛风通络,凉血消痈。

【适应症】

1. 用于风湿痹痛。

络石藤功能祛风而舒经活络,性寒清热,风湿痹痛偏热者较为适宜,可单味浸酒服,也可与木瓜、海风藤、桑寄生、生苡仁等同用。

2. 用于疮疡肿痛。

本品行微寒,能凉血清热而消痈,用治疮疡肿痛之症,常与乳香、没药、瓜蒌、甘草、皂角刺等配伍。

【方剂名称】

络石藤(洗净,晒干,切碎用)

【用法用量】

三钱至五钱,煎服。

【附药】

海风藤:即胡椒科植物海风藤的藤茎。功能祛风通络,适用于风湿痹痛、关节酸痛、屈伸不利等症,一般用量三钱至五钱,煎服。

【医典举例】

《神农本草经》:"主风热死肌痈伤,口干舌焦,痈肿不消,喉舌肿水浆不下。"《本草纲目》:"气味平和,其功主筋骨关节风热痈肿。"《要药分剂》:"络石之功,专于舒筋活络。凡病人筋脉拘挛,不易屈伸者,服之无不获效,不可忽之也。"

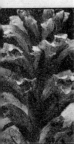

寻骨风(附:丝瓜络)

【释名】

马兜铃科草本植物棉毛马兜铃的地上部分。

【性味】

辛、苦,平。归肝经。

【功效】

祛风通络,止痛。

【适应症】

1. 用于风湿痹痛。

寻骨风功能祛风通络,适用于风湿痹痛、筋脉拘挛,可单味浸酒服或与桑枝、络石藤配伍应用。

2. 用于胃痛,睾丸肿痛,跌打伤痛等症。

本品又具有止痛作用,用治胃痛可配海螵蛸、陈皮同用;用治睾丸肿痛可与鸡蛋同煮,饮汤食蛋;用治跌打伤痛可配透骨草等同用。

此外,本品内服还可用治癌肿,外用可治外伤出血等。

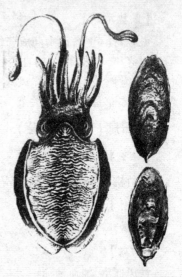

海螵蛸

【方剂名称】

寻骨风、巡骨风(洗净,晒干,切碎用)

【用法用量】

三钱至五钱,煎服。

【附药】

丝瓜络:及葫芦科草本植物丝瓜老熟果实的网状纤维(维管束)。性味甘,平。归肺、胃、肝经。功能通利经络,适用于筋骨酸痛,胸胁疼痛,乳痈肿痛等症。一般用量一钱至三钱,煎服。

接骨木

【释名】

忍冬科灌木或乔木接骨木的带叶茎枝。

【性味】

甘、苦,平。归肝经。

【功效】

祛风通络,活血止痛,利水消肿。

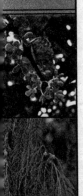

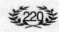
汤头歌诀

【适应症】

1. 用于风湿痹痛。

本品功能祛风湿、通经络,对风湿痹痛、关节不利之症,可配合老鹤草、防风、桑枝、红花等,亦可单味煎汤乘热熏洗患处。

2. 用于跌扑伤痛。

本品又能活血止痛,用治跌打损伤、瘀阻疼痛等症,可配合透骨草、当归、川芎、赤芍等药同用。

3. 用治水肿,小便不利。

本品治疗水肿、小便不利等症,具有利水消肿之功,可配合玉米须、车前子等同用。

【方剂名称】

接骨木、扦扦活(洗净,晒干,切碎用)

【用法用量】

三钱至五钱,煎服。外用适量。

【医典举例】

《本草新编》:"入骨节,专续筋接骨,折伤酒吞,风痒汤浴。"

木瓜

【释名】

蔷薇科灌木贴梗海棠的成熟果实。

【性味】

酸,温。归肝、脾经。

【功效】

除湿利痹,缓急舒筋,消食,治脚气。

【适应症】

1. 用于风湿痹痛。

木瓜酸温入肝,具有除湿通络之功,为风湿痹痛、筋脉拘挛常用药,临床上治风湿痹痛时一般用于腰膝酸痛者居多,常与虎骨等配用。

2. 用于吐泻转筋。

肝主筋,吐泻失水,筋失所养,则转筋痉挛。木瓜入肝,功能缓急舒筋,故为治吐泻转筋之要药。用于暑湿霍乱,吐泻转筋之症,可配伍薏苡仁、蚕砂、黄连、吴茱萸等药同用。

此外,本品又为治脚气肿痛要药,可配伍吴茱萸、紫苏、槟榔同用。尚有消食作

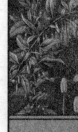

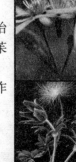

用,可用于消化不良症。

【方剂名称】

木瓜、宣木瓜(洗净,晒干,切碎用)

【用法用量】

一钱至三钱,煎服。

【注】

木瓜性味酸温,能入肝脾,为舒筋活络之要药。多用于腰膝酸痛,筋挛足痿;化湿和中之良品,又能治霍乱吐泻,转筋腿痛;且为脚气要药,盖亦化湿舒筋之效,还有消食之功,助脾之能。

蚕砂

【释名】

蚕蛾科昆虫家蚕的粪便。

【性味】

甘、辛,温。归肝、脾、胃经。

【功效】

除湿利痹,缓急舒筋。

【适应症】

1. 用于风湿痹痛。

本品善于化湿,功能通络利痹,可用于风湿痹痛之症,如为湿热郁阻者,可配防己、薏苡仁、滑石等同用;肢体不遂、麻木,可与防风、当归、白茄根等配伍。炒热外敷,还有温通血脉利痹止痛之效。

2. 用于吐泻转筋。

本品能化湿,缓急舒筋,用于霍乱吐泻转筋,腹痛等症,配伍黄芩、木瓜、吴茱萸同用。

此外,本品还可治皮肤湿疹瘙痒,可煎汤外洗。

【方剂名称】

蚕砂、晚蚕砂、夏蚕砂、二蚕砂、蚕矢(晒干用)

【用法用量】

一钱至三钱,须包煎。

【医典举例】

蚕矢汤(《霍乱论》):蚕砂、木瓜、生苡仁、大豆卷、黄连、栀子、半夏、通草、黄芩、吴茱萸。治霍乱吐泻,转筋腹痛,口渴乱躁危急。

《本草纲目》:"蚕性燥,燥能祛风胜湿,故蚕砂主疗风湿之病,有人病风痹用此熨法得效。"

松节(附:松香、松花粉)

【释名】

松科乔木油松或马尾松的瘤状节或分枝节。

【性味】

苦,温。入肝、肾经。

【功效】

除湿利痹。

【适应症】

用于风湿痹痛。

本品苦燥温通,具有燥湿通络利痹之功,善去筋骨间风湿,对于风湿痹痛、关节酸痛等症,可单味浸酒服或与羌活、独活、防风、桑枝、海风藤、川芎、当归等药同用。

【方剂名称】

松节、油松节(晒干,切碎用)

【用法用量】

一钱至三钱,煎服。

【附药】

1. 松香:即松树的树脂。性味苦、甘、温。功能祛风燥湿,生肌止痛,适用于风湿痹痛,疮疡肿痛等症。一般用量一钱至三钱,入丸散或浸酒服。

2. 松花粉:即松树的花粉。性味甘温。功能润肺,燥湿,止血。内服可以治咳嗽;外敷可治皮肤湿疹,婴儿尿布湿疹,创伤出血。一般用量一钱至二钱,包煎。外用适量。

【医典举例】

《本草纲目》:"筋骨间风湿诸病宜之。"《本草汇言》:"气温性燥,如足膝筋骨,有风有湿,作痛作痿,痿软无力者,用此立痊。倘阴虚髓乏,血燥有火者,宜斟酌用之。"

海桐皮

【释名】

豆科乔木刺桐或芸香科乔木花椒或朵椒的干燥树皮。

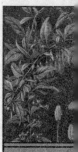
汤头歌诀

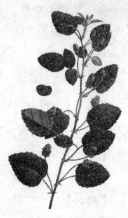

补骨脂

【性味】

辛、苦，平。归肝、肾经。

【功效】

除湿利痹，清热化湿。

【适应症】

1. 用于风湿痹痛。

本品功能祛风湿，通经络，主要适用于下肢关节痹痛以及腰膝疼痛等症，临床常配合牛膝、薏苡仁、五加皮等药同用。

2. 用于湿热下注，脚膝疼痛。

本品又能清热化湿，用治湿热下注、脚膝疼痛的病症，可配合草薢、木通等药同用。

此外，本品外用治疥癣，可配合川槿皮、蛇床子、大黄，浸酒外搽。

【方剂名称】

海桐皮、赤桐皮、浙桐皮（洗净，晒干，切片用）

【用法用量】

一钱至三钱，煎服。外用适量。

【医典举例】

海桐皮散（《证治准绳》）：海桐皮、熟地黄、牡丹皮、牛膝、山茱萸、补骨脂。治手足拘挛。

《本草求真》："海桐皮，能入肝经血分，祛风除湿，及行经络，以达病所。"

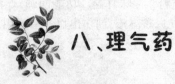

八、理气药

凡能调理气分舒畅气机的药物称为理气药。因其善于行散气滞故又称为行气药，作用较强者称为破气药。

所谓气滞，就是指气机不畅、气行阻滞的证候。多由于冷热失调、精神抑郁、饮食失常以及痰饮湿浊等因所致。气滞病症，主要为胀满疼痛。气滞日久不治，可进而生痰、动火、积留血液。理气药功能疏通气机，既能缓解胀满疼痛，又能防止胀、满、瘀的发生，所以凡属气滞病症及时应用理气药治疗具有重要意义。

理气药适用于脾胃气滞、脘腹胀满疼痛、胸部气滞、胸痹疼痛、肝气瘀滞、胁肋胀痛、乳房胀痛或结块、疝痛、月经不调等；以及胃气上逆、呕吐嗳气、呕逆等症。分别具有理气宽中、行气止痛、宽胸止痛、疏肝解郁、降逆和胃等作用。

理气药大都味多苦辛，性多属温，能入脾、胃、肺、肝经。

橘皮（附：橘络、化橘红）

【释名】

云香科小乔木橘及其栽培变种的成熟果皮。

【性味】

辛、苦，温。归脾、肺经。

【功效】

行气除胀满，燥湿化痰，健脾和中。

【适应症】

1. 用于胸腹胀满等症。

橘皮辛散通温，气味芳香，长于理气，能入脾肺，故既能行散肺气壅遏，又能行气宽中，用于肺气拥滞、胸膈痞满及脾胃气滞、脘腹胀满等症。常与木香、枳壳等配伍应用。

2. 用于湿阻中焦、脘腹痞胀、便溏泄泻，以及痰多咳嗽等症。

橘皮苦温燥湿而能健脾行气，故常用于湿阻中焦、脘腹胀闷、便溏苔腻等症，可配伍苍术、厚朴同用。又善于燥湿化痰，为治湿痰壅肺、痰多咳嗽的常用要药，每与半夏、茯苓同用。

3. 用于脾虚饮食减少、消化不良，以及恶心呕吐等症。

本品燥湿而能健脾开胃，适用于脾胃虚弱、饮食减少、消化不良、大便泄泻等症，常与人参、白术、茯苓等配合应用。因其既能健脾，又能理气，故往往用作补气药之佐使，可使补而不滞，有防止壅遏作胀的作用。

此外，橘皮又能和中，可治胃失和降、恶心呕吐，若胃寒呕吐，可与生姜同用；胃热呕吐，又可配伍竹茹、黄连等药同用。

【方剂名称】

橘皮、陈皮、广陈皮、新会皮（洗净，晒干，切碎用）、炒橘皮（麸皮拌炒）

【用法用量】

一钱至三钱，煎服。

【附药】

1. 橘络：即橘瓣上的筋膜。是橘的中果及内果皮之间的维管束群。性味苦、平。功能化痰理气通络，适用于痰滞经络、咳嗽、胸胁作痛等症。一般用量一钱至

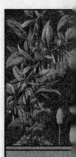

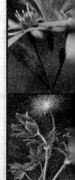

一钱半,煎服。

2. 化橘红:即云香科植物柚的果实。性味苦、辛、温。功能燥湿化痰,理气,消食。适用于痰多咳嗽,以及食积、脘腹胀痛等症。一般用量 3~10 克,煎服。

【注】

1. 橘皮味辛苦而性温,气芳香而入肺脾。辛散行气滞,乃是肺气壅滞、脾胃气滞的要药;苦温而燥湿,故而湿阻中焦、痰多咳嗽,卓有奇功;且能和中以治呃逆,并能健脾等。

2. 橘皮在临床上应用甚为广泛,《纲目》称其"同补药则补,同泻药则泻,同升药则升,同降药则降",然而所治病症无非肺、脾两经,而其效用则兼理气燥湿、化痰健脾也。

3. 古人对橘皮的应用有橘红、橘白之分,橘红是橘皮之外层色红者,以燥湿化痰之功为胜;橘白为内层色白者,无燥烈之弊,而能化湿和胃。现在上海地区已不再区分。

【医典举例】

《本草纲目》:"其治百病总是取其理气燥湿之功,同补药则补,同泻药则泻,同升药则升,同降药则降。脾乃元气之母,肺乃摄气之要,故橘皮为二经气分之要,但随所配而补泻升降也。"《日用本草》:"能散能泻,能温能补,能消膈气,化痰涎,和脾止嗽,通五淋。"《本草经疏》:"辛能散,苦能泻,温能通行,则逆气下,呕嗽止,胸中瘕热消矣,脾为运动磨物之脏,气滞则不能消化水谷,为吐逆、霍乱、泄泻等证,苦温能凿脾家之湿,使滞气运行,诸证自疗矣。"《本草汇言》:"味辛善散,故能开气;胃苦开泄,故能行痰;其气温平,善于通达,故能止呕、止咳,健脾和胃者也。东垣曰:夫人以脾胃为主,而治病以调气为先,如欲调气健脾者,橘之功居其首焉。"

枳实(附:枳壳)

【释名】

云相科小乔木酸橙及其栽培变种或甜橙或幼果。

【性味】

苦,微寒。归脾、胃、大肠经。

【功效】

行气除胀满,化痰开痹,消积导滞。

【适应症】

1. 用于胸腹胀满。

枳实理气行气作用较强,故一般认为本品有破气作用,功用行气滞、除胀满,用于胸腹胀满,常与木香、橘皮等同用。此外,对食积不化、脘腹胀满者,可配山楂、神曲等同用;脾虚而见脘腹胀满闷塞者,常配合白术同用;对病后劳复、身热、心下痞闷者,可配栀子、豆豉等同用;寒凝气滞而见胃痛者,可配合橘皮、生姜同用。

2. 用于胸痹结胸,以及痰多咳嗽、风痰眩晕等症。

本品既能理气,又能化痰,对痰湿遏阻胸阳、胸阳不振、胸痹疼痛,可配瓜蒌、薤白、桂枝等品同用;用治痰热互结、胸痞按之疼痛,可配黄连、瓜蒌等同用;对于痰多咳嗽、风痰眩晕等可配陈皮、半夏、天麻等同用。

3. 用于食积停滞、便秘腹痛及泻痢不畅、里急后重等症。

枳实苦降下行,功能消积导滞,治便秘腹痛,常配合大黄、厚朴等同用;治泻痢后重,常配合木香、槟榔等同用。

此外,本品还可用于胃下垂、脱肛、子宫脱垂等症,宜与补气生阳之品同用;近年来发现本品又有升压作用,可用于休克。

【方剂名称】

枳实、江枳实、生枳实(生用作用较猛)、炒枳实(麸皮炒至为焦为度)、枳实炭(清炒至外成焦黑色)

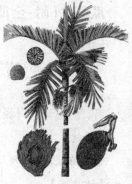

槟 榔

【用法用量】

一钱至三钱,煎服。

【附药】

枳壳:即云香科小乔木香橼、酸橙等植物的成熟果实。性味效用与枳实相似,但力薄性缓,以行气宽中除胀为主,适用于胸胁胀痛、脘腹痞闷为主。一般用量一钱至三钱,煎服。

【注】

1. 枳实苦而微寒,入脾、胃、大肠经,苦泄力大,行气力强,故为破气之药,性沉降而下行,功能理气除痞,以除胸腹痞满,兼能化痰以开痹,消积以导滞,实乃破气之峻剂,治痞满、导积滞之要药。又具升高血压之能,治阴挺脱肛之用。

2. 枳实与枳壳皆为果实,因老幼不同而区分。两者功效略同,但枳实力强枳壳力缓。破气除痞,消积导滞多用枳实;理气宽中消胀除满多用枳壳。

3. 厚朴与枳实行气导滞常配合应用,但厚朴苦辛性温,行气力缓,长于燥湿散满,且能下气平喘;枳实味苦性寒,破气力强,长于化痰除痞,且有消积导滞的作用。

【医典举例】

枳实导滞丸(《内外伤辨惑论》):枳实、白术、黄芩、泽泻、茯苓、大黄、六曲。治脾胃湿热,胸闷腹痛,积滞泄泻。

枳术丸(《内外伤辨惑论》):枳实、白术。治脾胃虚,运化弱,食后脘腹痞满作胀者。

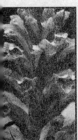

小结胸加枳实汤（《温病条辨》）：黄连、瓜蒌、枳实。治阳明暑温，水结在胸，面赤身热头晕，渴欲凉饮，得水则呕，按之胸下痛。

导痰汤（《济生方》）：半夏、橘红、枳实、茯苓、甘草、人参、远志、酸枣仁、北五味、熟地。治心虚胆怯，短气乏力，心烦不眠，惊悸或癫狂等。

《本草衍义》："枳实、枳壳，一物也。小则其性酷而速，大则其性和而缓也。"《本草纲目》："枳乃木名，实乃其子，故曰枳实。后人因小者性速，又呼老者为枳壳。生则皮厚而实，熟则壳薄而虚，正如青橘皮、陈橘皮之意，宋人复出枳壳一条，非矣。寇氏以为破结实而名，亦未必然。"

瓜蒌皮（附：全瓜蒌）

【释名】

葫芦科藤本植物栝蒌或双边栝蒌的成熟果皮。

【性味】

苦，寒。归肺、胃经。

【功效】

行气除胀满，化痰开痹，清肺止咳。

【适应症】

1. 用于胸腹胀满。

本品功能行气，具有行气滞、除胀满的功能，能入肺胃，故对胸膈痞闷、脘腹胀满等均可应用，常与木香、乌药、橘皮、枳壳等配合应用。

2. 用于胸痹结胸。

本品既能化痰，又能行气，为治胸痹胸痛要药，常与薤白、半夏、桂枝等同用，且又适用于结胸症，可配黄连、半夏等同用。

3. 用于肺热咳嗽。

本品性味苦寒，能入肺经，又具有清肺化痰止咳之效，可配贝母、天花粉、桔梗等同用。

此外，近年来临床还用本品治疗冠心病、心绞痛。

【方剂名称】

栝蒌皮、瓜蒌皮（清炒至微焦）

【用法用量】

一钱至三钱，煎服。

【附药】

全瓜蒌：即瓜蒌皮（三分之一）与瓜蒌仁（三分之二）合用。功能行气除满，清热

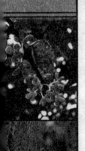

润肺,化痰开胸除痹,消散乳痈。适用于胸腹胀满,燥热咳嗽,胸痹结胸,以及乳痈初起肿痛等症。一般用量三钱至五钱,治乳痈初起可用五钱至一两煎服。

【注】

瓜蒌,古称栝蒌实,原为皮仁合用。现在临床有三种用法,一为瓜蒌皮,偏于清肺化痰止咳、行气除胀满;一为瓜蒌仁,偏于润肺化痰,润肠通便;一为全瓜蒌,则兼有皮仁两者作用,且又治疗乳痈初起之症。

木香

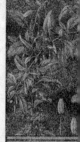

【释名】

菊科本草植物木香的根。

【性味】

辛、苦,温。归脾、胃、大肠、胆经。

【功效】

行气止痛。

【适应症】

用于胸腹胀痛,胁肋疼痛及泻痢腹痛等症。

木香辛温通散,善于行气而止痛,为行散胸腹气滞常用要药,每可与枳壳、川楝子、延胡索同用;对于胸腹胀痛,可与柴胡、郁金等品同用。又能入大肠,治疗气滞大肠,泻痢腹痛,里急后重的症候,可与槟榔、枳实、大黄等同用;对湿热泻痢,腹痛常与黄连配伍同用。

此外,木香常用于补益剂中,以舒畅气机,使补益药补而不滞。

【方剂名称】

木香、广木香(生用行气止痛)、煨木香、炙木香、炒木香(麸皮拌炒用以止泻)

【用法用量】

一钱至三钱,煎服。

【注】

1. 木香,苦辛性温,芳香浓郁,行气力佳,能宣三焦之气滞,解寒凝之诸痛,然以疏理胃肠之气分阻滞为主,具有消胀除痛之卓功。唯行气宜生用,炒用则走散之性虽有丧失,却有实大肠之效用,常用于泻痢腹痛之症。

2. 木香,古代文献又称之为青木香,目前系以马兜铃根为青木香,品种不同,功用有异应于注意。

【医典举例】

木香槟榔丸(《卫生宝鉴》):木香、槟榔、青皮、陈皮、枳壳、黄柏、黄连、吴茱萸、

汤头歌诀

三棱、莪术、大黄、香附、牵牛、芒硝。治痢下腹痛。

《大明本草》："治心腹一切气,膀胱冷痛,呕逆反胃,霍乱,泄泻,痢疾健脾消食,安胎。"《珍珠囊》："散滞气,调诸气,和胃气,泻肺气。"《本草纲目》："乃三焦气分之药,能升降诸气,诸气月贲郁,皆属于肺,故上焦气滞用之者,乃金郁则泄之也;中气不运,皆属于脾,故中焦气滞宜之者,脾胃喜芳香也;大肠气滞则后重,膀胱气不化则癃淋,肝气郁则为痛,故下焦气滞者宜之,乃塞者通之也。"《本草汇言》:"《本草》言治气之总药,和胃气、通心气、降肺气、疏肝气、快脾气、暖肾气、消积气、温寒气、顺逆气、达表气通里气,管统一身上下内外诸气,独为其功。"《药品化义》:"香能通气,和合五脏,为调诸气要药。"《本草求真》:"下气宽中,为三焦气分要药。然三焦则又以中为要。中宽则上下皆通,是以号为三焦宣滞要剂。至书所云能升能降,能散能补,非云升类升柴,降同沉重,不过因其气郁不升,得此气克上达耳。况此苦多辛少,言降有余,言升不足,言散则可,言补不及,一不审顾,任书混投,非其事矣。"《本草正义》:"方香气烈而味厚,《本经》止言味辛,《别录》则谓之温。以气用事,澈上澈下,能升能降,非温和澳休,何以致此?"

乌药

【释名】

樟科灌木或小乔木乌药的块根。

【性味】

辛,温。归脾、肺、肾、膀胱经。

【功效】

行气止痛,温肾散寒。

【适应症】

1. 用于胸腹胀痛,寒疝腹痛及经行腹痛等症。

乌药辛开温通,善于疏通气机,功能行散气滞、止痛,能上入肺、脾,舒畅胸腹之气滞,故凡寒邪气滞引起的胸闷腹胀或胃腹疼痛等症,均可应用,常与木香相须为用。亦可配合香附、枳壳、郁金等同用。本品又善于散寒止痛,用治寒疝腹痛,可配合小茴香、青皮等同用;用于经行腹痛,可配合当归、香附等同用。

2. 用于小便频数,遗尿。

乌药又能下行肾与膀胱,能温肾散寒,对肾与膀胱虚寒所引起的小便频数、遗尿,常配合益智仁、山药等同用。

【方剂名称】

台乌药、乌药(切片晒干用)

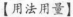
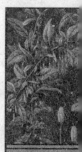

【用法用量】

一钱至三钱,煎服。

【注】

1. 乌药性味辛温,走肺脾而理胸腹之气滞,散寒凝而除疝气经行之疼痛,且能温肾,除膀胱之冷气,用治尿频遗尿之症。

2. 木香与乌药皆能行气止痛,为治胸腹胀痛之要药,临床每相须为用,然木香行气力佳,且煨用有止泻之功;乌药则又善治寒疝痛经,且能温肾散寒,以治尿频遗尿之症。

【医典举例】

四磨汤(《济生方》):乌药、沉香、人参、槟榔。治七情郁结,上气急喘。

天台乌药散(《医学发明》):天台乌药、茴香、木香、青皮、高良姜、槟榔、巴豆、川楝子。治寒凝气滞,小肠疝气,少腹痛引睾丸等症。

乌药汤(《济阴纲目》):乌药、香附、当归、木香、甘草。治妇女经行腹痛。

《药品化义》:"气雄性温,故快气宣通,疏散凝滞,甚于香附。以之散寒气,则客寒冷气自除;祛邪气则天行疫瘴即却;开郁气,中恶腹痛,胸膈胀满,顿然而减;疏经气,中风四肢不遂,初产血气凝滞,渐次能通,皆藉其气雄之功也。"《本草求真》:"功与木香、香附同为一类,但木香苦温,入脾爽滞,用于食积则宜;香附辛苦,入肝、胆二经,开郁散结,每于忧郁则妙;此则逆邪横胸,无处不达,故用以为胸腹逆邪要药耳。"

檀香

【释名】

檀香科乔木檀香的木材。

【性味】

辛,温。归脾、胃、肺经。

【功效】

行气止痛。

【适应症】

用于胸腹疼痛等症。

檀香味辛性温,能入肺胃,善调膈上诸气,对胸腹气滞所引起的疼痛等症,常与砂仁、乌药等药配伍应用;用于血瘀气滞、心腹疼痛,可配丹参、砂仁等同用。

此外,近年来临床用以治疗冠心病、心绞痛,可配细辛、延胡索等同用。

【方剂名称】

檀香、白檀香、檀香屑(去外皮锯断劈碎或刨片用)

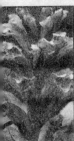

【用法用量】

三分至一钱,煎服。或入丸散。

【医典举例】

宽胸丸(《中药临床应用》):檀香、荜茇、延胡索、细辛、高良姜、冰片。治冠心病、心绞痛。

《本草备要》:"调脾肺、利胸膈,为理气要药。"《本草求真》:"凡因冷气上结,饮食不进,气逆上吐,抑郁不舒,服之能引胃气上升,且能散风避邪,消肿住痛,功专入脾与肺,不似沉香力专主降,而能引气下行也。"

甘松

【释名】

败酱科草本植物甘松、匙叶甘松的根及茎叶。

【性味】

辛、甘,温。归脾、胃经。

【功效】

行气止痛

【适应症】

用于胸腹疼痛,食欲不振等症。

甘松温而不热,甘而不滞,其气芳香,能开脾郁;其性温通,能行气止痛。在临床上常用于气郁胸闷、胃脘疼痛等症,可与木香、香橼皮等配伍同用。

甘 松

【方剂名称】

甘松、香甘松(洗净,晒干)

【用法用量】

一钱至钱半,煎服。

【医典举例】

大七香丸(《和局方剂》):香附、麦芽、砂仁、藿香、甘草、肉桂、陈皮、丁香、甘松、乌药。治脾胃虚寒,心腹满痛。

《本草纲目》:"甘松芳香,能开脾郁,少加入脾胃药中,甚醒脾气。"《本草汇言》:"醒脾畅胃之药也。"《开宝方》:"主心腹卒痛,散满下气,皆取温香行散之意。其气芳香,如脾胃药中,大有扶脾顺气、开胃消食之功。"《本草正义》:"近东瀛医家谓此药善通经络,专治转筋,为霍乱转筋必须之药。颐自定霍乱酒方,合姜、附、萸、连诸味,治真寒霍乱、转筋入腹危急重症,即有捷效,知此物温运,活络通经,无出其右。"

路路通（附：白胶香）

【释名】

金缕梅科乔木的果实。

【性味】

苦、微涩，平。归肝、胃经。

【功效】

行气止痛，活血通络，利水消肿。

【适应症】

1. 用于脘腹胀痛。

路路通具通利之性，功能行气宽中而止痛，在临床上用于脘腹胀痛、大便不爽等症，可与木香、乌药、枳壳等同用。

2. 用于风湿痹痛，月经不调。

本品又能活血通络，对妇女月经不调、月经量少而腹胀者，可与香附、茺蔚子等配伍；对风湿痹痛、腰腿酸痛、筋络拘挛等症，可与当归、川芎、独活、桑寄生等同用。

3. 用于水肿、小便不利等症。

本品又有利水消肿的功效，用于水肿，可与茯苓皮、桑白皮、冬瓜皮等配伍。

此外，本品通利之性也能通下乳汁，用于气血壅滞、乳汁不通，可配伍穿山甲、王不留行等药同用。

【方剂名称】

路路通、九孔子、枫树果（炒微焦，摘去刺用）

【用法用量】

一钱至三钱，煎服。月经过多及孕妇，不宜应用。

【附药】

白胶香：即香树的树脂。性味苦、辛，平。功能活血消肿，生肌止痛，外用止血。适用于疮毒痈疽，创伤出血等症。内服制用，外用生用。一般用量为三分至一钱，入丸散用，外用适量。

《本草纲目拾遗》："舒经络拘挛，周身痹痛，手脚及腰痛。"

大腹皮

【释名】

棕榈科乔木槟榔的果皮。

【性味】

辛，温。归脾、胃、大肠、小肠经。

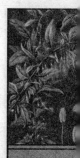

汤头歌诀

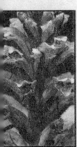

【功效】

行气止痛,利水消肿。

【适应症】

1. 用于脘腹胀痛。

大腹皮功能行气利水疏滞、宽中除胀而止痛,适用于脾胃气滞所致的脘腹胀痛,常与厚朴、陈皮等药配伍同用。

2. 用于水肿,脚气肿痛。

大腹皮又能利水消肿,用于水湿外溢、水肿、小便不利之证,常与茯苓皮、冬瓜皮等配伍;用于脚气肿痛,可与木瓜、苏叶、槟榔等同用。

【方剂名称】

大腹皮、槟榔皮(洗净,晒干用)

【用法用量】

一钱至三钱,煎服。

【医典举例】

大腹皮散(《证治准绳》):大腹皮、木瓜、苏子、槟榔、荆芥穗、陈皮(去白)、紫苏叶、莱菔子、沉香、桑白皮、枳壳。治脚气肿满,小便不利。

《本草经疏》:"大腹皮即槟榔皮也。第槟榔性烈,破气最捷;腹皮性缓,下气稍迟。"《药性类明》:"丹溪常用之以治肺气喘促,及水肿药中又多用之,盖亦取其泄肺,以杀水之源。"《本草汇言》:"宽中利气之捷药也。"《本经逢原》:"槟榔性沉重,泄有形之积滞;腹皮性轻浮,散无形之滞气。故痞满膨胀,水气浮肿,脚气壅逆者宜之。"

青皮(附:橘叶、橘核)

【释名】

云西科小乔木橘及其栽培变种的幼果。

【性味】

苦、辛,温。归肝、胆、胃经。

【功效】

疏肝破气,消积化滞。

【适应症】

1. 用于胁肋疼痛,乳房胀痛或结块,疝气疼痛等症。

青皮性味辛苦而温,能入肝胆,行气力强,善于疏肝破气,适用于各种肝气郁结之症,用治胁肋疼痛,常与柴胡、郁金、枳壳同用;乳房胀痛或结块常与柴胡、香附、

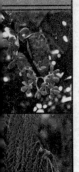

青橘叶同用;若肝郁化热、发为乳痈,当与瓜蒌、蒲公英、金银花等配伍;对于疝气疼痛,常与乌药、小茴香、木香等配伍同用。

2. 用于食积停滞、脘腹胀满。

青皮能消积化滞,所以有可用于食积气滞,常与六曲、麦芽、山楂等健胃消食导滞之品同用。

【方剂名称】

青皮、小青皮、细青皮、炒青皮、炙青皮(麸炒用)

【用法用量】

一钱至三钱,煎服。

【附药】

1. 橘叶:即橘树之叶。性味辛、苦,平。功能疏肝理气,消肿散结。适用于乳房胀痛或结块等症。一般用量一钱至三钱,煎服。

2. 橘核:即橘的种子。性味苦、辛,温,入肝经。功能疏肝理气,散结止痛。适用于疝气疼痛,睾丸疼痛等症。一般用量一钱至三钱,煎服。

【注】

1. 青皮苦辛而温,能入肝胃,沉降下行,其性缓急,疏肝破气,能除乳痈、小腹疝痛;散积化滞,能消食积停滞、脘腹胀痛。

2. 橘皮与青皮,同为一物,因老幼不同而功效有异,橘皮为成熟之果皮,入脾肺二经,性和缓而主升浮,长于理脾肺气滞、燥湿化痰,且能健脾;青皮为未成熟之果实,入肝胃二经,性峻急而沉降,长于疏肝经之气滞,且能消散食积之停滞。惟肝气为病每影响及于脾胃,若是肝脾同病或肝胃不和者,二药又常配合应用。

【医典举例】

《珍珠囊》:"主气滞,破基结,少杨阳经下药也。陈皮治高,青皮治低。"《本草汇言》:"破滞气,消坚积之药也。凡病郁怒气逆而肋刺痛,或疝气冲筑而小腹牵弦,二者乃肝气不和之病也;或温疟痞闷而寒热不清,或下痢痛甚而小腹胀满,或小儿食疳诸积而肚大肢瘦,三者乃脾气不和之病。此剂苦能泄,辛能散,芳香能辟邪消瘴,运行水谷,诚专功也。"

枸橘

【释名】

云香科灌木或小乔木枸橘的未成熟果实。

【性味】

辛、苦,温。归肝、胃经。

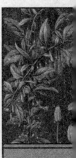

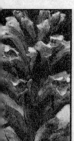

汤头歌诀

【功效】

疏肝破气,消积化滞。

【适应症】

1. 用于肋疼痛,乳房胀痛或结块,疝气疼痛等症。

枸橘辛苦而温,善于疏肝理气,常用于肝郁气滞之症,治疗肋疼痛,可配青皮、郁金等;对于乳房胀痛或结块,可配伍柴胡、香附、夏枯草等;若治疝气疼痛,可佩合川楝子、橘核、小茴香等同用。

2. 用于食积停滞、脘腹胀满。

枸橘又能消积化滞可用于食积不化、气滞不畅、脘腹胀满,大便秘结者,常与山楂、麦芽等消食药同用。

此外,临床还用本品治胃下垂、子宫脱垂、脱肛等症。

【方剂名称】

枸橘李、枸橘梨(洗净,晒干,切碎用)

【用法用量】

一钱至三钱,煎服。本品有缓泻作用,脾虚便溏者忌用。

川楝子

【释名】

楝科乔木植物川楝的成熟果实。

【性味】

苦、寒。归肝、胃、小肠、膀胱经。

【功效】

疏肝理气,杀虫疗癣。

【适应症】

1. 用于胸肋疼痛,脘腹胀痛及疝痛,痛经等症。

川楝子功能行气,归肝经,善治肝气犯胃疼痛以及胸肋疼痛、经行腹痛;又入胃经,对脾胃气滞、脘腹胀痛,亦颇为常用,常与延胡索等配伍同用。且性味苦寒,行气而无辛燥之弊,故亦可用于肝阴不足、肝气不舒之痛等症,可配沙参、麦冬等同用。治疝气痛,常配合小茴香、青皮等同用。

2. 用于虫积腹痛,头癣。

川楝子有杀虫的功效,又能止痛,用治虫积腹痛,常配合槟榔、使君子等同用;但其功效较苦楝根皮为弱。外用又可治头癣;焙黄研末,用猪油或麻油调成油膏,涂于患处(在涂药前先须将患处洗净)。

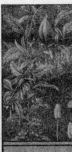

【方剂名称】

川楝子、金铃子、炙川楝子(清炒至微焦用)

【用法用量】

一钱至三钱,煎服。外用适量。

【注】

川楝子能入肝、胃,行气止痛力佳,善治脘腹胀痛,对肝气郁结痛、经痛、疝痛均有良好疗效。且苦寒而不辛燥,无伤阴之弊,对阴虚气滞用之尤为恰当。同时又能杀虫,内服可治虫积腹痛,外用可治头癣。

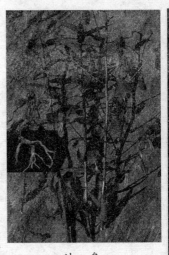

沙 参

【医典举例】

一贯煎(《柳州医话》):北沙参、麦冬、当归、生地黄、杞子、川楝子。治肝肾阴虚,肝气不舒,胸脘闷、吞酸吐苦,咽干口燥,舌红少津及疝气瘕聚等。

《用药法象》:"止上下部腹痛。"《本经逢原》:"川楝所主,乃囊肿茎强,木痛湿热之疝,非痛引入腹,厥逆呕涎之寒疝所宜。夫疝瘕皆由寒束热邪,每多掣引作痛,必需川楝之苦寒,兼茴香之辛热,以解错综之邪。""苦寒性降,能导湿热下走渗道,人但知其有治疝之功,而不知其荡热止痛之用。"《本草纲目》:"导小肠膀胱之热,因引心包相火下行,故心腹痛及疝气为要药。"

香附

【释名】

莎草科草本植物莎草的根茎。

【性味】

辛、微苦、甘、平。归肝、三焦经。

【功效】

疏肝理气,活血调经。

【适应症】

1. 用于肋疼痛,胸腹胀痛,乳房胀痛,疝气腹痛等症。

香附辛散苦降,甘缓性平,长于疏肝理气,并有止痛作用,对于肝气郁滞所引起的胸胁胀闷疼痛等症,常与柴胡、枳壳、陈皮、木香等同用;治疝气腹痛,可与小茴香、乌药同用;若乳房胀痛,可与柴胡、瓜蒌、青橘叶同用。

2. 用于月经不调,经行腹痛。

香附既能疏肝理气,又能活血调经,故为妇科疾病常用药品,适用于月经不调、

汤头歌诀

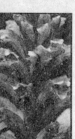

经行腹痛以及经前乳房胀痛等症,可与柴胡、当归、陈皮、青皮、白芍等同用。

【方剂名称】

制香附(用黄酒、醋等同蒸煮后用。疏肝止痛功效较佳)、生香附(洗净,晒干,切碎用)

【用法用量】

一钱至三钱,煎服。

【注】

香附辛苦甘平,入肝、三焦经。既能入气分以疏肝理气,为治肝胃不和之要药;复能入血分而活血调经,为治月经不调、经行腹痛之上品,故前人誉之为"气病之总司,女科之主帅"洵不诬也。

【医典举例】

青囊丸(《韩氏医通》):香附、乌药。治一切气痛。

《本草纲目》:"香附之气平而不寒,香而能窜,期味多辛能散,微苦能降,微甘能和。乃气病之总司,女科之主帅。"《本草经疏》:"治妇人崩漏;带下、月经不调者,皆降气、调气、散结、理滞所致也,盖血不自行,随气而行,气逆而郁,则血亦凝涩,气顺则血亦从之而和畅,此女人崩漏带下,月事不调之病所以咸须之耳。"《本草正义》:"辛味甚烈,香气颇浓,皆以气用事,故专治气结为病。虽含温和流动作用,而物质既坚,则虽善走而亦能守,不燥不散,皆其特异之性,故可频用而无流弊。"

佛手(附:佛手花)

【释名】

云香科小乔木或灌木佛手柑的果实。

【性味】

辛、苦、酸,温。归肺、脾、胃、肝经。

【功效】

疏肝理气,化痰宽胸。

【适应症】

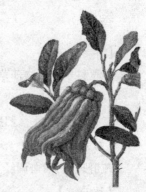

佛 手

1. 用于胸肋疼痛,胸腹胀痛等症。

本品气味清香,药性平和,虽属辛苦而温之品,却无燥烈之弊,能入肺、肝、脾、胃四经,对诸气滞均可应用,用治肺气郁滞胸闷及脾胃气滞,可配木香、枳壳等同用;用治肝气郁结痛及肝气犯胃之症,可配青皮、川楝子等同用。

2. 用于痰多咳嗽。

本品化痰止咳之力较弱,而兼理气宽胸之功,故对咳嗽日久痰多,而见胸膺闷痛者甚为适宜,可配橘络、丝瓜络、枇杷叶等同用。

【方剂名称】

佛手、陈佛手、佛手片、佛手柑(晒干,切片用)

【用法用量】

一钱至三钱,煎服。

【附药】

佛手花:即佛手柑的花。功用与用量、用法与佛手相似。

【注】

佛手,辛、苦、酸、温,气味清香,功能疏肝,且行肺胃气滞,又能化痰。虽疏肝之力逊于青皮,化痰之功弱于陈皮,然一物而兼理肺脾肝三经之气滞,平和而无燥烈之弊,是其所长焉。

【医典举例】

《本草从新》:"理上焦之气而止呕,进中州之食而健脾。"

绿萼梅(附:白残花)

【释名】

蔷薇科小乔木梅的花蕾。

【性味】

酸、涩,平。归肝、胃经。

【功效】

疏肝理气。

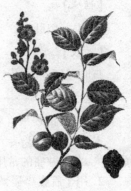

梅

【适应症】

1. 用于胸肋疼痛,胸腹胀痛等症。

本品有疏肝理气解郁作用,适用于肝气郁滞、胸闷胸痛及肝胃气滞、脘腹胀痛、胃纳不佳等症,可配合柴胡、白芍、茯苓、白术等药同用。

2. 用于梅核气。

本品能疏肝理气,配合化痰散结之品,苦用于痰气互结、梅核气之症,常与半夏、厚朴等同用。

此外,本草文献记载,本品尚有开胃、解暑、生津作用。

【方剂名称】

绿萼梅、绿梅花(晒干用)

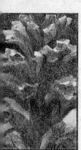

【用法用量】

一钱至钱半,煎服。

【附药】

白残花:即蔷薇花科灌木多花蔷薇的花,又名野蔷薇花。性味苦、涩,寒。归胃、肝经。功能理气和胃。适用于胸腹痞闷,不思饮食,以及口疮口糜之症。一般用量一钱至一钱半,煎服。

【医典举例】

《本草纲目拾遗》:"开胃散郁,煮粥食,助清阳之气上升,蒸露点茶,生津止渴,解暑涤烦。"

荔枝核

【释名】

无患子科乔木荔枝的成熟种子。

【性味】

辛,温。归肝经。

【功效】

疏肝理气,散结止痛。

【适应症】

1. 用于疝气,睾丸肿痛等症。

本品药性辛温,专入肝经,功能疏肝理气、散结止痛,为治疗肝经寒凝气滞所致的疝气,睾丸肿痛的常用要药,常与小茴香、吴茱萸、橘核等药配合应用。

2. 用于脘腹疼痛,痛经,产后腹痛等症。

本品疏肝理气止痛,用于肝气郁滞的胃脘疼痛,可与木香同用;若用肝郁气滞的痛经及产后腹痛,可配香附同用。

【方剂名称】

荔枝核(打碎用)

【用法用量】

一钱至三钱,煎服。

【医典举例】

《本草衍义》:"治心痛,小肠气痛,以一枚煨存性,研末,新酒调服。"

旋覆花(附:旋覆梗)

【释名】

菊科草本植物旋覆花或欧亚旋覆花的头状花序。

【性味】

苦、辛、咸,微温。归肺、脾、大肠经。

【功效】

降气止呕,化痰止咳。

【适应症】

1. 用于噫气,呕吐。

本品性善下降,能入脾胃,善于降胃气而止呕噫,主要用于脾胃虚寒或痰湿内聚,胃失和降所致的噫气呕吐,常与代赭石、半夏、生姜等品配伍同用。

2. 用于喘咳痰多。

旋覆花能入肺经,可化痰饮、下肺气,适用于痰壅气逆及痰饮蓄结所致的喘咳痰多之症,可与桑白皮、甜葶苈、陈皮、半夏等品配伍;如有表证者,当配荆芥、细辛、前胡、半夏等同用。

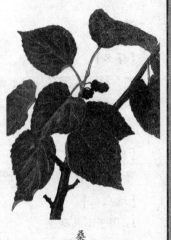

桑

【方剂名称】

旋覆花、全福花、金沸花(晒干用)、炙旋覆花(用蜂蜜拌炒,用于咳喘多痰,有润肺作用)

【用法用量】

一钱至三钱,本品入汤不易澄净,每能刺喉作痒,须布包入煎。

【附药】

旋覆梗:即旋覆花的地上部分,又名金沸草。性能、主治、用量俱与旋覆花同。

【注】

1. 旋覆花,物髓花类,性属沉降,和胃降气止呕,能治噫气呕吐;化痰止咳平喘,能治痰多咳嗽。性味苦辛咸而微温,以诸寒证为宜,归入脾胃肺及大肠,故有以上诸效。

2. 旋覆花始载与《本经》,又名金沸草。现在药店中以旋覆花的茎叶称为金沸草,又名旋覆梗,古今名用不同,应于了解。

【医典举例】

旋覆代赭汤(《伤寒论》):旋覆花、人参、生姜、代赭石、甘草、半夏、大枣。治伤

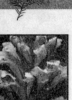

寒发汗,若吐,若下后,心下痞鞕,噫气不除者。

金沸草散(《类证活人书》):旋覆花、生姜、半夏、细辛、前胡、荆芥、赤芍、甘草、枣子。治伤寒,中脘有痰,令人壮热,项强筋急,时发寒热。

《名医别录》:"消胸上痰结,唾如胶漆,心胁痰水,膀胱留饮,风气湿痹皮间肉死,目中眵,利大肠,通血脉,益色泽。"《汤液本草》:"发汗吐下后,心下痞,噫气不除者宜之。"《本草衍义》:"行痰水,去头目风,亦走散之药也。"

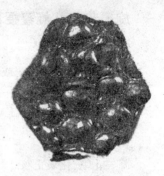

赭 石

沉香

【释名】

瑞香科乔木沉香及白木香含有树脂的木材。

【性味】

辛、苦,温。归脾、胃、肾经。

【功效】

降气止呕,温肾纳气,行气止痛。

【适应症】

1. 用于呕吐呃逆。

沉香质重沉降,功能温中降逆,可用于脾胃虚寒、呕吐呃逆之症常配合陈皮、半夏等药同用。

2. 用于肾不纳气的虚喘。

沉香性温达肾,又能温肾助阳,对下元虚冷、肾不纳气的虚喘,疗效颇佳,可与附子、补骨脂、五味子等同用。

3. 用于胸腹胀痛。

沉香芳香辛散,温通祛寒,能行气止痛,常用于寒凝气滞胸腹胀痛,可配合木香、乌药、槟榔等同用。

【方剂名称】

沉香、海南沉(劈开,打成丝条用)、沉香粉(研成细粉)

【用法用量】

三分至一钱,入煎应后下。研末冲服,每次0.5~1克。亦可用原药磨汁服。

【注】

沉香,能沉于水,而气味芳香,故以为名。味苦质重,药性沉降,功能降逆以止呃,纳肾而平喘;辛香而温,又善行通,故尚能温中以散寒,行气以止痛。

【医典举例】

沉香坠痰丸(《证治准绳》):沉香、木香、青皮、半夏、槟榔。治宿食不消,咽膈不利,咳嗽痰涎。

沉香四磨汤(《卫生家宝》):沉香、乌药、木香、槟榔。治冷气攻冲,心腹作痛。

丁香

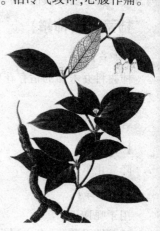

【释名】

桃金娘科乔木丁香的花蕾或果实。

【性味】

辛,温。归肺、胃、脾、肾经。

【功效】

降气止呃,温中散寒止痛,温肾助阳。

【适应症】

1. 用于呃逆,呕吐等症。

丁香温中散寒,善于降逆,故为治胃寒呃逆、呕吐的要药。治呃逆,常与降气止呃的柿蒂配伍;治呕吐,可与降逆止呕的半夏同用。

巴戟天

2. 用于脘腹疼痛。

丁香温中散寒,又能止痛,可用治脘腹疼痛,可与肉桂等同用。

3. 用于肾阳不足、阳痿、脚弱及寒湿带下等症。

丁香又能温肾助阳,以治肾虚阳痿、寒湿带下等症,可与附子、肉桂、小茴香、巴戟天、肉苁蓉等同用。

此外,丁香外用有温通散寒、消肿止痛的作用,可用于阴疽、跌打损伤等症,常与肉桂等分,研末同用。

【方剂名称】

丁香、公丁香(生用,花蕾)、母丁香、鸡舌香(生用,果实)

【用法用量】

2~5克,煎服。

【注】

1. 丁香性味辛温,气味芳香,温中焦而降胃气,善治呃逆、呕吐;暖下焦而助肾阳,可治阳痿宫冷之症。

2. 丁香虽能温中降逆,能治脾胃不和之症,然有特殊香气,有些病员服后有不

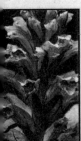

适应的反应,故当视人而投治。

【医典举例】

丁香柿蒂汤(《证因脉治》):丁香、柿蒂、人参、生姜。治久病呃逆,因于寒者。

丁桂散(《上海市中成药制剂规范》):丁香、肉桂。治胃脘疼痛、脐腹冷痛、腹泻,以及外科疮肿,损伤肿痛等证候。

柿蒂(附:柿霜)

【释名】

柿树科乔木柿的宿存花萼。

【性味】

苦,平。归胃经。

【功效】

降气止呕。

【适应症】

用于呃逆。

柿蒂性平苦降,专入胃经,有降气止呃的功效,为治胃气上逆、呃逆要药,治疗胃寒呃逆,常配合丁香、生姜等同用。如属胃热呃逆,也可与芦根、竹茹等配伍应用。

【方剂名称】

柿蒂(洗净,晒干用)

【用法用量】

一钱至三钱,煎服。

【附药】

柿霜:即柿树的果实经加工干燥后在外表所生的白粉再经加工制成。性味甘,凉。入肺、胃经。功能清热,润燥,宁嗽。适用于喉痛,口疮,肺热燥咳无痰,劳嗽咯血等症。一般用量一钱至三钱,煎服,三分至一钱,嚼化。

【医典举例】

柿蒂散(《济生方》):柿蒂、丁香、生姜。治胸满呃逆不止。

刀豆子(附药:刀豆壳)

【释名】

豆科藤本植物刀豆的成熟种子。

【性味】

甘、温。入脾、胃经。

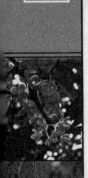

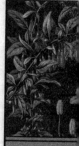

【功效】

降气止呃

【适应症】

用于呃逆本品甘温止呃,可治虚寒性呃逆,临床常配合丁香、柿蒂等同用。

【方剂名称】

刀豆、刀豆子(晒干,切开用)

【用法用量】

三钱至五钱,煎服。

【附药】

刀豆壳:即刀豆的种皮。功效、用量与刀豆相同。

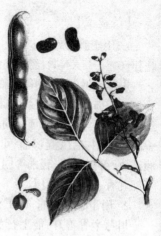

刀 豆

九、活血祛瘀药

凡功能通利血脉、促进血行、消散瘀血的药物,称为活血祛瘀药。其中活血祛瘀作用较强者,又称破血药或逐瘀药。

血液为人体重要物质之一,但必须通行流畅以濡养周身,如有阻滞斯积则往往发生疼痛、肿块等病症,活血祛瘀药功能行血散瘀,解除由于瘀血阻滞所引起的各种病症,故临床应用甚为重要。

活血祛瘀药主要适用于瘀血阻滞引起的胸胁疼痛、风湿痹痛、症瘕结块、疮疡肿痛、跌扑伤痛,以及月经不调、经闭、痛经、产后瘀滞腹痛等病症。

活血祛瘀药味多辛、苦、咸,性寒、温、平不一,主要归肝、心二经。

川芎

【释名】

伞形科草本植物川芎的根茎。

【性味】

辛,温。归肝、胆、心包经。

【功效】

活血祛瘀,祛风止痛。

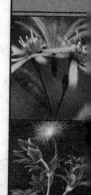

汤头歌诀

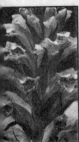

【适应症】

1. 用于胸胁疼痛,风湿痹痛,症瘕结块,疮疡肿痛,跌扑伤痛,月经不调,经闭痛经,产后瘀痛等病症。

川芎辛散温通,功能活血祛瘀,作用广泛,适用于各种瘀血阻滞之病症,尤为妇科调经要药。治月经不调、经闭、痛经,常配当归等药同用;治胸胁疼痛,可配柴胡、香附等同用;治风湿痹痛,可配羌活、独活等同用;治症瘕结块,可配三棱、莪术等同用;治疮疡肿痛、跌打损伤,可配乳香、没药等同用。

2. 用于感冒头痛,偏正头痛等症。

川芎辛香善升,能上行头目巅顶,具有祛风止痛作用,为治头风头痛要药,可配细辛、白芷等同用,亦可根据头痛属于何经进行适当配伍。对于感受风邪引起的

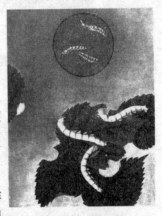

僵　蚕

头痛,若与荆芥、防风、羌活等同用治风寒感冒头痛;与菊花、僵蚕等配伍,治风热头痛。

【方剂名称】

川芎、抚芎(洗净,晒干,切碎用)、炙川芎(清炒至微焦)

【用法用量】

一钱至三钱,煎服。研粉吞服每次 1~1.5 克。

【注】

1. 川芎原名芎藭。辛温香燥,走而不守,既能行散,上行可达巅顶;又入血分,下行可达血海。活血祛瘀作用广泛,适宜瘀血阻滞各种病症;祛风止痛,效用甚佳,可治头风头痛、风湿痹痛等症。

2. 昔人谓川芎为血中之气药,殆言其寓辛散、解郁、通达、止痛诸功欤?此说可供参考。

3. 本品辛温升散,凡阴虚阳亢及肝阳上亢者不宜应用;月经过多、孕妇亦忌用。

【医典举例】

川芎茶调散(《和局方剂》):川芎、细辛、白芷、羌活、防风、荆芥、薄荷、甘草。治风寒感冒头痛。

丹参

【释名】

唇形科草本植物丹参的根及根茎。

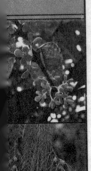

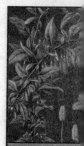

【性味】

苦,微寒。归心、心包、肝经。

【功效】

活血祛瘀,凉血清心,养血安神。

【适应症】

1. 用于胸肋胁痛,风湿痹痛,症瘕结块,疮疡肿痛,跌扑伤痛,月经不调、经闭痛经,产后瘀痛等病症。

丹参活血祛瘀作用亦非常广泛,尤以治疗胸肋疼痛、症瘕结块,以及月经不调、经闭经痛具有良效,常与川芎配伍应用。惟药性寒凉,用于血热瘀肿病症尤为适宜。在治疗胸腹疼痛属于气滞血瘀方面,往往配合砂仁、檀香等药同用。

2. 用于温病热入营血、身发斑疹、神昏烦燥等症。

丹参性寒,入血分而能凉血,入心经而能清心,故可用治热入营血、身发斑疹,以及神昏烦燥等症,常与鲜地黄、犀角、玄参等药同用。

3. 用于心悸怔忡、失眠等症。

丹参还有养血安神的作用,用于心悸失眠,常与酸枣仁、柏子仁等药配合同用。

此外,近年来临床常用本品治疗冠心病、心肌梗塞、肝脾肿大、子宫外孕等病症。

【方剂名称】

丹参、紫丹参(洗净,晒干,切碎用)、炒丹参(清炒至微焦)、猪心血拌丹参(用猪心血,黄酒拌后干燥,增强养血安神作用)

【用法用量】

三钱至五钱,煎服。

【注】

1. 丹参味苦性微寒,入心兼归肝,专入血分,清而兼补。活血祛瘀作用广泛,能治瘀血阻滞各种病症;入营凉血,疗效显著,能治热病斑疹、热毒疮疡。至于安神之功,配清心之品,用于热入心包;配补益之品,则主失眠心悸。近时临床用于心绞痛、脉管炎及肝脾肿大诸症,颇受赞誉。惟月经过多及孕妇当忌用。

2. 昔人有"一味丹参,功同四物"之说。查四物汤方(地黄、芍药、当归、川芎),随君臣灵活之变化,药物生熟、品种及药用部分之改变,而有补血、活血之不同。而丹参活血之功有余,补血之力不足,谓之活血祛瘀之功同于四物则可,谓补血之用相等,则非矣。

【医典举例】

丹参饮(《医宗金鉴》):丹参、砂仁、檀香。治气滞血瘀,胃脘疼痛。

宫外孕方(《方剂学》广州中医学院编):丹参、赤芍、桃仁、乳香、没药。治子宫外孕。

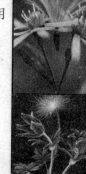

汤头歌诀

复方丹参片(《中华人民共和国药典》)：丹参、三七、冰片。治胸中憋闷，心绞痛。

桃仁(附:瘪桃干)

【释名】

蔷薇科小乔木桃或山桃的成熟种子。

【性味】

苦、甘，平。归心、肝、大肠经。

【功效】

活血祛瘀，润肠通便。

【适应症】

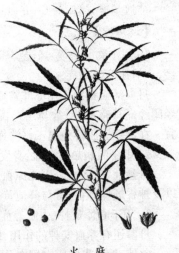

火麻

1. 用于症瘕结块，肺痈肠痈，跌扑伤痛，经闭痛经，产后瘀痛等症。

本品活血祛瘀作用亦较广泛，对上述瘀血阻滞病症，甚为常用。治肺痈可配芦根、薏苡仁同用；治肠痈，可配大黄、丹皮同用；治症瘕结块，可配大黄、蟅虫等同用；治跌扑伤痛，可配柴胡、穿山甲同用；治经闭痛经，可配红花、当归等同用；治产后瘀痛，可配当归、炮姜等同用。

2. 用于肠燥便秘。

桃仁有润燥滑肠的作用，用于大便秘结，可配火麻仁、柏子仁、当归、杏仁等。

【方剂名称】

桃仁、桃仁泥、老桃仁、单桃仁(去种皮，打碎用)、桃仁霜(去油制霜用)

【用法用量】

一钱至三钱，煎服。桃仁霜入汤剂须包煎。

【附药】

瘪桃干：即未成熟的干燥果实，又称碧桃干。性味苦，微温。功能敛汗，止血。适用于阴虚盗汗，咯血。一般用量三钱至五钱，煎服。

【注】

1. 桃仁味苦甘而性平，能入心、肝、大肠，活血祛瘀作用甚广，可用治瘀血阻滞各种敝症。在治疗方面，善于治疗内痈，如肺痈、肠痈每持为要药，是其具特有之性能欤。脂多质润，具润肠通便之功，唯晚近临床专以润肠通便则较少用。月经过多及孕妇忌用。

2. 桃仁与红花皆为活血祛瘀之药，作用均甚广泛，往往配合应用，唯桃仁善治肺痈肠痈,且有润肠通便之效;红花则善于活血调经。

红花(附:番红花)

【释名】

菊科本草植物红花的筒状花序。

【性味】

辛、温。归肝、心经。

【功效】

活血祛瘀。

【适应症】

1. 用于症瘕结块,疮痈肿痛,跌扑伤痛,风湿痹痛,月经不调,经闭腹痛,产后瘀痛等症。

红花辛散温通,少用活血,多用祛瘀,为治瘀血阻滞之要药,尤为妇女调经常用之品。在配伍方面,本品每与桃仁相须为用,活血则加当归、川芎、芍药等;祛瘀则加用三棱、莪术、大黄、蟅虫等。

2. 用于斑疹色暗。

本品又可用于麻疹出而复收,或热郁血滞、斑疹色不活红,取其活血祛瘀以化滞,可与当归、紫草、大青叶等活血凉血、泄热解毒之品配伍。

此外,近年来用本品治疗冠心病、心绞痛,常与丹参、川芎、赤芍等同用;用于血栓闭塞性脉管炎,与当归、桃仁、赤芍、乳香等同用。

【方剂名称】

红花、杜红花(晒干用)

【用法用量】

一钱至三钱,煎服。月经过多,孕妇忌用。

【附药】

番红花:又名藏红花。及鸢尾科草本植物番红花的干燥柱头。性味甘、寒。功效与红花相似,临床应用也基本相同,又兼有凉血解毒作用,可用于温病热入血分及斑疹大热等症。一般用量三分至一钱,煎服。因本品货少价格昂贵,故临床上较少应用。

【医典举例】

红花汤(《活法机要》):红花、干荷叶、牡丹皮、当归、蒲黄。治经闭腹痛,产后瘀血上逆之血晕。

当归红花饮(《麻科活人全书》):当归、红花、牛蒡子、连翘、葛根、甘草。治疹出

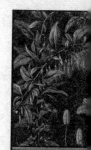

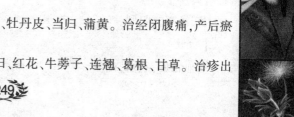

汤头歌诀

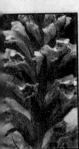

而复收,或热郁血滞,斑疹色暗者。

泽兰

【释名】

唇形科草本植物毛叶地瓜儿苗的地上部分。

【性味】

苦、辛,微温。归肝、脾经。

【功效】

活血祛瘀,利水消肿。

【适应症】

1. 用于症瘕结块,疮疡肿痛,跌扑伤痛,月经不调,经闭痛经,产后瘀滞腹痛等症。

泽兰辛散温通,功能活血祛瘀,行而不峻,为妇科调经要药,常与当归、丹参、芍药等同用。又能消散瘀滞,用治伤痛,还能散痈消肿,配合当归、川芎、桃仁、红花等治跌扑损伤;配当归、银花、生甘草等治疮痈肿块未消。

2. 用于产后小便不利、身面浮肿。

泽兰既能活血祛瘀,又有利水消肿的作用,故可用于产后小便淋漓、身面浮肿等症;因其利水之力较缓,单用力薄,故常须配伍防己等利水消肿药同用。

【方剂名称】

泽兰(洗净,晒干,切碎用)

【用法用量】

一钱至三钱,煎服。月经过多,孕妇忌用。

【医典举例】

泽兰汤(《证治准绳》):泽兰叶、当归、芍药、甘草。治血虚有火,月经耗损,渐至不通及室女经闭。

马鞭草

【释名】

马鞭草科草本植物马鞭草的地上部分。

【性味】

苦,微寒。归肝、脾经。

【功效】

活血祛瘀,利水,截疟。

【适应症】

1. 用于症瘕结块,跌扑伤痛,风湿痹痛,经闭经痛等症。

马鞭草入肝经血分,具有活血祛瘀、通经的作用,治关节酸痛、跌扑损伤,可配合红花、落得打等药同用;治妇女瘀阻经闭、痛经,可配合益母草、香附等药同用;用于症瘕结块,可配合三棱、莪术等同用。

2. 用于水肿、脚气、小便不利,以及截疟等症。

马鞭草又有利水消肿的功效,可用于水肿、脚气、小便不利等症。近人用以治疗晚期血吸虫病、腹水,配合刘寄奴、半边莲等药同用,有一定的消水退肿作用;如用治脚气,可配合牛膝、木瓜、车前草等同用;治疟疾可单用本品煎服。

此外,本品配合茶叶或马齿苋可用以治疗痢疾泄泻。用本品鲜草适量,洗净,捣烂取汁含咽,有可治疗咽喉肿痛。

【方剂名称】

马鞭草(洗净,晒干,切碎用)

【用法用量】

三钱至一两,煎服。月经过多、孕妇忌用。

【医典举例】

《本草拾遗》:"主症癖血瘕,久疟,破血。"《日华子本草》:"通月经,治妇人血气肚胀,月候不匀。"

乳香

【释名】

橄榄科矮小乔木卡氏乳香树胶树脂。

【性味】

辛、苦,温。归心、肝、脾经。

【功效】

活血止痛,消肿生肌。

【适应症】

1. 用于脘腹疼痛,风湿痹痛,跌扑伤痛,经行腹痛等病症。

乳香辛散温通,功能活血,具有良好的止痛作用,且作用广泛,适用于瘀阻疼痛的症候。在配伍应用方面,每与没药相须为用,若是脘腹疼痛,有可配伍川楝子、延胡索等同用;用治风湿痹痛,有可配伍祛风湿药

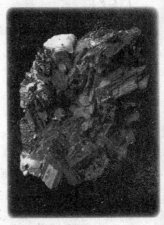

雄 黄

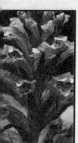

如羌活、秦艽等；跌扑伤痛、经行腹痛，可与当归、川芎等同用。

2. 用于疮疡肿痛或溃后久不收口。

乳香又为治疗疮疡要药，既能消肿止痛而治疮疡肿痛，又能生肌敛疮而用于溃破不敛之症。内服治疮疡肿痛，多配麝香、雄黄等同用；外用治疮疡溃破，常与没药同用。

【方剂名称】

生乳香、滴乳香（原药敲碎用）、乳香、制乳香、炒乳香（炒去油用）

【用法用量】

一钱至三钱，煎服。外用适量。

【注】

1. 乳香辛苦而温，入心肝脾，活血止痛，善治心腹疼痛与经行腹痛等症；消肿生肌能医疮疡肿痛与跌扑伤痛之候。为内外妇伤诸科要药。唯气有异香，易败胃气，每能引起恶心呕吐，用者当慎。虽有生制两者，内服多用制过者。

2. 乳香与没药两药功效相同，临床配合应用具有相须之功。或称两者区别，乳香长于行气，没药长于活血，又云乳香兼能舒筋活络，没药则活血祛瘀独擅其长，咸渺范之见，有待研究者。

【医典举例】

海浮散（《医学心悟》）：乳香、没药。外敷疮疡，腐肉自化，新肉自生，能拔毒收口。

没药

【释名】

橄榄科灌木或小乔木没药树及其同属植物中取得的干燥胶树脂。

【性味】

苦，平。归心、肝、脾经。

【功效】

活血止痛，消肿生肌。

【适应症】

1. 用于脘腹疼痛，风湿痹痛，跌扑伤痛，经行腹痛等症。

没药与乳香的功用相同，故两药经常配合同用以治上述症候。

2. 用于疮疡肿痛或溃破久不收口。

没药和乳香研末，外敷溃疡，有消肿止痛、去腐生肌的作用。

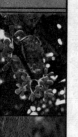

【方剂名称】

没药、制没药、炙没药、炒没药(炒去油用)

【用法用量】

一钱至三钱,煎服。外用适量。易败胃气,胃弱者慎用。

【医典举例】

手拈散(《医学心悟》):没药、延胡、香附、五灵脂。治血积心痛。

五灵脂

【释名】

鼯鼠科动物复齿鼯鼠的粪便。

【性味】

甘,温。归肝经。

【功效】

活血止痛,化瘀止血。

【适应症】

1. 用于胸腹疼痛,经行腹痛,产后瘀滞腹痛等症。

五灵脂入肝经血分,能通利血脉而消散瘀血,具有良好的止痛效果,为治疗血滞诸痛的要药,用于胸腹疼痛、经行腹痛、产后瘀痛,常与生蒲黄同用。

2. 用于瘀滞出血病证。

五灵脂炒用,行中有止,既能化瘀,又能止血,用于妇女崩漏经多、色紫成块、少腹刺痛,可与三七、生地、丹皮同用。

此外,本品研末外敷,可治蜈蚣、蛇、蝎等螫咬之症。

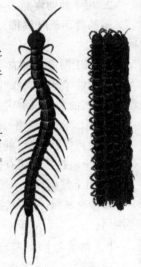

蜈 蚣

【方剂名称】

五灵脂、炒五灵脂(清炒至微焦用)

【用法用量】

一钱至三钱,包煎。或入丸、散用。

【注】

五灵脂活血散瘀止痛的功效,与乳香、没药相似,故是一味治疗血滞诸痛的要药。近年来临床上常用本品配合活血利气药治疗冠心病引起的心绞痛,有一定疗效。

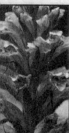

【医典举例】

手拈散(《奇效良方》):延胡索、五灵脂、草果、没药。治心脾气痛。

郁金

【释名】

姜科草本植物郁金或广西莪术或姜黄或莪术的块根。

【性味】

辛、苦,寒。归心、肺、肝经。

【功效】

活血止痛,疏肝解郁,凉血清心,利胆退黄。

【适应症】

1. 用于经行腹痛,月经不调,症瘕结块等症。

郁金功能活血行气,具有较缓弱的止痛作用,用治经行腹痛,可与柴胡、香附、当归、白芍等配伍;对于胁下痞块,可与丹参、鳖甲、泽兰、青皮等同用。

2. 用于胁肋疼痛。

本品善于疏肝解郁,用治肝气郁结之症,可配柴胡;白芍或川楝子、香附等药同用。

3. 用于湿温病神志不清,以及癫痫等病症。

郁金性味辛苦而寒,能入心经,具有清心开郁功效,常合芳香开窍的菖蒲,用于湿温病症、浊邪蒙蔽清窍的症候;若配合消痰涎的明矾,可用治痰迷癫痫。

4. 用于吐血、衄血、尿血等症。

郁金药行以清凉,能入血分,又有凉血作用。若配合生地、丹皮、山栀等凉血药,可用于血热妄行而有瘀滞现象者,可起祛瘀生新、止血而不留瘀的作用。

5. 用于黄疸。

郁金有利胆汁、退黄疸的作用,可用治黄疸,常和茵陈、栀子、枳壳、青皮、芒硝等同用。

【方剂名称】

川郁金、广郁金(为姜黄、广西莪术或莪术的块根,长于行气解郁)

【用法用量】

一钱至三钱,煎服。

【注】

1. 郁金,以功效为名,则可知主要功能在于解郁。既入气分以疏肝解郁,复入血分以活血调经,且能化痰湿以开心窍,凉血热以止吐衄。至于黄疸之症,用之能利胆退黄,配合应用,亦有一定功效也。

2. 香附与郁金皆能疏肝解郁、活血调经,临床上每每配伍,而香附药性偏温,止痛之力较佳;郁金性偏寒凉,止痛之力较缓,且能化痰湿、凉血热、利胆退黄也。

【医典举例】

白金丸(《医方考》):郁金、白矾。治失心癫狂。

延胡索

【释名】

罂粟科草本植物延胡索的块茎。

【性味】

辛、苦,温。归心、肝、脾经。

【功效】

活血、行气、止痛。

【适应症】

1. 用于胸腹疼痛,肢体疼痛,疝痛,痛经等症。

本品活血力弱,止痛力佳,既能治血瘀疼痛,又能治气滞疼痛,故称其功用活血行气止痛。适应广泛,能治一身上下诸痛,单味用亦效,也可配伍其他药物入于煎剂。例如,治疗胃脘疼痛,可配伍川楝子同用;治疗寒凝气滞血瘀、胸痹疼痛,可与瓜蒌、薤白同用;治疗痛经,可与当归、川芎、白芍、香附同用;治小肠疝痛,可配伍小茴香、乌药、吴茱萸;用于跌打伤痛,可配伍当归、川芎、乳香、没药;四肢血滞疼痛,可与当归、桂枝、赤芍等药同用。

此外,近年来临床上常用本品治疗冠心病、心绞痛,可配伍活血行气药同用。

【方剂名称】

生延胡索(晒干用)、延胡索、玄胡索、延胡、玄胡(醋拌制后切片用)、酒炒延胡索(黄酒拌后炒干)

【用法用量】

一钱至三钱,煎服。研末吞服,每次三分至一钱。

【注】

延胡索辛苦而温,入肝脾心,功善止痛,作用广泛,既能用治一身上下诸痛,且无论气滞疼痛、血瘀疼痛、咸有效验。药性平和,效佳力显,累用亦验,诚活血行气止痛之良药也。

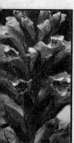

汤头歌诀

姜黄

【释名】

姜科草本植物姜黄的根茎。

【性味】

苦、辛,温。归脾、肝经。

【功效】

活血行气止痛,祛风湿利痹。

【适应症】

1. 用于胸胁疼痛,经闭腹痛等症。

本品辛散苦泄、温通,有活血行气止痛的功效,故可用治血瘀气滞所致的胸胁疼痛及经闭腹痛等症,常与当归、白芍、红花、延胡索等配合应用。

2. 用于风湿臂痛等症。

姜黄辛散温通,能祛除风湿,善于治疗风湿臂痛,在临床上常与羌活、白术、当归等同用。

此外,本品又可用于痈疡疮疖,可与大黄、天南星、白芷、天花粉等药配合,研末外敷。

【方剂名称】

姜黄、片姜黄(洗净,晒干,切片用)

【用法用量】

一钱至三钱,煎服。外用适量。

【医典举例】

五痹汤(《妇人良方》):姜黄、羌活、当归、赤芍、甘草、白术、海桐皮。治风寒所伤,肩臂作痛及腰下作痛。

金黄散(《外科正宗》):大黄、黄柏、姜黄、白芷、南星、苍术、川朴、甘草、天花粉。治一切痈疡疮疖初起,红肿热痛,属阳证者。

降香

【释名】

豆科乔木降香檀树干和根的木材。

【性味】

辛,温。归肝经。

【功效】

活血行气止痛,辟秽降逆,止血。

【适应症】

1. 用于胸胁疼痛,跌打伤痛。

降香辛温行散,功能活血行气止痛,治胸胁疼痛,可配合丹参等同用;治跌打伤痛,可与乳香、没药等同用。

2. 用于秽浊内阻、呕吐腹痛。

降香内服能辟秽降气,故可用于秽浊内阻、呕吐腹痛,常与藿香、木香、肉桂等配用。

3. 用于创伤出血。

本品外用又能止血,主要用于创伤出血,有止血定痛的作用,常与象皮、血竭等药配合应用。

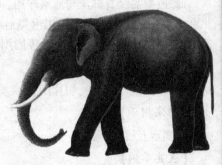

象 皮

【方剂名称】

降香、紫降香、降香屑(劈开,打成丝条用)

【用法用量】

一钱至钱半,煎服。研末吞服,每次 1~2 克。外用适量。阴虚火旺、血热妄行者忌服。

【医典举例】

复方丹参注射液(《上海市药品标准》):丹参、降香。治冠心病,心绞痛,心肌梗塞等。

夏天无

【释名】

罂粟科草本植物伏生紫堇的块茎或全草。

【性味】

辛、苦,温。归肝、脾、肾经。

【功效】

活血行气止痛。

【适应症】

用于风湿痹痛,劳损腰痛,腿部疼痛。

本品能活血行气,具有较显著的止痛作用。临床上常用以治疗腰肌劳损、风湿

汤头歌诀

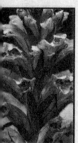

性关节炎、坐骨神经痛等症,有夏天无注射液可供肌肉注射,也可与当归、怀牛膝、羌活、独活等配伍应用。

此外,本品又有降压与通络作用,可用于高血压、中风所引起引起的偏瘫,或小儿麻痹后遗症的肢体失用。用治高血压症,可与夏枯草、钩藤的配伍同用;若中风偏瘫、肢体失用,可配羌活、独活等同用。

【方剂名称】

夏天无(洗净,晒干,切片用)

【用法用量】

三钱至五钱,煎服。

【医典举例】

夏天无注射液(《常用中草药》):夏天无治高血压偏瘫,风湿性关节炎,坐骨神经痛,小儿麻痹后遗症。

月季花

【释名】

蔷薇科灌木月季的花

【性味】

甘,温。归肝经。

【功效】

活血调经,消肿散结。

【适应症】

1. 用于月经不调,经闭痛经等症。

本品甘温通利,为活血调经之药品,适用于肝郁不舒、经脉阻滞、月经不调、经闭痛经等症,常与丹参、茺蔚子、当归、香附等同用。

2. 用于瘰疬。

本品能活血消肿而散结,用于瘰疬肿痛,可与夏枯草、牡蛎等同用。

【方剂名称】

月季花、月月红(晒干用)

【用法用量】

一钱至钱半,煎服。内服可能引起便溏腹泻,故脾胃虚弱者须慎用;月经过多及孕妇也须忌服。

益母草(附:茺·蔚子)

【释名】

唇形科草本植物益母草的地上部分。

汤头歌诀

【性味】

辛、微苦，微寒。归心、肝、膀胱经。

【功效】

活血调经，利水消肿，凉血消疹。

【适应症】

1. 用于月经不调，痛经，产后恶露不尽，瘀滞腹痛等症。

益母草辛开苦泄，功能活血调经，祛瘀生新，为妇科经产要药，常用于月经不调、痛经，产后恶露不尽及瘀滞腹痛，可单味熬膏服用，也可与当归、川芎、赤芍等配伍应用。

2. 用于水肿、小便不利。

益母草有利尿消肿作用。现临床常用于急、慢性肾炎水肿，可单味煎服，也可配合茯苓、白茅根、白术、车前子、桑白皮等同用。

3. 用于疹痒赤热。

本品性寒而入血分，又有凉血作用，能治疹痒赤热之症，可单味应用，亦可配合凉血解毒、祛风止痒药同用。

【方剂名称】

益母草（洗净，晒干，切碎用）

【用法用量】

三钱至一两，煎服。

【附药】

茺蔚子：又名小胡麻、三角胡麻。即益母草的果实。功能活血调经，凉肝明目。适用于月经不调，痛经经闭，目赤肿痛或眼生翳障等症。一般用量一钱至三钱。如属肝肾不足，瞳孔散大者不宜应用。

【注】

1. 益母草原名茺蔚，因擅长于活血调经，能治各种妇女血瘀之症，为妇科常用要药，尤善于治产后恶露不尽、瘀滞腹痛，有祛瘀生新之效，故有益母之号。兼能利水消肿、凉血消疹，均可单味独用；唯用于肾炎水肿，用量需大。

2.《本草纲目》曾云能主"打扑内损瘀血"，以致近年来中药书籍多认为主治跌打伤痛之症，然查常用方剂及成药甚少用者。

【医典举例】

益母丸（《医学入门》）：益母草、当归、赤芍、木香。治月经不调。

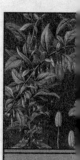

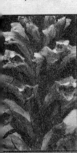

鸡血藤

【释名】

豆科攀援灌木密豆花的藤茎。

【性味】

苦、微甘，温。归肝、肾经。

【功效】

活血调经，养血通络。

【适应症】

1. 用于月经不调，痛经，经闭等症。

鸡血藤功能调经，可用于月经不调、经闭痛经之症，而又兼有养血之功故亦宜于血虚引起的月经不调诸症，常与当归、川芎等同用。

2. 用于肢体麻木，风湿痹痛。

鸡血藤既能活血，又能养血，并具舒筋活络之功，对肢体麻木、风湿痹痛等症，无论血虚、瘀滞均可应用，常与补血、活血及祛风通络的药物配伍同用。

【方剂名称】

鸡血藤（洗净，晒干，切片用）

【用法用量】

三钱至一两，煎服。

穿山甲

【释名】

鲮鲤科脊椎动物穿山甲的鳞甲。

【性味】

咸，微寒。归肝、胃经。

【功效】

祛瘀通经，通下乳汁，消肿排脓。

【适应症】

1. 用于血滞经闭，症瘕结块，风湿痹痛、筋脉拘挛等症。

穿山甲善于走窜，性专行散，能活血散瘀、通行经络，故可用治上述诸种症候。用于血滞经闭，可与当归、川芎、赤芍、红花等同用；用治症瘕痞块，配伍三棱、莪术等药同用；用治风湿痹痛，可配合当归、川芎、羌活、防风等同用。

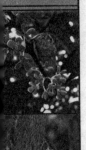

2. 用于乳汁不通。

穿山甲有较佳的通下乳汁功效,用于产后乳汁不通,可单味为末,黄酒送服。为增强下乳功效,多与王不留行配伍;若产后气血两虚、乳汁稀少,可合益气补血的黄耆、当归等药同用。

3. 用于痈肿初起或脓成不溃等症。

穿山甲有消肿排脓的功效,能使痈肿未成脓者消,已化脓者速溃,在临床上常与皂角刺、乳香、没药、金银花等同用;如痈疽已溃者忌用。

此外本品还可用治疗瘰疬痰核肿痛,可配夏枯草、牡蛎、贝母、玄参等同用,用取消肿通络散结之功。

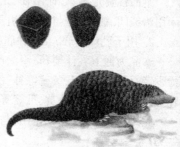

穿山甲

【方剂名称】

穿山甲、炙山甲、炙甲片(用铁砂拌至胖大呈黄色)

【用法用量】

一钱至三钱,煎服。也可研末吞服,每次 1~1.5 克。

【注】

1. 穿山甲咸而微寒,性善走窜,活血通经,无论经闭、痹痛皆有效。消肿排脓,疮疡初起或脓成不溃均可用。且通下乳汁,亦为要药。惟性善走窜,痈疽已溃及孕妇忌用。

2. 穿山甲与王不留行,均为性善走窜之药,祛瘀通经、通下乳汁,作用相同。尤其对乳汁不通配合应用,有相须之妙。但穿山甲祛瘀作用较广,又能消癥瘕,治痹痛,还能消肿排脓,为治疮疡要药。王不留行则活血祛瘀仅用于经闭痛经之症,又有利水通淋之功。

【医典举例】

穿山甲散(《妇科大全》):穿山甲、鳖甲、赤芍、大黄、干漆、桂心、川芎、红花、当归。治经闭腹痛。

王不留行

【释名】

石竹科草本植物麦蓝菜的成熟种子。

【性味】

苦,平。归肝、胃经。

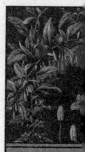

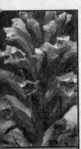

【功效】

祛瘀通经,通下乳汁。

【适应症】

1. 用于血滞经闭,痛经。

本品性善走窜,行而不住,走而不守,善于通利血脉,故有祛瘀通经的功效,临床用治经闭、痛经,常与当归、川芎、桃仁、红花等配合应用。

2. 用于乳汁不通,乳痈肿痛等症。

本品为通下乳汁要药,用治产后乳汁不下,常与穿山甲同用;若气血虚弱,乳汁稀少者,可配伍当归、黄耆等补气益血药同用;因其长于活血通经下乳,故又能用于乳痈肿痛,可配伍蒲公英、瓜蒌等药同用。

此外,本品又有利尿作用,与利水通淋药配伍,可治诸淋。

【方剂名称】

生王不留行、生留行子(晒干用)、王不留行炒、王不留行、留行子(清炒至爆开)

【用法用量】

一钱至三钱,煎服。

牛膝(附:土牛膝)

【释名】

苋科草本植物川牛膝或牛膝的根。

【性味】

苦、酸,平。归肝、肾经。

【功效】

祛瘀通经疗伤,补肝肾、强筋骨,引血下行,利水通淋。

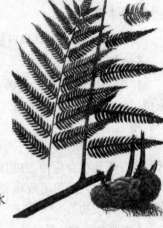

狗脊

【适应症】

1. 用于瘀滞经闭,产后瘀痛,跌扑伤痛等症。

牛膝善于活血祛瘀,对妇科、伤科各种瘀血凝滞的病症,常和活花、桃仁、当归、延胡索等药同用,既可活血调经,又能祛瘀疗伤。

2. 用于腰膝酸痛,足膝萎软无力。

牛膝性善下行,入肝肾二经,能补肝肾、强筋骨,又能通血脉、利关节,为治腰膝下肢病症常用药。对肝肾不足引起的腰膝酸痛,常与苍术、狗脊、木瓜等同用;如因湿热下注引起的腰膝关节疼痛,常与苍术、黄柏等同用;如风湿痹痛、下肢关节疼痛为甚,可与木瓜、防己、独活等同用。

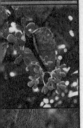

3. 用于吐血、衄血、牙龈肿痛、头痛晕眩等症。

牛膝苦泄下降，能引血下行，导热下泄，可治上部血热妄行的症候，常配合侧柏叶、白茅根、小蓟等药，以治吐血、衄血；又可配养阴清热药如生地、石膏等，用治牙龈肿痛属于阴虚火旺的症候；治肝阳上亢，气血并走于上，头痛眩晕之症，常与平肝药如代赭石、龙骨、牡蛎等同用。

4. 用于小便不利、淋沥涩痛及尿血等症。

本品又有利水通淋功效，能导膀胱湿热外泄，且能活血祛瘀，故可用于小便不利、淋沥涩痛及尿血之症，常与瞿麦、滑石、通草等同用。

【方剂名称】

怀牛膝、淮牛膝（补肝肾、强筋骨作用较好）、川牛膝（活血祛瘀作用较好）

【用法用量】

一钱至三钱，煎服。

【附药】

土牛膝：又名杜牛膝。即苋科植物牛膝的野生品的干燥根。性味苦、酸，平。功能活血祛瘀，泻火解毒，利尿。适用于妇女经闭，风湿痹痛，跌打损伤及咽喉肿痛、白喉等病症。一般用量三钱至五钱，煎服。

【注】

牛膝入肝肾二经，性善下行，能治虚火上炎，祛瘀通经，善治妇女血瘀之证；利水通淋，除小便淋痛；补益肝肾，疗腰膝酸软。然有川牛膝、怀牛膝两种，性用略异，用当区别，行血脉则用川者，补肝肾则用怀者。孕妇、月经过多者忌用。

【医典举例】

牛膝散（《证治准绳》）：牛膝、当归、桂心、赤芍、桃仁、延胡索、丹皮、木香。治经水不利，脐腹作痛。

苏木

【释名】

豆科乔木苏木的木材。

【性味】

甘、咸，平。归心、肝、脾经。

【功效】

祛瘀通经疗伤。

【适应症】

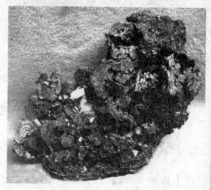

自然铜

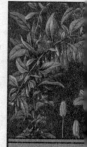

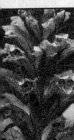

汤头歌诀

用于血滞经闭,产后瘀痛,跌扑伤痛等症。

苏木入血分,功能行散,具有活血祛瘀,通经疗伤的功效,对血滞经闭、产后瘀痛,常与当归、赤芍、红花等配伍应用;治跌打损伤、瘀滞作痛,常配乳香、没药、血竭、自然铜等同用。

【方剂名称】

苏木、苏方木(洗净,劈成丝条用)

【用法用量】

一钱至三钱,煎服。月经过多,孕妇忌用。

【医典举例】

八厘散(《医宗金鉴》):苏木、乳香、没药、血竭、红花、自然铜、番木鳖、丁香、麝香。治跌打损伤。

荆三棱

【释名】

黑三棱科水生草本植物黑三棱的干燥块茎。

【性味】

苦,平。归肝、脾经。

【功效】

祛瘀通经消症,行气消积。

【适应症】

1. 用于血滞经闭,症瘕结块。

荆三棱有较强的破血祛瘀功能,用于瘀滞经闭症瘕结块等症,常与莪术相须为用。

2. 用于食积停滞,脘腹胀痛。

三棱又能行气消积,治食滞腹胀,每多配合青皮、麦芽等同用;若兼有脾虚证候者,又可配合党参、白术等同用。

【方剂名称】

荆三棱、三棱、山棱、京三棱(洗净,晒干,切片用)

【用法用量】

一钱至三钱,煎服。月经过多与孕妇忌用。

【医典举例】

三棱丸(《经验良方》):三棱、莪术、川芎、丹皮、牛膝、大黄、玄胡索。治血滞经闭腹痛。

水蛭

【释名】

水蛭科动物蚂蟥、水蛭或柳叶蚂蟥的全体。

【性味】

咸、苦,平;有毒。归肝、膀胱经。

【功效】

祛瘀通经消症。

【适应症】

用于血滞经闭,症瘕结块,以及跌扑伤痛等证。

本品功专破血消症,力量较强,主要用于血滞经闭、症瘕结块等症,常与虻虫相须为用,也可与桃仁、三棱、莪朮、当归等配伍应用;用治跌打损伤、大便不通,可与大黄、牵牛子等同用。

此外,将活血蛭置于体表患处或头部使其吸血,可治痈肿、丹毒及高血压症。

【方剂名称】

水蛭(晒干,切断用)

【用法用量】

一钱至钱半,煎服。0.3~0.5克,焙焦,研细,作丸、散剂用。

【注】

1. 水蛭咸苦而平,能入肝经,祛瘀之性甚为峻猛,善于通经水、消症瘕,非血瘀顽固他药难以奏效者,不可轻用,孕妇尤须忌用。

2. 水蛭与虻虫,作用相同,功力亦均猛峻,为破血祛瘀、通经消症之药,唯水蛭较虻虫缓和而持久,虻虫则峻急而短暂。

【医典举例】

抵当汤(《伤寒论》):水蛭、虻虫、桃仁、大黄。治伤寒蓄血发狂,少腹满痛。

虻虫

【释名】

虻科昆虫复带虻等的雌虫体。

【性味】

苦,微寒;有毒。归肝经。

【功效】

祛瘀通经消症。

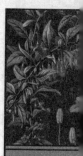

汤头歌诀

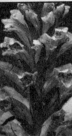

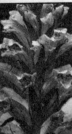

汤头歌诀

【适应症】

用于血滞经闭,症瘕结块,跌扑伤痛等症。

本品入肝经血分,能攻血结,它的逐瘀消症的功效与水蛭相近似,用治瘀血结滞经闭、症瘕、跌打伤痛等症,常与水蛭等配合应用。

【方剂名称】

虻虫(沸汤煎泡,晒干用)

【用法用量】

三分至一钱,煎服。研末吞服每次 0.1～0.3 克。服后可能会出现腹泻。孕妇与月经过多者忌用。

【医典举例】

地黄通经丸(《妇人良方》):熟地、水蛭、虻虫、桃仁。治月经不利,或产后恶露不尽,脐腹作疼。

干漆(附:阿魏)

【释名】

漆树科乔木干漆树树脂经加工后的干燥品。

【性味】

辛、苦,温;有毒。归肝、胃经。

【功效】

祛瘀通经消症,杀虫。

【适应症】

1. 用于血滞经闭,症瘕结块。

本品行血祛瘀作用较强,性善下降,能破瘀血、消症瘕、通经脉,常用于瘀血阻滞的经闭、症瘕等症,可与当归、川芎、桃仁等配伍应用。

2. 用于虫积腹痛。

本品有杀虫作用,用于虫积腹痛,可配伍杀虫药雷丸等同用,但目前临床上较少应用。

【方剂名称】

干漆(清炒至无烟)

【用法用量】

0.05～0.1 克,入丸、散应用,不入煎剂。孕妇及月经过多忌用。

【附药】

阿魏:即伞形科植物阿魏草及其同属植物新鲜根茎及根切伤后渗出的油胶树

脂。性味苦、辛、温,归脾胃经。功能消积,散症。适用于腹中痞块,妇女血积腹痛,食积停滞,疟疾、痢疾等症。一般用量1~1.5克,宜入丸剂用。本品气味奇臭,不宜入汤剂。

凌霄花

【释名】

紫葳科藤本植物凌霄的花。

【性味】

辛,为寒。归肝、心包经。

【功效】

祛瘀通经消症,凉血祛风。

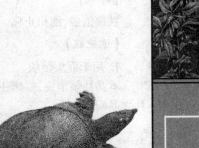

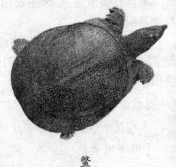

鳖

【适应症】

1. 用于血滞经闭,症瘕结块等症。

本品辛散,能活血破瘀通经,故可用于妇女经闭属于瘀阻者,以及症瘕结块等症。用于瘀滞经闭,常配合当归、红花、赤芍、刘寄奴等药同用;若治症瘕,可与鳖甲、丹皮等同用。

2. 用于周身风痒。

凌霄花性寒泄热,功能凉血祛风,临床多用于血热风盛的周身风痒之症,可单用本品煎服。

此外,本品配雄黄、白矾、黄连、羊蹄根、天南星等外擦,又可治皮肤湿癣。

【方剂名称】

凌霄花、紫葳花(晒干用)

【用法用量】

一钱至三钱,煎服。外用适量。

【医典举例】

紫葳散(《沉氏尊生》):紫葳、肉桂、赤芍、白芷、延胡索、当归、刘寄奴、丹皮、红花。治经水不来,发热腹胀。

水红花子

【释名】

蓼科草本植物红蓼的干燥成熟果实。

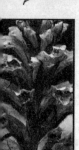

【性味】

咸,为寒。

【功效】

祛瘀消症,消积止痛。

【适应症】

1. 用于症瘕结块。

本品祛瘀消症,临床主要用于症瘕痞块,可单味煎膏服用,或配伍活血化瘀消症之品同用。

本品近年来在临床上也有应用于各种肿瘤。用于甲状腺肿瘤,常与夏枯草、海藻、昆布等药配合应用;用于消化道肿瘤,常与八月扎、玫瑰花、石见穿等药配合应用。

【方剂名称】

水红花子、水红子、穿蓼子(晒干用)

【用法用量】

一钱至三钱,大剂量可用至30克,煎服。

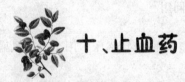

十、止血药

凡功能制止体内外出血的药物,称为止血药。

血液为人体重要的物质,凡出血之证,如不及时有效地制止,致使血液耗损,而造成机体衰弱,甚至危及生命,故止血药应用具有重要的意义。

止血药的主要适用于各部位出血病证,如咯血、衄血、吐血、尿血、便血、崩漏、紫癜及创伤出血等。

止血药的药性各有不同,如药性寒凉,功能凉血止血,适用于血热之出血;药性湿热,能温经止血,适用于虚寒出血;兼有化瘀作用,功能化瘀止血,适用于出血而兼有瘀血者;药性收敛,功能收敛止血,可用于出血日久不止等。

仙鹤草

【释名】

蔷薇科草本植物龙牙草的地上部分。

【性味】

苦、平。归肝、肺、脾经。

【功效】

止血,补虚。

【适应症】

1. 用于多种出血病症。

仙鹤草功能止血,作用广泛,可用于身体各部分出血病症,且无论寒、热、虚、实者均可应用。可单独服用,也可配合其他止血药同用,常与旱莲草相须为用。如属于血热妄行,可配合凉血、止血如鲜生地、赤芍、丹皮、侧柏叶、藕节等品;如用于虚寒性出血,可配伍益气补气、温阳止血,如党参、黄耆、熟地、白芍、炮姜、灶心土、艾叶等品。

2. 用于脱力劳伤。

本品又有补虚强壮作用,可用治脱力劳伤之症,民间称之为"脱力草",常与大枣同煎服。

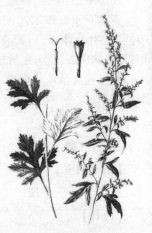

艾 叶

【方剂名称】

仙鹤草(洗净,晒干,切碎用)

【用法用量】

三钱至五钱,大剂量一两至二两,煎服。

【注】

仙鹤草味苦性平,功擅止血,能治各部位出血病症,无论寒热虚实皆可应用,作用显著,往往用为主药,可视病因兼夹情况适当配伍之。民间用治脱力劳伤,称之为"脱力草",亦殊有功也。

此外,《滇南本草》称本品有治疗赤白痢的记述,但现在临床上只用它止血与补虚两方面的作用,关于治痢这一点,值得做进一步的研究。

蚕豆花(附:蚕豆衣、蚕豆梗、蚕豆荚)

【释名】

本品为豆科植物蚕豆的花。

【性味】

甘、微辛,平。

【功效】

止血,止带,降血压。

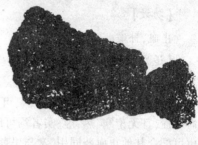

【适应症】

用于呕血、咯血、鼻衄、热并发斑等症。

本品有止血作用,用于咯血、呕血,可配藕节同用;用治鼻衄,可配血余炭、白茅花等同用;用于热病发斑,可配丹皮同用。

本品还可治疗赤白带下、高血压,有止带、降压作用。

血余炭

【方剂名称】

蚕豆花(晒干用)

【用法用量】

五钱至一两,煎服。

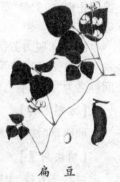

【附药】

1. 蚕豆衣:即蚕豆的种皮。有健脾利湿的作用,可用于浮肿,常与扁豆衣、冬瓜皮同用。一般用量为三钱到五钱,煎服。

2. 蚕豆梗:即蚕豆的茎。有止血功效,可治咯血、呕血。一般用量为五钱至一两,煎服。如用新鲜嫩苗,止血效果更好,每用二两至三两,用冷开水洗净捣烂搅汁服。

3. 蚕豆荚:即蚕豆的荚壳。炒炭研细末,麻油调敷,可用于脓疮、水火烫伤。外用适量。

扁豆

荠菜花

【释名】

本品为十字花科植物荠菜的带花、果的全草。

【性味】

甘、淡,凉。入肝、胃经。

【功效】

止血,降压,清热利湿。

【适应症】

1. 用于血热妄行所致的各种出血。

本品具有凉血止血作用,对血热妄行所致的咯血、呕血、便血及妇女崩漏等症,常配合侧柏叶、旱莲草等同用。

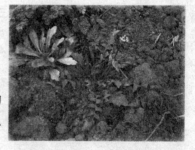

2. 用于高血压。

荠菜

荠菜花有降压作用,常用于高血压,可单味应用;也可与佛耳草、槐花等配合应用。

3. 用于肾炎、乳糜尿、痢疾等病症。

本品具有清热利湿的作用,用于肾炎、乳糜尿等具有湿热症状者,可配联机草、玉米须、车前草、大蓟等同用;如用治痢疾,可与马齿苋、地锦草等同用。

【方剂名称】

荠菜花(洗净,晒干,切碎用)

【用法用量】

三钱至一两,煎服。

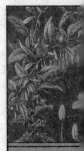

铁苋菜

【释名】

本品为大戟科植物铁苋菜的全草。

【性味】

微苦、涩,平。

【功效】

止血,止泻,清热解毒。

【适应症】

1. 用于鼻衄、咯血、便血、崩漏,以及外伤出血等症。

铁苋菜功能止血,对于各种出血症候,都可应用,临床常配合侧柏叶、茜草炭、旱莲草、仙鹤草同用。对外伤出血,既可研细末外敷;亦可用鲜草适量,打烂外敷。

2. 用于腹泻、痢疾等症。

本品止泻功效较好,对于腹泻或痢疾等症,都可配伍马齿苋、地锦草、车前草、辣蓼等药同用;如腹痛较甚,可配合木香同用。

3. 用于稻田皮炎。

铁苋菜有清热解毒作用,治疗稻田皮炎,可配合小蓟草、旱莲草等,研细末,外扑患处;或用新鲜者洗净,打烂、外敷。

【方剂名称】

铁苋菜、海蚌含珠、血见愁(洗净,晒干,切碎用)

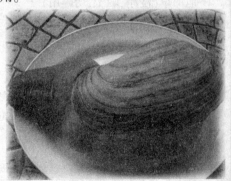

蚌

【用法用量】

五钱至一两,煎服。外用适量。

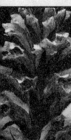

【医典举例】

抗银片(《上海中成药》):血见愁、狼毒。治银屑病。

地锦草

【释名】

本品为大戟科植物地锦草或斑地锦的全草。

【性味】

辛,平。

【功效】

止血,止泻,清热解毒。

【适应症】

1. 用于尿血、便血、崩漏、痔疮出血等症。

本品有止血的功效,对于上列出血病症,可配合仙鹤草、侧柏叶、铁苋菜、槐花等同用。

2. 用于痢疾、腹泻等症。

本品又有止泻的作用,临床上用治痢疾、腹泻,常配合马齿苋、车前草、辣蓼等药同用。

3. 用于蛇咬伤,皮肤疮毒等症。

本品又能清热解毒,对于蛇咬伤,皮肤疮毒等症,既可煎汤内服,又可用鲜草捣烂外敷患处。

此外,本品有可用于乳水不足,可用全草一两至二两,同鲫鱼煮汤服。

【方剂名称】

地锦草(洗净,晒干,切碎用)

【用法用量】

三钱至一两,大剂量可用二两,煎服。外用适量。

【注】

地锦草一药,止血功效较好,故在有些地区称为"血见愁";但上海地区中药店则称铁苋菜为"血见愁"。各地以"血见愁"为名的中草药还有很多种植物(如茜草等),因此,在应用时须注意区别。

【医典举例】

复方地锦片(《上海中成药》):地锦草、辣蓼、车前草。治菌痢、肠炎。

灶心土

【释名】

本品为烧杂草与木材的土灶内的焦黄土。

【性味】

辛,温。入脾、胃经。

【功效】

收敛止血,温中止呕。

【适应症】

1. 适用于各种出血症。

灶心土性温而止血,故对出血症属于虚寒症为宜。临床多用于呕血、便血等病症,常配合地黄、阿胶、附子等药同用。

2. 用于呕吐反胃、妊娠呕吐等症。

灶心土降逆止呕作用较佳,药性微温有温中功能,所以用于脾胃虚寒的呕吐为多;对妊娠呕吐也有很好的疗效。脾胃虚寒的呕吐常与半夏、干姜等药配伍应用;对妊娠呕吐可配合藿香、竹茹、生姜等药同用。

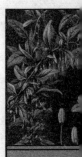

【方剂名称】

灶心土、伏龙肝(打碎用)

【用法用量】

五钱至一两,布袋包,先煎。或用二两至四两,煎汤代水。

阿 胶

【医典举例】

黄土汤(《金匮要略》):灶心土、干地黄、白术、阿胶、黄芩、熟附子、甘草。治大便下血等症,属于脾阳不足,统摄无权者。

大蓟(附:小蓟)

【释名】

本品为菊科植物的全草。

【性味】

甘,凉。入肝经。

【功效】

凉血,止血。

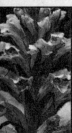

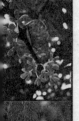

汤头歌诀

【适应症】

用于咯血、衄血、崩漏、尿血等症。

本品有凉血止血的功效,对咯血、衄血、崩中下血、尿血等症,常与小蓟、生地、蒲黄、藕节等药配伍应用。此外,大蓟鲜草,又可用于疮痈肿毒,无论内服、外敷,都有散瘀消肿的功效。

【方剂名称】

大蓟草、大蓟(洗净,晒干,切碎用)

【用法用量】

三钱至五钱,鲜草可用一两至二两,煎服。外用适量。

【附药】

小蓟:为菊科多年生草本植物刺儿菜或刻叶刺儿菜的全草。性味甘凉。入肝经。功能凉血止血。效用与大蓟相似,但治疗痈疮肿毒的作用较大蓟稍弱。现临床上本品除用于各种出血症外,又用于高血压、肝炎、肾炎等病症。处方用名为小蓟或小蓟草,炒炭用称小蓟炭。一般用量为三钱至五钱,大剂量可用一两,煎服。

【医典举例】

十灰丸(《十药神书》):大蓟、小蓟、侧柏叶、茜草根、茅根、山栀、大黄、丹皮、棕榈皮,烧炭存性。治吐血咯血。

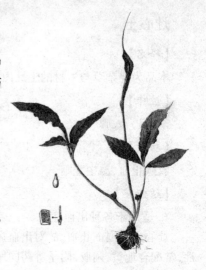

半　夏

羊蹄根

【释名】

本品为蓼科植物羊蹄的根。

【性味】

苦、微涩,寒。

【功效】

凉血止血,杀虫治癣。

【适应症】

1. 用于鼻衄、咯血、便血、子宫出血等症。

本品功能凉血止血,用治各种出血病症,可单用或配合其他止血药同用。

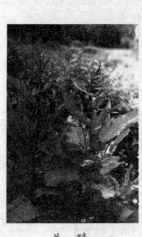

羊　蹄

2. 用于疥疮、顽癣、头风白屑等症。

本品有杀虫止痒的功效。治疥疮,可用鲜根加醋,磨汁或捣汁,再加猪油调匀成膏,敷患处;治顽癣,可用鲜根洗净,加醋磨汁涂患处;治头风白屑(头部脂溢性皮肤炎),用鲜根适量,加食盐少许捣烂外敷。

【方剂名称】

羊蹄根、土大黄(洗净,晒干,切片用)

【用法用量】

三钱至五钱,煎服。

【注】

1. 近年来在临床上发现本品可使血小板增加,能治疗血小板减少性紫癜,每天用本品五钱,加红枣一两,煎服。

2. 此外,本品尚有缓泻通便作用,可用于大便秘结。

【医典举例】

羊蹄根散(《医宗金鉴》):羊蹄根、枯白矾。治诸癣疮湿痒。

槐花(附:槐角)

【释名】

本品为豆科植物槐树的花蕾。

【性味】

苦,微寒。入肝、大肠经。

【功效】

凉血止血。

【适应症】

用于便血、血痢、痔血、崩漏、咯血、衄血等症。

槐花主要用于出血属于血热的病症。本品善治下部出血,多用于便血、痔血等症,常配合地榆等药同用。如仙鹤草、白茅根、侧柏叶等配伍,还可用至咯血、衄血等症。

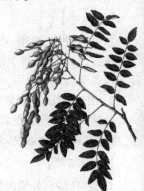

槐 角

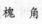

【方剂名称】

槐花炭、槐米炭(炒焦黑,用以止血)、生槐花、生槐米(现多用于高血压)

【用法用量】

三钱至五钱,煎服。

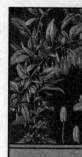

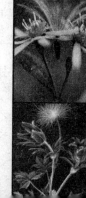

汤头歌诀

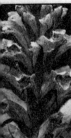

【附药】

槐角：一称槐实。系槐树的果实。性味功效与槐树相似，主要用于便血与痔疮出血，一般用量为三钱至五钱。

【医典举例】

槐花散（《沉氏尊生》）：槐花、阿胶、当归、地榆、生地、白芍、黄芩、枳壳、升麻、防风、侧柏叶。治吐血便血。

地榆

【释名】

本品为蔷薇科植物地榆的根及根茎。

【性味】

苦、酸，微寒。入大肠经。

【功效】

凉血止血，泻火敛疮。

【适应症】

1. 用于便血、血痢、痔疮出血、尿血、崩漏等症。

地榆凉血止血，善于治下部出血的病症，尤其对痔血、便血等症为常用之品，往往与槐花等药配合应用。

2. 用于烫伤、皮肤溃烂、流脂水、疼痛等症。

地榆泻火毒并有收敛作用，烫伤后，取生地榆研极细末，麻油调敷，可使脂水减少，疼痛减轻，愈合加速，为治烫伤要药。

【方剂名称】

地榆炭（炒至外黑内呈老黄色为度，用以止血）、生地榆（研末，外用可治烫伤）

【用法用量】

一钱至三钱，煎服。外用适量。

【注】

1. 地榆性寒而降，功能凉血止血，泻火解毒。前人说："古者断下多用之"。用治一切血症，而以下焦血热如肠风下血、血痢、崩漏等症为主；其他如吐血、咯血、衄血，亦可应用。

2. 过去一般用治便血，多用地榆炒炭。近年来经临床实践，体会到用生地榆治便血，也有一定效果。在必要时剂量可用五钱至一两，煎服。

3. 本品在临床上应用比较广泛，除用于止血之外，还可应用于痢疾、烧伤、皮炎、湿疹及狂犬病等。

汤头歌诀

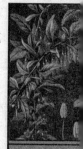

【医典举例】

地榆丸(《证治准绳》):地榆、当归、阿胶、黄连、诃子肉、木香、乌梅。治痢疾或血痢。

茜草(附:茜草藤)

【释名】

本品为茜草科植物茜草的根及根茎。

【性味】

苦、寒。入肝经。

【功效】

凉血止血,行血祛瘀。

【适应症】

1. 用于各种出血症。

茜草凉血而止血,主要用于血热妄行的各种出血病症,多配合山栀、生地、地榆等药应用。

2. 用于妇女经闭,月经不调,产后恶露不下及跌扑损伤,关节疼痛,痈疽初起等症。

茜草生用能行血祛瘀,凡瘀血阻滞之症,都可应用。故应用较为广泛,往往与桃仁、红花、当归、赤芍、丹皮等药配伍应用。

【方剂名称】

茜草炭(炒至外黑内微焦为度,用以止血)、生茜草、茜草根(生用,有行血作用)

【用法用量】

一钱至三钱,煎服。

【附药】

茜草藤:又名过山龙,即茜草的茎藤。有活血消肿的功效。能治跌扑损伤、疮痈肿毒。既可内服,也可取鲜草捣烂外敷。一般用量为三钱至五钱,煎服。外用适量。

【注】

临床应用本品时,一般认为生用则行血,炒炭则止血。但现在有人认为生用也有止血功效。

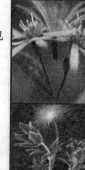

汤头歌诀

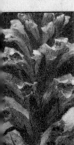

蒲黄

汤
头
歌
诀

【释名】

本品为相蒲科植物水烛的花粉。

【性味】

甘、平。入肝、心包经。

【功效】

收敛止血,活血祛瘀。

【适应症】

1. 用于呕血、咯血、尿血、便血、崩漏、创伤出血等症。

蒲黄药性涩,收敛止血作用较佳,各种出血都可以应用,临床上可以单用,也可配合仙鹤草、旱莲草、茜草炭、棕榈炭、侧柏叶等同用。

2. 用于心腹疼痛,产后瘀痛,痛经等症。

蒲黄生用又能活血祛瘀,故可用于瘀血阻滞引起的心腹疼痛等症,常配合五灵脂等药同用。

【方剂名称】

生蒲黄(晒干用,主要用于活血祛瘀)、蒲黄炭、炒蒲黄(用文火炒至黑色,用以止血)

【用法用量】

一钱至三钱,包煎。

【注】

1. 蒲黄一药,在《本经》上说它"利小便,止血,消瘀血"。这说明古代劳动人民在与疾病作斗争的实践中,认识到蒲黄既有止血的作用,又有活血祛瘀的功效。但是没有明确指出它生用行血、炒用止血。至宋代《大明本草》上始有"破血消肿者,生用之;补血止血者,需炒用"的记载。明代《本草纲目》也有同样叙述,因此,流传下来。一般认为蒲黄生用性滑,行血消肿;炒黑性涩,功专止血。但根据临床实践体会与近人报导,生蒲黄也具有一定止血作用,不论入汤剂煎服或用粉剂吞服,都可用以止血。至于炒炭之后,它的止血作用是否增强或降低,有待进一步研究。

2. 生蒲黄有收缩子宫的作用,故孕妇忌服;临床上用于产后子宫收缩不良、出血不止的病症。

【医典举例】

失笑散(《和局方剂》):蒲黄、五灵脂。治瘀结腹痛,一切气痛瘀痛。

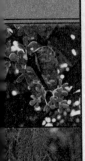

棕榈炭

【释名】

本品为棕榈科植物棕榈的基部纤维状柽茎炭化而成。

【性味】

苦、涩，平。入肺、肝、大肠经。

【功效】

收涩止血。

【适应症】

用于咯血、衄血、崩漏、便血等症。

本品涩可收敛，固有收涩止血的功效，在临床上用至咯血、衄血、便血等症，常与侧柏叶、血余炭、仙鹤草等同用。

【方剂名称】

棕榈炭、陈棕炭(断用)

【用法用量】

一钱至三钱，煎服。或入丸、散剂吞服，每次用量为三分至五分。

【医典举例】

黑散子(《直指方》)：棕榈炭、血余炭、隔年莲蓬。治鼻衄。

血余炭

【释名】

本品为人的头发经加工而成的块状物。

【性味】

苦，平。入肝、胃经。

【功效】

止血。

【适应症】

用于咯血、衄血、血淋、崩漏等症。

本品有止血的功效，临床上用治各种出血症候，常与陈棕炭、侧柏叶、藕节等配合应用。

此外，据文献记载，血余炭又有补阴利尿作用，配滑石等，可治小便不通。

【方剂名称】

血余炭

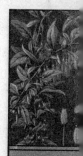

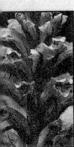

【用法用量】

一钱至三钱,煎服。如研末吞服,每次三分至五分。

【医典举例】

三灰散(《类证治裁》):血余炭、陈棕炭、绢灰。治崩漏下血。

藕节

【释名】

本品为睡莲科植物莲的根茎之间的节。

【性味】

涩,平。入肝、肺、胃经。

【功效】

收涩止血。

【适应症】

用于各种出血症。

藕节既能收涩,又能化瘀,故能止血而不留瘀,可用治各种出血的症候,对呕血、咯血等症,尤为适宜,常配合白芨、茜草炭等同用。

【方剂名称】

生藕节(止血而兼有化瘀作用)、藕节炭(炒焦黑存性,用以止血)

【用法用量】

三钱至五钱,煎服。

百草霜

【释名】

本品为燃烧柴草的铁锅底下所结成的烟煤,或是烟囱中的黑灰。

【性味】

辛,温。入肺、胃、大肠经。

【功效】

止血,止泻。

【适应症】

1. 用于咯血、呕血、衄血及外伤出血等症。

百草霜有收敛止血的功效,内服可用治咯血、呕血、衄血,常与藕节、侧柏叶、茅根等药配伍应用;又可外用止血,用于鼻衄及外伤出血等症。

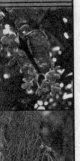

2. 用于食积泻痢等症。

本品又能收敛止泻,在临床上用于食积泄痢,常与山楂、六曲、木香等同用;治挟热下痢脓血者,可以配黄连研末同服。

【方剂名称】

百草霜

【用法用量】

五分至一钱五分,包煎。或入丸、散用。外用适量。

【医典举例】

疏血丸(《医宗金鉴》):百草霜、阿胶珠、藕节、侧柏叶、茅根。治吐血。

牛角䚡

【释名】

本品为牛角内的坚骨。

【性味】

苦,温。入心、肝经。

【功效】

止血。

【适应症】

用于崩漏、便血、痢血等症。

牛角䚡性涩,有止血作用,与当归、续断、乌贼骨等药配合,适用于妇女崩漏经多,故为妇科所常用;亦可用治便血、痢血。

【方剂名称】

牛角䚡(用铁砂拌炒至黄色,乘热洒少许米醋后用)

【用法用量】

一钱至三钱,煎服。

【医典举例】

小牛角䚡散(《千金方》):牛角䚡、鹿茸、禹余粮、当归、干姜、续断、阿胶、乌贼骨、龙骨、赤小豆。治崩淋带下。

参三七

【释名】

本品属五加科植物的根。

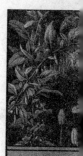

281

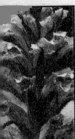

【性味】

甘、微苦，温。入肝、胃经。

【功效】

祛瘀止血，活血止痛。

【适应症】

1. 用于吐血、衄血、便血等症。

三七有良好的止血作用，并有活血行瘀的功效，对人体各种出血均可应用，如兼有瘀滞现象者，尤为适合。可单独应用，也可配合花蕊石、血余炭研粉吞服。

2. 用于各种瘀滞疼痛与跌打伤痛等症。

本品能活血行瘀，尤长于止痛，用治瘀滞疼痛及伤痛，常单独应用，或配合活血、理气等药同用。

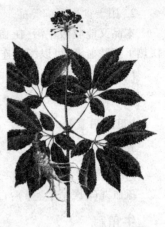

三　七

【方剂名称】

三七、参三七、田七（洗净，晒干，切片用）、三七粉（晒干研末）

【用法用量】

一钱至三钱，煎服。如研粉吞服，每次三分至五分，每天二次至三次。本品价格昂贵，故临床应用，多数是研粉吞服。

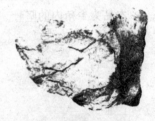

【注】

本品古称"山漆"，主要是说它产于山间，功能止血，如漆黏物；现在多种于田间，故又称"田七"。它的功用，主要为止血、化瘀、止痛三种，不论内服或外用，都有良好的疗效。根据临床实践体会，本品止血的功效颇

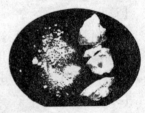

花蕊石

为显著，且有"止血不留瘀"的特点，故在大量出血或出血不止的时候，可以应用。至于它的化瘀止痛作用也很明显，适用于气滞血阻诸痛，如跌扑损伤、痈疮肿痛及创伤作痛等症，为伤外科常用药物，著名成药"云南白药"中即含有本品。

【医典举例】

化血丹（《衷中参西录》）：三七、花蕊石、血余。治吐血、衄血、便血。

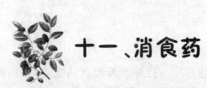

十一、消食药

凡能消化食积的药物,称为消食药。又称消导药或助消化药。

脾胃为生化之源,后天之本,主纳谷运化。如果饮食不节,损伤脾胃,每致饮食停滞,出现各种消化功能障碍的病症。消食药功能消食化积,有的药物还有健脾开胃的作用,可以达到消除宿食积滞及其所引起的各种症候的目的,促使脾胃功能恢复,故临床运用具有重要意义。

消食药,主要适用于食积停滞所致的脘腹胀满,嗳气泛酸,恶心呕吐,不思饮食,泄泻或便秘等症。

本类药物的使用,常根据不同病情而配伍其他药物同用。如脾胃虚弱者,可配健胃补脾药;脾胃有寒者,可配温中暖胃药;湿浊内阻者,可配芳香化湿药;气滞者,可配理气药;便秘者,可配通便药;若积滞化热,则当又配合苦寒清热药同用。

消食药大都性味甘平或甘温,归脾胃经。

莱菔子(附:莱菔英,地枯萝)

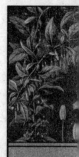

【释名】

本品为十字花科植物莱菔的成熟种子。

【性味】

辛、甘、平。入脾、胃、肺经。

【功效】

消食化积,祛痰下气。

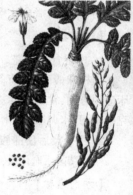

莱 菔

【适应症】

1. 用于食积停滞,胃脘痞满,嗳气吞酸,腹痛泄泻,腹胀不舒等症。

莱菔子能消食化积、行滞除胀,常配伍六曲、山楂、麦芽等,以助其消食之力;配伍半夏、陈皮等,以增其降逆和胃之功。有湿者可加茯苓,有热者可加黄连、连翘。如果有脾虚现象,可加白术。

2. 用于咳嗽痰多气喘。

本品下气化痰作用甚为显著,常与白芥子、苏子等配伍应用。

【方剂名称】

莱菔子、萝卜子、炒莱菔子(炒微焦用)

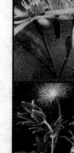

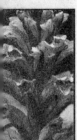

【用法用量】

三钱至五钱,煎服。

【附药】

1. 莱菔英:即莱菔的茎叶。性味辛苦温。功能清咽、和胃,适用于咽痛,下痢赤白,消化不佳。一般用量为五钱至一两,煎服。

2. 地梦萝:即莱菔的根、老而枯者。功能利水消肿,适用于面黄肿胀,胸膈饱闷,食积腹泻,痢疾及痞块等症。一般用量为三钱至五钱。

【医典举例】

三子养亲汤(《韩氏医通》):莱菔子、白芥子、苏子。治老人气实痰盛,喘满懒食。

山楂

【释名】

蔷薇科乔木或大灌木山里红山楂或野山楂的成熟果实。

【性味】

酸、甘、微温。归脾、胃、肝经。

【功效】

消食化积,活血化瘀。

【适应症】

1. 用于食积停滞。

山楂味酸而甘,消食力佳,为消化食积停滞常用要药,尤能消化油腻肉积,在临床应用方面,常与麦芽、六曲等配伍应用;如因伤食而引起腹痛泄泻,可用焦山楂 10 克研末,开水调服,有化食止泻之效。

2. 用于产后瘀滞腹痛、恶露不尽。

本品功能活血化瘀,用治产后瘀滞腹痛、恶露不尽,常与当归、川芎、益母草等配伍。

【方剂名称】

焦山楂、山楂炭、焦楂肉(炒至外黑内呈深褐色应用)、生山楂肉(洗净,晒干用)、蜜炙山楂炭(取山楂炭用炼蜜拌炒)

【用法用量】

3~10 克,煎服。

【医典举例】

保和丸(《丹溪心法》):山楂、六曲、茯苓、陈皮、莱菔子、连翘、半夏。治食积停滞,腹痛泄泻。

汤头歌诀

六曲(附:建曲、采云曲)

【释名】

本品为采用杏仁泥、赤小豆、辣蓼草、青蒿、面粉、苍耳草等药末混合后经发酵而成的加工品。

【性味】

甘、辛,温。入脾、胃经。

【功效】

和食消胃。

【适应症】

用于食积不化,脘闷腹胀,消化不良及泄泻等症。

六曲具消食和胃之功,适用于饮食积滞、消化不良等症,常与山楂、麦芽等配伍应用。

此外,丸剂中有矿石药品难以消化吸收者,可用六曲糊丸以助消化。

【方剂名称】

焦六曲、六曲(炒至外黑内呈老黄者应用)、生六曲(未经炒者)

【用法用量】

三钱至五钱,煎服。

【附药】

1. 建曲:又名范志曲。系以六曲加厚朴、木香、白术、青皮、槟榔、葛根、茯苓、柴胡、桔梗、荆芥、前胡、香附、羌活、紫苏、薄荷、独活、茅术、猪苓、防风、乌药、枳实、大腹皮、藿香、木通、香薷、泽泻、白芥子、丁香、豆蔻、甘草、麻黄、川芎、木瓜、沉香、苏子、肉果、檀香、砂仁、草果、秦艽、白芷、陈皮、莱服子、半夏、麦芽、谷芽、山楂、生姜而制成,并不发酵。适用于风寒感冒,食滞胸闷。一般用量为一钱至三钱,包煎。

2. 采云曲:及六曲加桔梗、白术、紫酥、陈皮、芍药、谷芽、青皮、山楂、藿香、苍术、厚朴、茯苓、檀香、槟榔、枳壳、薄荷、明矾、甘草、木香、半夏、草果、羌活、官桂、姜黄、干姜而制成。适用于感冒食滞等症。一般用量为一钱至三钱。

【医典举例】

曲蘗枳术丸(《医学正传》):白术、枳实、六曲、麦芽为末,荷叶包陈米饭煨干为丸。治内伤饮食或泄泻。

谷芽

【释名】

本品为禾本科植物稻的成熟颖果,经发芽后,低温干燥而得。

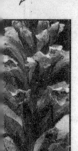

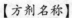

汤
头
歌
诀

【性味】

甘,平。入脾、胃经。

【功效】

消食和中,健脾开胃。

【适应症】

用于消化不良、脘闷腹胀及脾胃虚弱、食欲减退等症。

谷芽具有消食和胃之功,其作用较麦芽、山楂、六曲等较为缓和,故能促进消化而不伤胃气。在脾胃虚弱、纳谷不香的情况下,每与补气健脾之品如党参、白术、山药等配伍同用。

【方剂名称】

生谷芽(晒干用)、炒谷芽(炒用)

【用法用量】

三钱至五钱,大剂可用一两至三两,煎服。

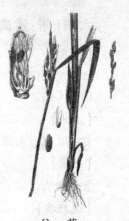

谷 芽

阿魏

【释名】

本品为伞形科植物阿魏草其及同属植物新鲜根茎及根切伤后渗出的油胶树脂。

【性味】

苦、辛,温。入脾、胃经。

【功效】

消积,散症,截疟,治痢。

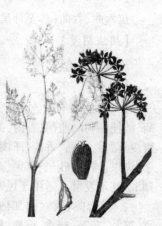

阿 魏

【适应症】

1. 用于食积停滞。

阿魏有消肉积作用,主要适用于肉食所伤的食积停滞,可配合山楂、六曲同用。

2. 用于腹中痞块,妇女血积。

本品有消痞散症作用,对于疟母痞块、妇女腹中血积有块等均可应用,既可配合当归、鳖甲等为丸内服,又可制成药膏外敷。

3. 用于疟疾,痢疾。

阿魏配合雄黄、黄蜡、制成丸剂,内服可截疟治痢,适用于疟疾、痢疾。

【方剂名称】

阿魏(生用或炒用)

【用法用量】

二分至五分。内服宜入丸剂。本品气味奇臭,不宜入汤剂。外用适量。

【医典举例】

阿魏化痞散(《张氏医通》):阿魏、当归、川芎、白术、红花、赤茯苓、鳖甲、大黄、荞麦面。治疟痞积聚。

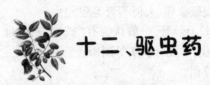

十二、驱虫药

凡能驱除或杀灭肠寄生虫的药物,称为驱虫药。

肠寄生虫,主要有蛔虫、钩虫、线虫、蛲虫等,除钩虫由皮肤接触感染外,其他多由病员吃了污染虫卵的食物而进入人体。患肠寄生虫病的病员,大都在粪便中可检查出虫卵,有的可能没有明显症状,有的可以出现绕脐腹痛,时作时止,形体消瘦,不思饮食,或多食易饿,或嗜食异物等症;钩虫病还可能有面色萎黄、全身浮肿等;蛲虫病主要出现肛门瘙痒。

由于肠寄生虫能影响人体健康,因此必须及时进行治疗。同时要重视预防工作,应向患者或其家长宣传卫生常识,以防重复感染。

临床使用驱虫药时,应注意以下各点:

1. 患虫病日久而腹有积滞者,可配合消导药同用;如脾胃虚弱者,可配健脾药同用;体质虚弱者,可配补虚药同用。

2. 驱虫药最好在空腹时服,使药力直接作用于虫体,以提高疗效。如排便不畅者,在必要时可适当配合泻下药,以增强排虫作用。

3. 在使用驱虫药时,必须注意剂量,对某些具有毒性的驱虫药,不能过量,以免中毒。

槟榔

【释名】

本品为棕榈科植物槟榔的成熟种子。

【性味】

辛、苦,温。归胃、大肠经。

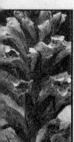

【功效】

杀虫,消积,行水。

【适应症】

1. 用于多种肠寄生虫疾病。

槟榔杀虫,作用广泛,可用于多种肠寄生虫,如绦虫、蛔虫、姜片虫、蛲虫等,而以治绦虫、姜片虫疗效较佳,尤以猪肉绦虫最有效,可使绦虫全虫瘫痪,如配合番瓜子同用,效果更为显著。对蛔虫、蛲虫也有驱除作用。同时,本品并有泻下作用,是一种较好的驱虫药,可单独使用。

2. 用于食积气滞、脘腹胀痛、大便不爽等症。

槟榔行气消积作用较为显著,一般认为有"破气"的功能,对于脘腹胀痛、大便无爽泻痢后重等气滞病症,常配合枳实等同用。

3. 用于脚气、水肿等症。

槟榔又有行气利水的作用,临床上多用为治脚气疼痛的要药,常可配合木瓜、吴茱萸等同用;对于水肿实证,又可配合商陆、木通、泽泻等利水消肿药同用。

此外,本品还可用于疟疾,常配合常山、草果等应用。近时并用于血吸虫病。

【方剂名称】

槟榔、大槟榔、大腹子(晒干,打碎用)

【用法用量】

一钱至三钱,煎服。单用杀绦虫、姜片虫,剂量可自五钱至一两。

番瓜子

【释名】

葫芦藤本植物番瓜子的种子。

【性味】

甘,温。归胃、大肠经。

【功效】

杀虫。

【适应症】

用于线虫病,血吸虫病。

番瓜子有杀虫作用,药性平和,毫无毒性,用于线虫,配合槟榔同用,其功更显;又能用治血吸虫病,对急性期及晚期之血吸虫病均有一定作用,尤宜于不适合锑剂治疗者,对改善症状,增强体力具一定作用。可以单味生用,连壳研细,冷开水调服,或配合其他驱虫泻下之品煎服。

【方剂名称】

番瓜子(晒干用)

【用法用量】

二两至四两,连壳捣碎入煎或和蜜糖调服。

【医典举例】

驱线汤(《方剂学》):番瓜子肉、槟榔。治线虫病。

雷丸

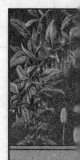

【释名】

白蘑科真菌雷丸的菌核。

【性味】

苦,寒;有小毒。归胃、大肠经。

【功效】

杀虫。

【适应症】

用于线虫,蛔虫,钩虫等病。

雷丸能在肠道内破坏虫体,用治绦虫,有较好的疗效。不论有钩绦虫、无钩绦虫都可应用。也可用治蛔虫病。临床可以单独应用,也可配合槟榔、使君子肉、乌梅等同用。

【方剂名称】

雷丸(洗净,晒干用)

【用法用量】

每次6克,研粉吞服,每日2~3次,连服2~3天。

【注】

雷丸以形成名。苦寒有小毒,功专于杀虫,祛绦为主,兼及蛔,既可单用,又可配伍应用。本品研粉吞服。杀虫作用良好。如入煎剂,每因高热而有效成分遭到破坏,必须注意。

【医典举例】

追虫丸(《证治准绳》):雷丸、槟榔、牵牛子、木香。治一切虫积。

鹤虱

【释名】

本品为菊科植物天名精的果实(北鹤虱),或伞型植物野胡萝卜的果实(南鹤虱)。

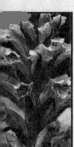

【性味】

苦、辛,平。有小毒。入脾、胃经。

【功效】

杀虫。

【适应症】

用于虫积腹痛等症。

本品可用于多种肠寄生虫病,用治蛔虫、蛲虫等小儿虫积腹痛病症,常与槟榔、使君子、川楝子等配合应用。

【方剂名称】

鹤虱、北鹤虱(晒干用)

【用法用量】

一钱至三钱,煎服。

【医典举例】

安虫散(《小儿药证直诀》):鹤虱、川楝子、胡粉、枯白矾。治小儿虫病。

芜荑

【释名】

本品为榆树科植物大果榆树的经加工的果实。

【性味】

辛、苦,温。入脾、胃经。

【功效】

杀虫消疳。

【适应症】

用于虫积腹痛,泻痢等症。

本品功能杀虫消积,主要用于治蛔虫病、绦虫病,常与鹤虱、使君子、槟榔等配合应用。对小儿疳积、泻痢日久,也可配合诃子、肉豆蔻等同用。

【方剂名称】

芜荑、臭芜荑、白芜荑(洗净,晒干用)

【用法用量】

一钱至三钱,煎服。

【医典举例】

芜荑散(《证治准绳》):芜荑、干漆。治蛔虫咬心痛,牙虫作痛。

榧子

【释名】

本品为紫杉科植物榧的成熟果实。

【性味】

甘、涩,平。入胃、大肠经。

【功效】

杀虫,缓泻去积。

【适应症】

用于虫积腹痛等症。

榧子为杀虫消积之品,适用于蛔虫、钩虫、绦虫等引起的虫积腹痛等症,并有缓泻作用,可帮助排泄虫体,临床常与槟榔、芜荑、鹤虱等配合煎汤饮服。用治钩虫病,也可单独炒熟食用。

【方剂名称】

榧子、香榧子(剥去壳用,或炒用)

【用法用量】

五钱至一两,煎服。或十枚至二十枚,炒熟嚼食。

【医典举例】

榧子散(《中医内儿科学》):榧子、槟榔、芜荑。治绦虫。

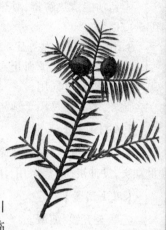

榧 子

贯众

【释名】

本品为叉蕨科植物贯众的根茎及叶柄残基。

【性味】

苦,微寒。有小毒。入肝、脾经。

【功效】

杀虫,清热解毒,止血。

【适应症】

1. 用于虫积腹痛等症。

本品功能驱虫,治虫积腹痛,常用于蛲虫、绦虫等病,但颇少单用,临床尚可与芜荑、鹤虱、使君子、雷丸、槟榔等配伍应用。近年临床上又用于治疗钩虫病。

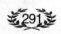

2. 用于热毒疮疡,痄腮肿痛等症。

本品功能清热解毒,对热毒引起的疮疡肿毒、痄腮等症,常与金银花、蒲公英等配合应用。

3. 用于崩漏出血等症。

本品性寒,功能凉血止血,故可用于子宫出血属热症者,常与侧柏叶、仙鹤草、墨旱莲、陈棕炭等同用。

此外,本品还可用于预防感冒、麻疹等。

【方剂名称】

贯众、贯仲(生用,用于杀虫与清热解毒)、贯众炭、贯仲炭(炒焦黑用,用于止血)

【用法用量】

三钱至五钱,煎服。

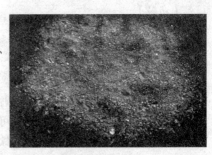

轻　粉

【医典举例】

下虫丸(《证治准绳》):苦楝根皮、槟榔、鹤虱、贯众、使君子、干虾蟆、芜荑、木香、桃仁、轻粉。治虫积腹痛。

 十三、化咳止痰平喘药

凡能化除痰涎,制止咳嗽、平定气喘的药物,称为化痰止咳平喘药。

痰涎与咳嗽、气喘有一定的关系,一般咳喘每多夹痰,而痰多亦每致咳喘,故将化痰、止咳、平喘合并介绍。但其中有的药物以化痰为主要功效,或虽属化痰而并不用于咳嗽气喘;有的则以止咳平喘为主要功效,或虽属止咳平喘却无化痰作用。

化痰药不仅用于因痰饮起的咳嗽、气喘,并可用于瘰疬、瘿瘤、癫痫、惊厥等症。

临床使用化痰止咳药时,应注意以下几点:

1. 凡内伤外感的病症,均能引起痰多及咳嗽,治疗时应仔细分辨病因,进行适当的治疗,例如有外感的配合解表药同用,虚劳的配合补虚药同用。

2. 咳嗽而咯血时,不宜用燥烈的化痰药,以免引起大量出血。

白附子

【释名】

本品为天南星科植物独角莲的块茎,或毛茛科植物黄花乌头的块根。

【性味】

辛,温。有毒。入胃经。

【功效】

祛风痰、逐寒湿。

【适应症】

1. 用于中风、口眼㖞斜之症。

白附子善于祛风痰、燥湿痰,故可用于中风痰壅之症,常与天南星、半夏等同用;治口眼㖞斜,常与全蝎、僵蚕等息风止痉药同用。

2. 用于寒湿疼痛,偏正头痛等症。

白附子不仅善于祛风痰,又能逐寒湿,故适用于寒湿头痛、偏正头痛、四肢酸痛麻痹等症,而以治疗头面部疼痛的效果较好,常配合白芷、天麻、南星、川乌等药应用。

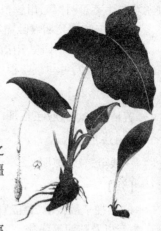

白附子

【方剂名称】

白附子、禹白附(为独角莲的块茎,洗净,晒干,切片用)

【用法用量】

一钱至一钱五分,煎服。

【医典举例】

牵正散(《杨氏家藏方》):白附子、白僵蚕、全蝎。治中风口㖞,半身不遂。

桔梗

【释名】

本品为桔梗科植物桔梗的根。

【性味】

苦、辛,平。入肺经。

【功效】

宣肺祛痰,排脓。

【适应症】

1. 用于咳嗽痰多及咽痛音哑等症。

桔梗辛开苦泄,功能宣肺祛痰。如外感咳嗽,常配合解表药同用。属于外感风寒者,可与荆芥、防风、紫苏叶、杏仁等配伍;外感风热,可与前胡、牛蒡子、菊花、桑叶等配伍应用。如咽喉肿痛、声音嘶

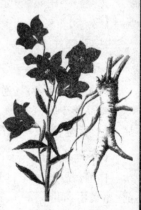

桔 梗

哑,可与牛蒡子、甘草、山豆根、射干等同用。

2. 用于肺痈及咽喉肿痛等症。

本品能祛痰而排脓,用治肺痈,可与生苡仁、冬瓜子、桃仁、鲜芦根、鱼腥草等配伍;治咽喉痈肿,可与板蓝根、牛蒡子、马勃、白僵蚕、甘草等同用。

【方剂名称】

苦桔梗、白桔梗、玉桔梗(洗净,晒干,切片用)

【用法用量】

一钱至二钱,煎服。

【注】

1. 桔梗辛散苦泄,善能宣通肺气、祛痰排脓,故适用于咳嗽多痰、咯痰不爽、咽痛、失音以及肺痈等病症。

2. 本品配甘草,可祛痰利咽;配枳壳,可利胸膈;配鱼腥草,可排脓解毒而治肺痈。

【医典举例】

桔梗汤(《金匮要略》):桔梗、甘草。治肺痈、咳逆胸满、吐脓。

白前

【释名】

本品为萝藦科植物白前(斯氏牛皮消)的根茎及叶。

【性味】

辛、甘,微温。入肺经。

【功效】

祛痰,降气。

【适应症】

用于咳嗽痰多,气逆喘促等症。

本品善于降气祛痰,故适用于痰多壅肺、咳嗽气促等症,可与紫菀、半夏等品配伍同用。

【方剂名称】

白前(洗净,晒干,切片用)。降气祛痰之力较强。炙白前(蜜炙用,润肺,降气、祛痰,作用较缓)、炒白前(清炒用,药性较缓和)

【用法用量】

一钱至二钱,煎服。

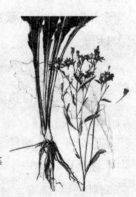

紫 菀

【注】

1. 白前一药,《别录》说它微温,《唐本草》认为微寒。然白前治嗽,并不专用于寒嗽,亦可应用于痰火气壅上逆的咳嗽。因痰浊蕴肺,肺失清肃而嗽作,白前即以清肃肺气为用,功能祛痰降气,不论寒嗽、热咳,只要肺气壅实有痰而咯吐不畅者,都可使用。治寒嗽,可与紫菀、款冬花、半夏等配伍;治热咳,可与桑白皮、地骨皮、前胡等同用。

2. 经临床实践,本品祛痰作用颇强,对胃稍有刺激性,如素有胃病者,用量不过多,如果用量过多,易引起恶心呕吐。故使用时必须注意。又本品无补益作用,功专辛散下气,对于肺虚干咳者,不宜应用。

【医典举例】

止嗽散(《医学心悟》):白前、紫菀、荆芥、百部、桔梗、陈皮、甘草。治新久咳嗽。

贝母

【释名】

本品为百合科植物卷叶川贝、川贝母,以及浙贝母等的鳞茎。

【性味】

川贝母:苦、甘,微寒。浙贝母:苦,寒。入心、肺经。

【功效】

止咳化痰,清热散结。

【适应症】

1. 用于肺虚久咳、痰少咽燥及外感风热咳嗽,郁火痰结咳嗽、咯痰黄稠等症。

川贝与浙贝皆属性寒而有苦味,都能清肺化痰而止咳,可用于痰热咳嗽等症。然川贝性凉而有甘味,兼有润肺之功,而清火散结之力则不及浙贝母,故宜用于肺虚久咳、痰少咽燥等症,可与沙参、麦冬、天冬等品配伍;浙贝母苦寒之性较重,开泄力胜,大多用于外感风邪、痰热郁肺所引起的咳嗽,常与桑叶、杏仁、牛蒡子、前胡等品配伍同用。

2. 用于瘰疬、疮痈肿毒及肺痈、乳痈等症。

二贝都有清热散结的功效,可用于瘰疬、疮痈、乳痈及肺痈等症。然浙贝偏于苦寒,长于清火散结,故一般认为用浙贝较佳。在临床应用方面,治瘰疬可与玄参、牡蛎配伍;治疮痈可与连翘、蒲公英、天花粉等配伍;治肺痈,可与鲜芦根、生苡仁、冬瓜子、鱼腥草等同用。

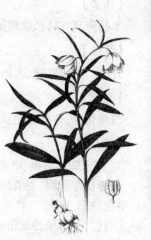

浙贝母

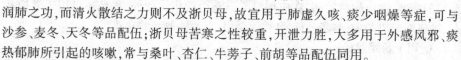

汤头歌诀

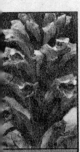

【方剂名称】

川贝母、川贝、京川贝(均为川贝母)、象贝母、浙贝(均为象贝母)

【用法用量】

一钱至三钱,煎服。川贝母价格较贵,以研粉吞服为宜,每次吞服三分至五分。

【注】

贝母与半夏,都能止咳化痰。但贝母苦寒清热,功专治肺,适用于热痰、燥痰;半夏辛温散寒,治在肺脾,适用于寒痰、湿痰。故一润一燥,各有所长。

【医典举例】

二母散(《和剂局方》):贝母、知母。治阴虚发热咳嗽。

瓜蒌

【释名】

本品为葫芦科植物栝蒌的果实。

【性味】

甘,寒。入肺、胃、大肠经。

【功效】

清肺化痰,宽胸散结,润燥滑肠。

【适应症】

1. 用于肺热咳嗽、咯痰黄稠及肺痈等症。

瓜蒌甘寒清润,有清肺化痰功效,故可用于痰热咳嗽、咯痰稠厚、咳吐不利及肺痈等症,常与知母、浙贝母、生苡仁、冬瓜子等配伍同用。

2. 用于胸痹胁痛及乳痈肿痛等症。

瓜蒌能清上焦的积热,又可化浊痰的胶结,故能通胸膈的痹塞,而治胸痹胁痛,在应用时常与薤白配伍。此外,本品还可用于乳痈初起、肿痛而未成脓者,与蒲公英、乳香等合用,有消肿散结的功效。

3. 用于肠燥便秘。

瓜蒌仁质润多油,善涤痰垢而导积滞,有滑肠通便的功效,可用于肠燥便秘等症,常与火麻仁、郁李仁等配伍应用。

【方剂名称】

全瓜蒌(药店配炒瓜蒌皮三分之一,炒蒌仁三分之二)、瓜蒌皮、蒌皮、炒瓜蒌皮(均配炒瓜蒌皮,有清肺化痰、宽中利气之功)、瓜蒌仁、炒瓜蒌仁(均配炒瓜蒌仁,用时打碎,有润燥滑肠之功)

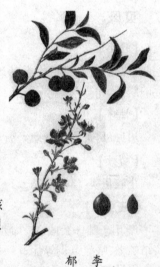

郁 李

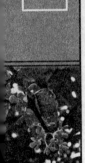

【用法用量】

三钱至五钱,煎服。

【注】

1. 瓜蒌一药,原植物称为栝蒌,使载于《本经》。在古代使用时不分皮、仁,以整个果实使用,如汉代《伤寒论》、《金匮要略》两书上称为栝蒌实,都以枚计。至后世始分栝蒌果实的果皮为瓜蒌皮,专主清肺化痰、宽中利气,适用于痰热咳嗽、胸痹胁痛等症;瓜蒌的种子较瓜蒌仁,偏主润燥滑肠,适用于肠燥便秘。如属便溏腹泻,不宜应用;皮、仁合用,称全瓜蒌,则上清肺胃之热而化痰散结,下润大肠之燥而滑肠通便。

2. 本品配以贝母,则清热化痰,润肺止咳,以治燥痰;配以薤白,则开胸散结、通阳利气,以疗胸痹。

3. 据上所述,古代所用的栝楼或栝蒌,及今之瓜蒌。但上海及江、浙地区药店中另有"栝蒌"一物,它的皮成焦黄色,与瓜蒌皮相似,但种子中段则凸起如束腰带,形如螳螂头,与瓜蒌仁不同。它是葫芦科草本植物王瓜的果皮和种子,与本品不同,应予区分。

栝楼

【医典举例】

栝蒌薤白白酒汤(《金匮要略》):栝蒌、薤白、半夏、白酒。治胸痹不得卧,心痛彻背。

天竺黄

【释名】

本品为禾本科植物淡竹等因病而生成在节内的块状物。

【性味】

甘,寒。入心、肝经。

【功效】

清化热痰,凉心定惊。

【适应症】

用于痰热惊搐,中风痰壅等症。

天竺黄能清化热痰,凉心定惊,功用与竹沥相似,适用于痰热惊搐、中风痰壅等症。在临床上以用于痰热惊搐居多,常配合朱砂、郁金、黄连、僵蚕等同用。

汤头歌诀

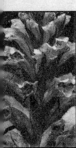

【方剂名称】

天竺黄、天竹黄

【用法用量】

一钱至三钱,煎服。如研粉吞服,每次二分至三分。

黄药脂

【释名】

本品为薯蓣科植物黄独的块根。

【性味】

苦,平。入肝、心经。

【功效】

化痰消瘿,止咳,止血。

【适应症】

1. 用于瘿瘤结种,疮疖,无名肿毒等症。

本品有化痰消瘿散结的作用,能至瘿瘤结块,常与夏枯草等同用;用至疮疖、无名肿毒等症,可与土大黄共研粉末外敷。

2. 用于咳嗽气喘,百日咳,吐血、咯血等症。

黄药脂能止咳平喘,治咳嗽、气喘,可配合胡颓叶同用;治百日咳,用冰糖炖化服。还有止血的功效,可以治疗吐血、咯血等症。

此外,本品近来在临床上又用于食道癌、胃癌、乳腺癌,以及甲状腺肿瘤等病,但多用或久服对肝脏有一定影响。

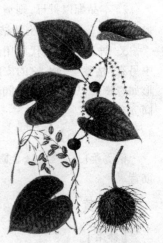

黄药子

【方剂名称】

黄药脂、黄药子、黄独(洗净,晒干,切片用)

【用法用量】

三钱至一两,煎服。外用适量。

【医典举例】

消瘿汤(浙江中医研究所方):黄药子、海藻、昆布、土贝母、牡蛎。治甲状腺功能亢进、甲状腺肿。

杏仁(附:甜杏仁)

【释名】

本品为蔷薇科植物杏、山杏等的种仁。

【性味】

甘、苦,温。有小毒。入肺、大肠经。

【功效】

止咳化痰,润肠通便。

【适应症】

1. 用于咳嗽气喘。

杏仁苦泄降气而止咳,故可用于咳嗽、气喘等症,常与麻黄、甘草,或贝母、前胡等配伍应用。

2. 用于肠燥便秘。

本品质润多油,故又有润肠通便之功,应用时可与大麻仁、瓜蒌仁等润肠药配伍。

【方剂名称】

苦杏仁、光杏仁(去种皮,打碎用)

【用法用量】

一钱至三钱,煎服。

【附药】

甜杏仁:又称巴旦杏仁、叭哒杏仁。性味甘平。功能润肺止咳,用于肺虚久咳之症。一般用量为一钱至三钱,煎服。

【注】

1. 杏仁功能降气止咳,主要用于咳嗽气逆、喘促之症,不论风寒、风热,都可配用。如属风寒咳喘,可与麻黄、甘草等配伍;风热咳嗽,可与桑叶、象贝等配伍。

2. 苦杏仁与甜杏仁,二药功用不同,在临床应用上一般认为它们的区别是:苦杏仁性属苦泄,长于至喘咳实症;甜杏仁偏于滋润,多用于肺虚久咳。

【医典举例】

杏苏散(《温热条辨》):杏仁、紫苏、半夏、茯苓、甘草、橘皮、前胡、桔梗、枳壳、生姜、大枣。治外感咳嗽痰稀。

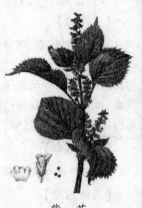

紫 苏

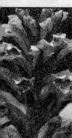

马兜铃（附：青木香、青木香藤）

【释名】

本品为马兜铃科植物马兜铃的果实。

【性味】

苦、微辛，寒。入肺、大肠经。

【功效】

清肺止咳，降气平喘。

【适应症】

用于肺热咳嗽、痰壅喘促，肺虚久咳及痰中带血等症。

马兜铃具泄热降气之功，为清肺止咳之药。用于肺热咳嗽、痰壅气促等症，可与枇杷叶、前胡等药配伍；用治肺虚久咳，可与沙参、麦冬、紫菀等品配伍；用治痰中带血，可与阿胶白芨等药配伍应用。此外，据文献记载，本品又能清泄大肠热邪，故亦可用于肠热痔血之症。

【方剂名称】

马兜铃（晒干用）、炙马兜铃（蜜炙用，有润肺之功）

【用法用量】

一钱至三钱，煎服。

【附药】

1. 青木香：即马兜铃的根。性味苦微辛寒。能顺气止痛，解毒，消食，降血压，祛风湿。用于暑天发痧腹痛，胃气痛，可研末，吞服，每次五分至一钱。用治皮肤湿疹，研末，适量，麻油调擦。还可用治高血压病、风湿性关节炎。一般用量为一钱至三钱，煎服。

2. 青木香藤：旧名"天仙藤"，即马兜铃的茎叶。性味苦温。有活血通络、化湿消肿的功效，适用于风湿痛，妊娠水肿等病症。一般用量为二钱至四钱，煎服。

【注】

马兜铃味甚苦，生用量宜小，如平素胃弱者，用至三钱，易致恶心呕吐；故临床上常用蜜炙马兜铃，不仅有润肺之功，且可矫味，缓和它苦泄之性。

【医典举例】

马兜铃汤（《普济方》）：马兜铃、桑根白皮、甘草、葶苈、半夏、生姜。治肺热咳嗽，气急喘闷。

桑白皮

【释名】

本品为桑科植物桑的根皮。

【性味】

甘,寒。入肺经。

【功效】

泻肺平喘,行水消肿。

【适应症】

1. 用于肺热咳嗽,喘逆痰多等症。

本品能泻肺热而下气平喘,故适用于肺热喘咳,如喘咳而兼身热者,常与地骨皮、黄芩、生甘草等配合应用。

2. 用于面目浮肿、小便不利等症。

桑白皮有利尿消肿作用,用治面目浮肿、小便不利等症,常与生苡仁、茯苓、泽泻、车前子等配合应用。

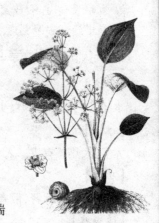

泽 泻

【方剂名称】

桑白皮(洗净,晒干,切碎用)

【用法用量】

三钱至五钱,煎服。

【医典举例】

泻肺散:地骨皮、桑白皮、生甘草、粳米。治肺热喘咳。

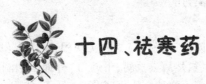

十四、祛寒药

凡能温里祛寒,用以治疗里寒症候的药物,称为温里药,又称祛寒药。

温里药性偏温热,具有温中祛寒及益火扶阳等作用,适用于里寒之症。即是《内经》所说的"寒者温之"的意义。所谓里寒,包括两个方面:一为寒邪内侵,阳气受困,而见呕逆泻利、胸腹冷痛、食欲不佳等脏寒症,必须温中祛寒,以消阴翳;一为心肾虚,阴寒内生,而见汗出恶寒、口鼻气冷、厥逆脉微等亡阳症,必须益火扶阳,以除厥逆。

临床使用温里药时,应注意以下各点:

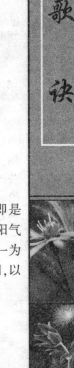

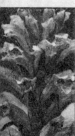

汤头歌诀

1. 外寒内侵,如有表症未解的,应适当配合解表药同用。

2. 夏季天气炎热,或素体火旺,剂量宜酌量减轻。

3. 温里药性多辛温燥烈,易于伤津耗液,凡属阴虚患者均应慎用。

附子(附:乌头,草乌)

【释名】

本品为毛茛科植物乌头的肥大块根。

【性味】

大辛,大热。有毒。入心、脾、肾经。

【功效】

回阳救逆,温脾肾,散寒止痛。

【适应症】

1. 用于厥逆亡阳、脉微欲绝等症。

附子辛烈而热,主要用于冷汗自出、四肢厥逆、脉微弱,或因大汗、大吐、大逆的功效,常配合人参、干姜、炙甘草等品同用。如果冷汗淋漓、亡阳厥逆者,用附子、人参外,须再加龙骨、牡蛎等固涩敛汗药;如果大出血后引手足厥冷、汗出脉微,可以用参、附、龙、牡配合麦冬、五味子等同用,以回阳救阴。

2. 用于肾阳不足、畏寒肢冷,脾阳不振、腹痛、便溏等症。

附子功能峻补元阳,益火之源,凡肾阳不足、命火衰微、畏寒肢冷、阳痿、尿频之症,皆可应用,多配伍肉桂、熟地、菟丝子、山萸肉等同用;如脾阳不振、脘腹冷痛、大便溏泄之症,又可用附子配合益气温脾的的党参、白术、干姜、炙甘草等药同用。

3. 用于风寒湿痹、周身骨节疼痛等症。

附子药性温热,能祛除寒湿,因此对风湿痹痛属于寒气偏胜者,有良好的散寒止痛作用,常与桂枝等品合用。

【方剂名称】

制附子、黑附块、熟附子、淡附片(为乌头块根,经巴水(即盐卤)浸后供药用再用清水漂清后用豆腐同煮,然后去豆腐,干燥。)(外地因炮制方法不同而有熟附片、黄附块、明附块等区别,现上海地区不再区分。)、附子、咸附子(为乌头块根,经巴水浸制,洗净后,切片晒干供应药用。生附子毒性较熟附片为强,须严格控制使用,一般只供外用。)

【用法用量】

一钱至三钱,一般认为最好先煎。

【附药】

1. 乌头:植物来源和附子相同,亦为乌头的块根,但加工方法稍有不同。乌头有生、制两种，通常处方写制川乌，即为乌头用清水漂 5 至 7 天，每天换水 2 至 3 次，撩起后，每 10 斤原药加豆腐二斤半同煮，至无白芯为度。取出拣去豆腐，晒至半干，切片，烘或晒干，或轧碎如绿豆大小，供临床应用。制川乌性味辛温有毒。有祛风湿、散寒止痛的功效。主治风寒湿痹、半身不遂、寒疝腹痛、阴疽、跌打伤痛等症。一般不作内服，外用敷治阴疽，有消散作用。

2. 草乌：系毛莨科多年生草本野生乌头属植物块根的通称。

制草乌炮制方法同制川乌，性味功效与用法亦相似。生草乌作用和用法，同生川乌。

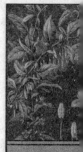

【注】

1. 附子一药，始载于《本经》，因附于乌头（母根）而生长，故名附子。因此，一般都认为乌头为母根，附子为子根。但现在上海地区种植乌头，在收割时不用原来种下的老根，而是挖掘种植后新繁殖的块根，作为药用。药店供应的乌头与附子，实为一物，仅因炮制方法稍有不同而分为乌头、附子两药。

2. 附子药性刚燥，走而不守，能上助心阳以通脉，中温脾阳以健运，下补肾阳以益火，是温里扶阳的要药。一般认为应用本品以脉象微细或沉迟或虚大，舌苔薄白或白腻而质淡胖，口不渴，或肢冷畏寒，或大便溏泄等症为宜。如属阴虚阳盛，或假寒真热之症，误用附子，则如火上添薪，反使病情增剧，不可不慎。

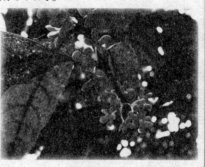

桂

3. 附子的配伍应用较为广泛，如配以干姜，可增强回阳救逆的功效；配人参，则温阳益气；配肉桂，可补阳益火；配白术，可温脾燥湿；配茯苓，能温肾利水；配桂枝，可温经止痛，配熟地，能补阳滋阴；配苍术，可散寒除湿；配黄耆，可温阳固表；配麻黄，可温经发表。若遇寒热，附子也可与寒凉药同用，如配大黄，可温阳通便；又如配以黄连，可扶阳泻热，成方如附子泻心汤（《伤寒论》：大黄、黄连、黄耆、附子），在临床上常用治脘腹绞痛、泄泻不畅、呕恶心烦，更兼汗多、肢冷、脉弱等症。

4. 附子与乌头虽同属一物，但因炮制方法稍有不同，在临床应用上略有差异，一般认为附子以补火回阳较优，乌头以散寒止痛见长。生附子、生川乌、生草乌皆有剧毒，内服须加炮制，入汤剂须经久煎；生者一般只供外用，但如皮肤破损者则不宜应用。

【医典举例】

四逆汤（《伤寒论》）：附子、干姜、甘草。治疗寒少阳病，阴寒内盛，阳气欲脱，而有腹痛下利，四肢厥冷，脉微细欲绝。

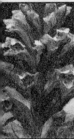

【中毒与处理】

乌头碱对各种神经末梢及中枢先兴奋后麻痹。致死量：乌头酊 2 毫升，乌头碱 2 毫克。状症：先有唇舌发麻、恶心、手足发麻，继之运动不一、呕吐、心慌、面白、肤冷、胸闷、烦燥、痛觉减退、心跳慢弱、血压下降、呼吸缓慢、吞咽困难、言语障碍、呼吸中枢抑制。间有抽搐，急性心原性脑缺血综合征。可能突然而死亡。处理：高锰酸钾洗胃，保暖，注射较大剂量的阿托品。麻痹重者给兴奋剂、吸气、人工呼吸、输液。休克可用正肾上素、美速克新命。急性心原性脑缺血综合征可用阿托品或异丙基肾上腺素等。必要时可静注毒毛旋花子，中药方面，可用肉桂泡水催吐，生姜四两、甘草五钱，或绿豆四两、甘草二两，煎服；或用甘草、黄连、犀角煎服解毒。

肉桂

【释名】

本品为樟科植物箇桂树的树皮。

【性味】

辛、甘、大热。入肝、肾、脾经。

【功效】

温中补阳，散寒止痛。

【适应症】

1. 用于肾阳不足、畏寒肢冷，脾阳不振、脘腹冷痛、食少溏泄等症。

肉桂，为大热之品，有益火消阴、温补肾阳的作用，故适用于命门火衰、畏寒肢冷、阳痿、尿频等症，常与温补肝肾药如熟地、枸杞、山茱萸等配伍；对脾肾阳虚所致的腹泻，可与山药、白术、补骨脂、益智仁等同用。

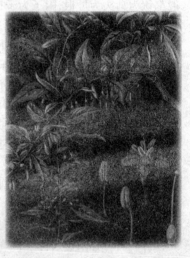

枸 杞

2. 用于久病体弱、气衰血少，阴疽色白、漫肿不溃或久溃不敛之症。

本品能振奋脾阳，又能通利血脉，故常用于久病体弱、气衰血少之症，用少量肉桂配入补气、补血药如党参、白术、当归、熟地等品之中，有鼓舞气血生长之功。治阴疽自陷，可与炮姜、熟地、鹿角胶、麻黄、白芥子、生甘草同用。

3. 用于脘腹冷痛，寒痹腰痛，经行腹痛等症。

肉桂能温中散寒而止痛，故遇虚寒性的脘腹疼痛，单用一味，亦有相当功效；如虚寒甚者，尚可与其他温中散寒药如附子、干姜、丁香、吴茱萸等合用。治寒痹腰痛，可用独活、桑寄生、杜仲、续断、狗脊等同用。治妇人冲任虚寒、经行腹痛，可与当归、川芎、白芍、艾叶等配伍。

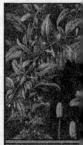

【方剂名称】

上肉桂、肉桂心、桂心(阴干,切片或研粉用)

【用法用量】

煎服五分至一钱,研粉吞服或冲服每次三分至五分。本品含有挥发油,不宜久煎,须后下,或另泡汁服。

【注】

1. 肉桂为树皮,桂枝为嫩枝,两者同出一本,都有温营血、助气化、散寒凝的作用。但桂枝气薄,主上行而散表寒,走四肢而温通经脉。肉桂气厚,主温中而止痛,且能下行而补肾阳,又可引火归源,常与附子同用,以治阴寒里盛、肾阳不足而出现的呼吸短促、面色浮红、溲清便溏、脉浮大无力等"戴阳"的症候。

2. 肉桂与附子都能温补命火,以疗下焦虚寒、阳气不足之症。但两药各有特点,肉桂能温营血、助气化,凡属气血寒滞之症,多于调气理血之中酌加肉桂,如妇科寒郁经闭腹痛等症,每多选用;又在峻补气血之中,用肉桂为辅助药,可以鼓舞气血,促使阳生阴长,如十全大补汤。附子则以回阳救逆之功见长,如四逆汤、参附汤中都用附子。

3. 肉桂不仅与附、姜等祛寒等药同用能益火消阴,与参、地等补虚药同用能助阳益阴,而且可与寒凉药同用,如滋肾丸用少量肉桂以助气化,热病伤津及假寒真热等症,不宜应用。

干姜(附:炮姜)

【释名】

本品为姜科植物姜的干燥根茎。

【性味】

辛,温。入心、肺、脾、胃、肾经。

【功效】

温中,回阳,温肺化痰。

【适应症】

1. 用于脾胃虚寒、呕吐泄泻、脘腹冷痛,阴寒内盛、四肢厥冷、脉微弱等症。

本品善温脾胃之阳而除里寒,常与党参、白术、炙甘草等配伍同用。如辅助附子,可增强回阳救逆之功,以治阴寒内盛、四肢厥冷等症。

2. 用于肺寒咳嗽、痰稀而多、形如白沫。

本品温燥辛散,不仅能温肺以散寒,又能燥湿以化痰,故可用于寒咳多痰之症,常与细辛、五味子、茯苓、炙甘草等同用。

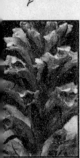

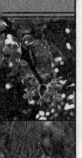

汤头歌诀

【方剂名称】

淡干姜、均姜、泡姜(取生姜用沸水泡浸,干燥后应用)

【用法用量】

五分至三钱,煎服。

【附药】

炮姜:即干姜炒至外黑内呈老黄色,供药用。性味辛苦大热。功能温中止泻,止血。适用于寒症腹泻、虚寒性的出血,如便血、崩漏同时出现手足冷怕冷、口不渴、舌淡、苔白等症,常与补气、补血药物配合应用。一般用量为五分至一钱五分,煎服。

【注】

1. 姜,原为民间常用药物,亦作为佐餐之品。由于治疗上的需要,通过不同的加工炮制,就分为生姜、煨姜、干姜、炮姜等数种。

2. 生姜性温味辛,长于发散,又能温中而止呕,多用于外感风寒及胃中寒饮等症;干姜辛散之性已减,而偏于治里寒之症,故以温中回阳、温肺化痰为主;炮姜又名黑姜,已无辛散作用,故以温经止血及温中止泻为它的专长。因此,前人有"生姜走而不守,干姜能走能守,炮姜守而不走"的说法。至于煨姜,是用生姜煨熟,比生姜则不散,比干姜则不燥,其性与炮姜略同而力较逊,专主温里而治胃腹冷痛。

3. 干姜与附子同,功能回阳;但干姜偏脾胃之阳,而附子偏温脾肾之阳。

【医典举例】

理中汤(《伤寒论》):人参、干姜、白术、甘草。治脾胃虚寒,腹痛下利,以及胃中寒饮,喜唾涎沫。

吴茱萸

【释名】

本品为芸香科植物吴茱萸的未成熟果实。

【性味】

辛、苦,大热。有小毒。入肝、胃、脾、肾经。

【功效】

温中止痛,降逆止呕,杀虫。

【适应症】

1. 用于脘腹冷痛,疝痛,脚气疼痛,以及经行腹痛等症。

吴茱萸温散开郁、疏肝暖脾,善解厥阴肝经的郁滞,而有行气止痛的良效。其治胃腹冷痛,可配温中散寒的淡干姜或行气止痛的广木香;治寒疝少腹痛,可配理气止痛的台乌药、小茴香及川楝子;治脚气疼痛,可配舒肝活络的木瓜。由于本品祛寒、止痛之功甚佳,故在临床上又常配合桂枝、当归、川芎等品,治妇女少腹冷痛、经行后期。还可配伍补骨脂、肉豆蔻、五味子,治脾肾虚寒、腹痛泄泻。

2. 用于肝胃不和、呕吐涎沫等症。

本品能疏肝理气,又有降逆止呕之功,故可用治肝胃不和而致呕吐涎沫,可配生姜、黄连等同用。

此外,根据近人经验,治蛲虫病,可用淡吴萸三钱,加水煎取汁,第一天晚上服头汁,第二天晚上服二汁,连服三至五剂。

【方剂名称】

吴萸、淡吴萸(每斤吴茱萸用甘草一两煎汁浸泡,泡至吴茱萸开裂为度,晒干用。辛烈之性稍减)

【用法用量】

五分至一钱五分,煎服。

【注】

1. 吴茱萸辛苦大热,不但能温中散寒、降逆止呕,且能疏肝解郁、行气止痛。根据临床体会,以止痛与止呕两种功效为最佳。凡肝气郁滞所致的头痛,肝胃失调所致的胃痛、呕吐,吴萸是常用的药品。

2. 吴萸是厥阴肝经的主药,其性虽属大热,但在肝气郁滞的情况下,如有热象,亦可配合寒凉药同用,如左金丸,即以本品辅助黄连,治肝火痛、呕吐吞酸;又如戊己丸,用本品配伍黄连、白芍,治下痢腹痛。

3. 本品温中散寒的功效,与干姜相似,故寒郁中焦,脘腹冷痛,吴萸、干姜,每常同用。但干姜尚能温上焦,可温肺化饮;吴萸还能温下焦,暖厥阴以治寒疝,助肾阳而治寒泻,这是两药功用不同之点。

【医典举例】

吴茱萸汤(《伤寒论》):吴茱萸、人参、大枣、生姜。治呕而腹满,或干呕吐涎沫,头痛脘痛,吞酸嘈杂,脸不红,无热象者。

高良姜(附:红豆蔻)

【释名】

本品为姜科植物高良姜的根茎。

【性味】

辛、热。入脾、胃经。

【功效】

散寒止痛。

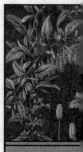

汤头歌诀

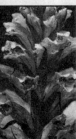

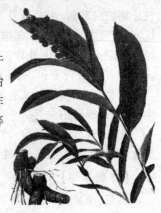

【适应症】

用于胃寒作痛及呕吐等症。

本品善散脾胃寒邪，且有温中止痛之功，故适用于脘腹冷痛等病症。如治胃疼痛，常与香附配伍同用；治腹部疼痛，可配肉桂、厚朴等同用。因为它温中散寒作用较好，所以还可用于胃寒呕吐，常与半夏、生姜等配用。

【方剂名称】

高良姜、良姜（洗净，晒干，切片用）

【用法用量】

一钱至三钱，煎服。

【附药】

红豆蔻：为姜科植物大高良姜的种子。性味辛热。功能温中散寒，醒脾解酒。适用于脘腹冷痛及饮酒过多以致呕吐等症。一般用量为五分至一钱，煎服。

【医典举例】

良附丸（《良方集腋》）：高良姜、香附。治胃脘寒痛。

红豆蔻

蜀椒（附：椒目）

【释名】

本品为芸香科植物花椒的果壳。

【性味】

辛、大热。有毒。入脾、胃、肺、肾经。

【功效】

温中止痛，杀虫。

【适应症】

1. 用于胃腹冷痛，寒湿泄泻等症。

本品味辛大热，善散阴冷，能温中而止痛，暖脾而止泻。治胃腹冷痛，可与党参、干姜、饴糖配伍；治寒湿泄泻，可配苍术、陈皮、厚朴、甘草等同用。外治胃腹冷痛，可用蜀椒炒热，布裹温熨痛处，可奏缓解疼痛之效。

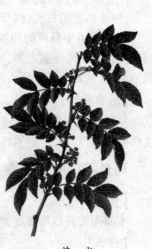

花椒

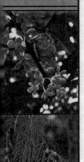

2. 用于虫积腹痛或吐蛔等症。

本品有驱蛔作用,在临床上常与驱虫药如使君子、榧子等同用;对于吐蛔病症,常配合乌梅、黄连等同用。

【方剂名称】

川椒、花椒、蜀椒(晒干用)

【用法用量】

五分至一钱五分,煎服。

【附药】

椒目:即是蜀椒的种子。性味苦寒。功能行水,平喘满。适用于痰饮喘息,水肿胀满等症。一般用量为八分至一钱五分,煎服。

【医典举例】

蜀椒丸(《外台秘要》):蜀椒、附子、半夏。治心痛引背。

胡椒

【释名】

本品为胡椒科植物胡椒的果实。

【性味】

辛、热。入胃、大肠经。

【功效】

温中散寒。

【适应症】

用于胃寒呕吐、腹痛泄泻等症。

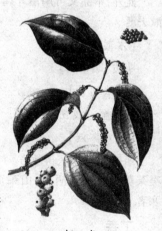

胡椒性热,具有温中散寒的功效,故可用于胃寒所致的吐泻、腹痛等症,常配合高良姜、荜拨等同用;也可单味研粉放膏药中,外贴脐部,治受寒腹痛泄泻。

胡椒又是调味品,少量使用,能增进食欲。

胡 椒

【方剂名称】

胡椒、白胡椒(为成熟已去壳的果实,作用较佳。研粉用)、黑胡椒(未成熟的果实,作用较弱。去壳,研粉用)

【用法用量】

五分至一钱,煎服;散剂每次一至三分,吞服。

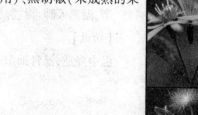

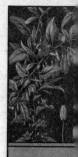

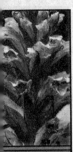

荜拨

【释名】

本品为胡椒科植物荜拨的未成熟的果穗。

【性味】

辛、热。入胃、大肠经。

【功效】

温中散寒。

【适应症】

用于胃寒呕吐及脘腹疼痛等症。

本品辛热,善走肠胃,能温胃腑沉冷,又解大肠寒郁,能温中散寒,故对胃寒引起的脘腹疼痛、呕吐、腹泻等症,常与厚朴、广木香、高良姜等配合应用。

此外,本品又可用治牙痛,如《本草纲目》附方中,用荜拨为末揩之,另煎苍耳汤漱去涎。

【方剂名称】

荜拨(晒干用)

【用法用量】

五分至一钱五分,煎服。

【医典举例】

荜拨丸(《世医得效方》):荜拨、炮姜、丁香、附子、吴茱萸、高良姜、胡椒、山茱萸、豆蔻。治泄泻之属于寒者。

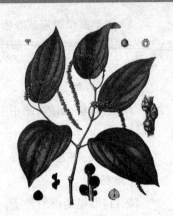

荜 拨

丁香

【释名】

本品为桃金娘科植物丁香树的花蕾或果实。

【性味】

辛,温。入肺、胃、脾、肾经。

【功效】

温中降逆,温肾助阳。

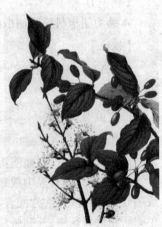

山茱萸

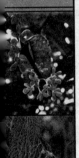

【适应症】

1. 用于胃腹冷痛、呃逆、呕吐等症。

丁香温中散寒，善于降逆，故为治胃寒呃逆、呕吐的要药。治呃逆，常与降气止呃的柿蒂配伍；治呕吐，可与降逆止呕的半夏同用。如遇胃热呕呃，因本品性温，则不宜应用。

2. 用于肾阳不足，及寒湿带下等症。

丁香又能温肾助阳，以治肾虚阳萎、寒湿带下等症，可与附子、肉桂、小茴香、巴戟天、肉苁蓉等同用。

此外，丁香与肉桂等分，共研细末，名丁桂散。外用有温经通络、活血止痛的作用，可用于阴疽、跌打损伤等症。

【方剂名称】

丁香、公丁香（药用花蕾，功效较佳，晒干用）、母丁香（药用果实，功效较弱，晒干用）

【用法用量】

五分至一钱五分，煎服。

【医典举例】

丁香柿蒂汤（《证因脉治》）：丁香、柿蒂、人参、生姜。治久病呃逆，因于寒者。

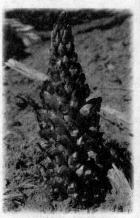
肉苁蓉

小茴香（附：大茴香）

【释名】

本品为伞形科植物茴香的成熟果实。

【性味】

辛、温。入肝、肾、脾、胃经。

【功效】

理气止痛，调中和胃。

【适应症】

1. 用于寒疝腹痛，睾丸偏坠，胃腹冷痛等症。

本品功能散寒理气止痛，为治疗寒疝腹痛、睾丸偏坠的常用药，可与橘核、荔枝核等配伍应用；又能温中散寒止痛，对脘腹冷痛，可配合吴茱萸等药同用。

2. 用于胃寒呕吐、食少。

小茴香有调中醒脾之功，能开胃进食，故可用于胃寒呕吐、食欲减退之症。

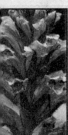

汤头歌诀

【方剂名称】

小茴香(晒干用)

【用法用量】

一钱至三钱,煎服。

【附药】

大茴香:又称八角茴香。系木兰科常绿小乔木八角茴香树的果实。性味、功效与小茴香近。用量也与小茴香同。

【医典举例】

暖肝汤(《景岳全书》):小茴香、肉桂、沉香、乌药、当归、枸杞、茯苓、生姜。治阴寒小腹疼痛,疝气等。

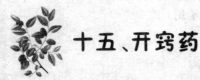 十五、开窍药

凡具有通关开窍回苏作用的药物,称为开窍药。

开窍药善于走窜,功能通窍开闭,苏醒神识,主要适用于热病神昏,以及惊风、癫痫、中风等病出现卒然昏厥的症候。临床常用以作为急救之品。

开窍药一般用于神昏内闭的症候。但闭症有寒闭、热闭之分,寒闭者多见面青身冷、苔白脉迟;热闭者多见面赤身热、苔黄脉数。治寒闭宜温开宣窍,须配祛寒药同用;治热闭宜凉开宣窍,须配清热药同用。

本类药物,只可暂用,不宜久服,久服泄人元气;而且辛香走窜,对于大汗亡阳引起的虚脱及肝阳上亢所致的昏厥,都应慎用。

开窍药应用注意事项

一、开窍药主要用于中医急救治疗神志昏迷的药物。由于神志昏迷病因不一,症状各异,必须掌握各药主治范围、用量、用法与禁忌等。

二、开窍药乃治标之品,对于各种病因,须选配相应药物进行治疗,如高热神昏配用清热泻火、凉血解毒之品,痰湿蒙蔽心窍,须配化痰化湿之品,气郁暴脱须配理气药同用。

三、开窍药用麝香、冰片、苏合香、樟脑,均须入丸散应用,不作煎剂。

四、开窍药用麝香、冰片、苏合香、樟脑,芳香走窜,易伤胎元,孕妇忌用;麝香、苏合香又辛温走窜,阴虚阳亢者慎用。

五、开窍药中麝香、冰片、苏合香泄人元气,只宜暂用,不可久服。

六、神志昏迷,有闭症、脱症之分,闭症多见牙关紧闭,两手紧握,可用开窍药治

之;脱症多见冷汗淋漓、肢冷脉微之症,治宜回阳救逆,益气固脱,不宜用开窍药。

麝香

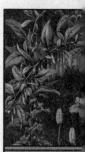

【释名】

本品为鹿科动物麝香囊中的分泌物。

【性味】

辛,温。入心,脾经。

【功效】

开窍回苏,活血散结,催产下胎。

【适应症】

1. 用于邪蒙心窍、神志昏迷。

麝香有开窍通闭、辟秽化浊之功,开窍力强,适用于邪蒙心窍、神识昏迷等症。如热病神昏痉厥、中风痰厥、气厥、中恶等卒然昏迷等症,常与冰片、牛黄等品配伍,可加强辛散走窜、开窍回苏的作用。

2. 用于痈疽疮疡,跌扑损伤,经闭,症瘕及痹痛等症。

本品能开通经络,有活血散结之功,与解毒、消肿的药物如雄黄、蟾酥等配伍,可用治痈疽疮疡;与活血行瘀的药物如赤芍、丹参、乳香、没药等配伍,又可用治经闭、症瘕及痹通等症。

3. 用于胞衣不下或胎死腹中等症。

麝香辛香走窜、活血祛瘀,故能用于胎死腹中、胞衣不下等症,又可用以催生,常与肉桂配伍同用。

【方剂名称】

麝香、元寸香、当门子

【用法用量】

内服每次一厘至五厘。本品气味芳香,内服只宜配入丸、散剂,不宜人煎剂。外用适量。

【注】

1. 麝香气味芳香,善于走窜,具有很好的开窍通痹的性能,是一味治疗神志昏迷的要药,许多具有开窍作用的成方都具有本品。本品虽属温性,但配合清热药,就成为凉开宣窍的方剂,如安宫牛黄丸、至宝丹、紫雪丹等类;配合祛寒药,就成为温开宣窍的方剂,如苏合香丸。现在了解,本品有兴奋中枢神经系统、呼吸中枢及心脏的作用,故常用以作为急救药品,治疗各种热病神昏、中风神昏等病症;此外,对蛇毒咬伤也有治疗作用。

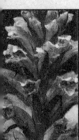

药材详解

2. 由于本品又能开通经络痹闭，具有活血、消肿、止痛作用，所以还可适用于痈疽肿毒及跌扑瘀痛等症，不论内服或外用，都有疗效。

3. 麝香活血通经，已成为现代药理研究所证实，故孕妇忌用，以防止流产。

【医典举例】

至宝丹(《和剂局方》)：麝香、尤脑香、安息香、牛黄、犀角、朱砂、雄黄、玳瑁、琥珀、金箔、银箔。治中风卒倒，中恶气绝，神昏谵语，痰迷心窍，小儿惊痫等症。

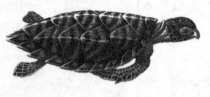

玳瑁

冰片

【释名】

本品为龙脑香科植物龙脑香的树脂加工品。也有用菊科植物艾纳香(大艾)叶经蒸馏后冷却所得的结晶品(称为艾片)，以及用松节油等制成的人工合成品(称机制冰片)。

【性味】

辛、苦，微寒。入心、脾、肺经。

【功效】

回苏开窍，清热止痛。

【适应症】

1. 用于神昏痉厥。

冰片开窍回苏的功效类似麝香，但作用稍逊，用治窍闭神昏，两药往往配伍应用。在临床上，主要用于温热病神昏厥，以及中风痰厥、气厥、中恶、卒然昏倒等内闭症候。

2. 用于疮疡疥癣，口疮，喉痛及眼疾等症。

本品外用有消肿止痛，且有防腐、止痒之效，主要作为外用，配硼砂、玄明粉，可治牙龈肿痛、咽喉红肿痛、口疮等症；如遇鼻塞流涕，用少量冰硼散吹鼻，可通鼻塞；其他如中医外科、喉科、伤科、眼科等外用方中多有配用本品。

【方剂名称】

冰片、梅花冰片、梅片、脑香、片脑(以原植物龙脑香树命名)

【用法用量】

内服每次一厘至三厘。本品气味芳香，内服只宜入丸散，不入汤剂。外用适量。

【注】

1. 冰片辛香走窜，能通诸窍，内服能开窍回苏，类似麝香，故两药时常同用，如

汤头歌诀

成方安宫牛黄丸、至宝丹等。

2. 本品性味苦寒，善散火郁。外用消肿止痛，且能止痒，所以又为外用治口疮、咽肿以及疮疡的要药。

【医典举例】

冰硼散（《外科正宗》）：冰片、硼砂、朱砂、玄明粉。外治咽喉肿痛。

苏合香

【释名】

本品为金缕梅科植物苏合香树的树脂。

【性味】

甘、辛，温。入心、脾经。

【功效】

开窍辟秽。

【适应症】

用于气郁暴厥、心腹闷痛、卒然昏倒，以及惊风，癫痫等症。

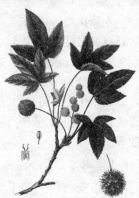

苏合香

本品开窍辟秽的功效与麝香相似，但较麝香稍逊，用以治疗气郁暴厥、心腹闷痛、卒然昏倒等症，常与丁香、檀香、麝香、冰片、沉香等药做成丸剂应用。

【方剂名称】

苏合香、苏合香油

【用法用量】

内服每次一分至三分，宜作丸剂。

【医典举例】

苏合香丸（《和剂局方》）：苏合香、朱砂、青木香、诃子、荜拨、乳香、沉香、生香附、麝香、犀角、檀香、丁香、冰片、白术、安息香。治中风昏迷，痧气昏厥，舌苔厚腻，痰浊内盛。

石菖蒲

【释名】

本品为天南星科植物石菖蒲的根茎。

【性味】

辛，温。入心、肝经。

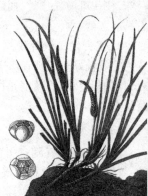

石菖蒲

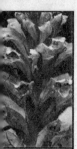

汤头歌诀

【功效】

化痰湿,开窍,和中辟秽。

【适应症】

1. 用于痰湿蒙蔽清窍,或高热引起的神昏,以及癫狂、痴呆,耳鸣耳聋等症。

本品化痰湿而开窍,主用治痰浊壅闭、神识昏迷、舌苔厚腻之症,常与鲜竹沥、郁金、制半夏等品配伍;用于癫狂、痴呆,常与远志、茯苓、龙齿等药同用。

2. 用于胸腹胀闷及噤口痢等症。

本品化湿浊而和中,所以又可治湿阻脾胃、胸腹闷作痛,可配陈皮、厚朴等;治噤口痢,可配石莲子、黄连等。

【方剂名称】

石菖蒲(洗净,晒干,切片用)、鲜菖蒲、鲜石菖蒲(随用随取新鲜者,适用于痰热神昏)

【用法用量】

干者一钱至三钱,鲜者三钱至五钱,煎服。

【注】

1. 石菖蒲、冰片、麝香,都是芳香开窍的药。但冰片、麝香芳香走窜,虽属少量,而开窍回苏作用亦强;石菖蒲则是通过它芳香化湿浊的作用,而起到化痰宣肺、开窍通闭的功效,故适用于痰浊阻窍、神识不清、言语不利等症,但开窍回苏作用较弱。

2. 此外,石菖蒲尚能提神、健胃,是它的特长。故临床在安神方中加入石菖蒲一味,往往可增强疗效,如成药安神补心丸(大生地、丹参、五味子、首乌藤、旱莲草、石菖蒲、合欢皮、女贞子、菟丝子、珍珠母)。

3. 据古代文献所载,本品根瘦节密,一寸九节为良,故处方时往往写九节菖蒲,认为疗效较好。但现在市上所用的九节菖蒲原料是毛茛科阿尔泰银莲花(菊形双瓶梅)的根茎,与石菖蒲是两种不同的植物,不宜混用,故上面处方一项内不用九节菖蒲之名。

【医典举例】

菖蒲泻心汤(《随息居霍乱论》):菖蒲、黄芩、半夏、黄连、紫苏、厚朴、竹茹、枇杷叶、芦根,治痰壅闭,神识昏迷,胸膈痞塞。

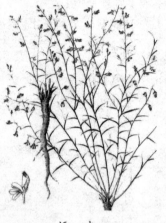

远 志

十六、平肝息风药

凡具有平降肝阳、止息肝风作用的药物,称为平肝息风药。

平肝息风药,适用于肝阳上亢、头目眩晕,以及肝风内动、惊痫抽搐等症。临床使用平肝息风药的时候,应根据辩证施治的原则给予不同的配伍。如因热引起的,与清热泻火药同用;因风痰引起的,与化痰药同用;因阴虚引起的,与滋阴药同用;因血虚引起的,与养血药同用。

本类药物性能各有不同,应区别使用。如其中有些药物药性寒凉,脾虚慢惊病患,则非所宜;而另一些药物又偏温燥,血虚伤阴者又宜慎用。

山羊角

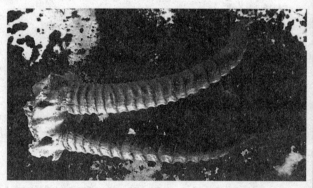

山羊角

【释名】

本品为脊椎动物牛科山羊的角。

【性味】

咸,寒。

【功效】

平肝,镇惊。

【适应症】

1. 用于肝阳上亢、头目眩晕,及肝火上炎、目赤肿痛等症。

本品有平降肝阳作用,对于肝阳上亢、头目眩晕,可配合钩藤、天麻、石决明等药同用;同时又有清肝火功能,所以还能治疗肝火上炎、目赤肿痛等症,可配合桑叶、菊花等同用。

2. 用于惊风抽搐。

本品有清热镇惊作用,对于高热引起的惊风抽搐等症,可配合龙胆草、黄连、黄芩、七叶一枝花等同用。

【方剂名称】

山羊角(镑片用)

【用法用量】

三钱至五钱,煎服。

汤头歌诀

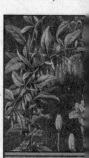

【注】

本品功能与羚羊角大致相仿,所以现在临床往往用以代替羚羊角;但其作用较弱,用于剂量可酌情增大。

白蒺藜

【释名】

本品为蒺藜科植物刺蒺藜的果实。

【性味】

辛、苦,微温。入肝经。

【功效】

平肝,疏肝,祛风,明目。

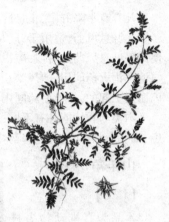

刺蒺藜

【适应症】

1. 用于肝阳上亢、头晕眼花等症。

白蒺藜具有平降肝阳的作用,临床常与橹豆衣、苦丁茶、菊花、生白芍等配伍治疗肝阳上亢、头目眩晕等症。

2. 用于肝气郁结等症。

白蒺藜苦泄辛散,功能疏肝而散郁结,对肝气郁结所致的胸胁不舒、及乳闭不通等症,常与橘叶、青皮、香附等配合应用。

3. 用于目赤多泪、风疹瘙痒等症。

本品又有祛风明目之功,故对肝经风邪所致的目赤多泪,常与橘花、蔓荆子、决明子、青箱子等配合应用。对身体瘙痒,有祛风止痒的作用,常与荆芥、蝉衣等配合同用。

【方剂名称】

白蒺藜、刺蒺藜(炒黄,去刺用)

【用法用量】

一钱至三钱,煎服。

【医典举例】

白蒺藜散(《张氏医通》):白蒺藜、菊花、蔓荆子、草决明、甘草、连翘、青箱子。治目赤多泪。

橹豆衣

【释名】

本品为蝶形花科植物黑小豆的种皮。

【性味】

甘,平。入肝、肾经。

【功效】

养血平肝,除热,止汗。

【适应症】

1. 用于血虚肝旺、头痛头风、头晕目眩等症。

本品功能补肾阴而养血平肝,对肝肾阴虚或血虚肝旺所引起的头痛头风、头晕眼花等症,常与女贞子、枸杞子、白菊花等药配合同用。

2. 用于虚热、盗汗等症。

橹豆衣善补肾阴,有清虚热、止盗汗的功效,与地骨皮等同用,可治阴虚内热、盗汗之症。

此外,本品又可与扁豆衣等同用,治疗体虚浮肿。

【方剂名称】

橹豆衣、料豆衣、黑豆衣(晒干用)

【用法用量】

一钱至三钱,煎服。

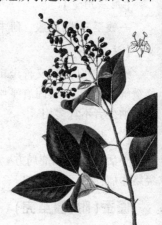

女　贞

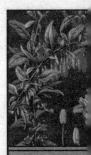

蚯蚓

【释名】

本品为巨蚓科动物参环毛蚓或缟蚯蚓等的全体(前者称"广地龙",后者称"土地龙")。

【性味】

咸,寒。入胃、脾、肝、肾经。

【功效】

清热息风,通络,平喘,利尿。

【适应症】

1. 用于高热抽搐等症。

蚯蚓功能息风定惊,且有清热作用,用于热病高热、惊痫抽搐,可与朱砂配伍应用;也可与全蝎、钩藤、僵蚕等配伍同用。

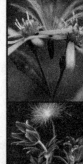

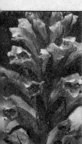

2. 用于风湿痹痛,半身不遂等症。

蚯蚓又有通利经络作用,常与祛风、活血药同用,如配川乌、草乌、天南星等用于风湿痹痛,配当归、川芎等用于半身不遂等,都是去其通络的功效。

3. 用于哮喘。

蚯蚓用以平定气喘,对哮喘偏于热症者为宜,可研末单用,或配麻黄、杏仁等同用。

4. 用于小便不利、水肿等症。

本品清热而利小便,对热结膀胱、小便不利,甚则引起水肿的病症,可配合利水药如车前子、冬瓜皮等同用。

【方剂名称】

地龙、广地龙、地龙干(洗净,晒干用。广地龙须剖开腹部,去内脏)

【用法用量】

一钱至三钱,煎服。研末吞服,每次五分至一钱。

【注】

蚯蚓咸寒降泄,又善走窜,前人仅说它有清热解痉、利水、通络之功,现知本品能缓解支气管痉挛,固有平喘之效,但它性偏寒凉故临床用于热哮病症较为适宜。胃呆纳少者不宜多用。

【医典举例】

小活络丹(《和剂局方》):川乌头、草乌头、地龙、天南星、乳香、没药。治寒湿袭经络作痛,肢体不能屈伸。

僵蚕(附:僵茧壳)

【释名】

本品为蚕蛾科昆虫家蚕的幼虫感染白僵菌而发病而僵死的虫体。

【性味】

咸、辛,平。入肺、肝经。

【功效】

息风解痉,疏散风热,化痰散结。

【适应症】

1. 用于惊痫抽搐。

僵蚕功能息风解痉,并具化痰之功,主要用于痰热壅盛之惊痫抽搐,常配合牛黄、黄连、胆南星等同用;如为脾虚久泻、慢惊抽搐,有可与党参、白术、天麻等药同用。

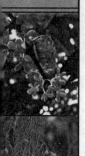

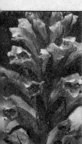

汤头歌诀

2. 用于头痛、目赤、咽喉肿痛等症。

僵蚕又能疏散风热,对于风热上受引起的头痛、目赤等症,可配伍桑叶、菊花、荆芥等应用。因本品兼有解毒利咽之功,故尤适用于咽喉肿痛,常配伍玄参、连翘、板蓝根等同用。

3. 用于风疹瘙痒。

本品能疏风而止痒,故适用于风疹瘙痒,常与蝉衣、薄荷等配伍。

4. 用于瘰疬结核。

僵蚕对于痰涎结聚引起的瘰疬结核有化痰消散的作用,常配伍贝母、夏枯草等同用。

【方剂名称】

制僵蚕、炙僵蚕、制姜虫、制天虫(用麸皮同炒至黄色为度)

【用法用量】

一钱至三钱,煎服。研粉吞服,每次三分至五分。

【附药】

僵茧壳:是蚕蛹便蛾咬破的茧壳。性味甘温。能止消渴,治小便过多。一般用量为八只至十只,煎服。

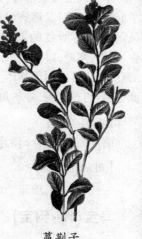

蔓荆子

【注】

1. 僵蚕既能平内风以解痉,又能驱除外风以散风热,且可化痰而散结。故它所主治的病症,可概括为风与痰二字。在临床应用时,也常与治风与化痰的药物配伍,如全蝎、天麻,能平肝息风而止抽搐;配牛蒡子、桔梗、甘草,能散风祛痰而利咽;配桑叶、蔓荆子、木贼草,治风热目赤而止头痛;配蝉蜕、荆芥、薄荷,可消风清热而治风疹;配贝母、连翘、夏枯草,可化痰散结而消瘰。

2. 近年来有关部门研究用蚕蛹治病,据报导作用与僵蚕相仿。

【医典举例】

白僵蚕散(《证治准绳》):僵蚕、旋覆花、木贼草、细辛、桑叶、荆芥、甘草。治风热头痛,迎风泪出。

玳瑁

【释名】

本品为海龟科动物玳瑁的甲片。

【性味】

甘,寒。入心、肝经。

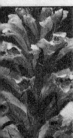

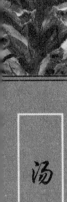

汤头歌诀

【功效】

清热解毒,平肝定惊。

【适应症】

用于热病烦躁,神昏谵语,惊痫,以及中风阳亢等症。

本品既能清热解毒,又能平肝定惊,故对温热病或急惊风阳亢火盛所致的壮热、神昏、谵语、痉厥,以及中风阳亢的症候,均可应用。临床上常与牛黄、麝香、冰片、朱砂等药配合用于热病神昏、痉厥等症;与石决明、羚羊角、钩藤等药配合用于中风阳亢之症。

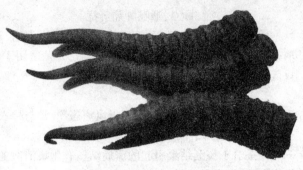

羚羊角

【方剂名称】

明玳瑁、玳瑁片(镑片或研粉用)

【用法用量】

一钱至三钱,煎服。或研粉配入丸散。

马宝(附:狗宝)

【释名】

本品为哺乳类脊椎动物马的胃肠道或膀胱中的结石。

【性味】

甘、咸,平。入心、肝经。

【功效】

清肝镇惊,化痰。

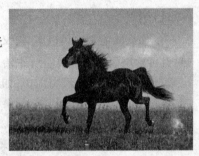

马宝

【适应症】

1. 用于高热动风,癫狂等症。

本品功能清肝镇惊,对于高热动风、手足抽搐及癫狂等症,都可应用。

2. 用于咳嗽痰多等症。

本品又善于化痰,对于咳嗽痰多等症,亦可应用。

【方剂名称】

马宝(研粉用)

【用法用量】

一分至三分,研粉吞服。

【附药】

狗宝:即狗的胃中所患的结石。性味甘咸平。功能降逆止痛,解毒。适用于噎膈反胃、胃痛及痈疽疮疡等症。一般用量为三分至五分,研粉吞服。

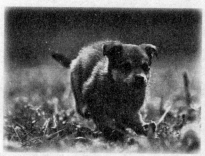

狗

紫石英(附:白石英)

【释名】

本品为一种含氟化钙的矿石。(非真正的石英矿,而是萤石,即氟石。)

【性味】

甘,温。入心、肝经。

【功效】

镇心定惊,温肺,暖宫。

【适应症】

1. 用于心悸怔忡,惊痫癥瘕等症。

本品镇心安神而定惊,适用于心神不安、心悸怔忡及惊痫癥瘕等症,可配龙齿、牡蛎等药同用。

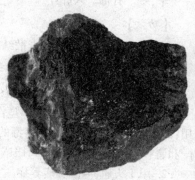

紫石英

2. 用于肺虚寒咳,以及子宫虚冷不孕等症。

本品有温肺下气之功,可用于肺虚寒咳、痰多气喘之症;性温暖宫,又可用于女子胞宫虚寒不孕之症。

【方剂名称】

紫石英(打碎用)

【用法用量】

三钱至五钱,煎服。

【附药】

白石英:为石英类之一种六角系棱柱状白色结晶之矿石。性味甘微温。功能温润肺气,适用于肺痿咳逆上气之症。一般用

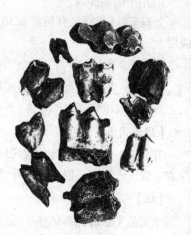

龙　齿

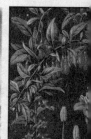

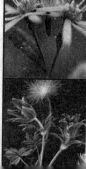

汤头歌诀

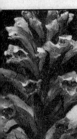
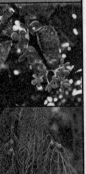

量为三钱至五钱,煎服。

【医典举例】

风引汤(《金匮要略》):紫石英、白石脂、赤石脂、桂枝、寒水石、石膏、大黄、干姜、龙骨、牡蛎、甘草、滑石。治惊痫瘛疭。

全蝎

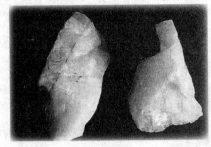

白石英

【释名】

本品为钳蝎科动物问荆蝎的全体。

【性味】

辛,平。有毒。入肝经。

【功效】

息风解痉,祛风止痛,解毒散结。

【适应症】

1. 用于惊痫抽搐,破伤风等病症。

全蝎息风力强,有较强的镇痉作用,所以病症以实症为主,常配蜈蚣、僵蚕等同用;如高热动风,可再配清热解毒的羚羊角、大青叶、黄连等药同用。如破伤风,可配和麝香、朱砂等药同用;如口眼㖞斜,又可配白附子、僵蚕等同用。

2. 用于头痛,风湿痹痛等症。

全蝎有良好的止痛作用,对头痛、风湿痛等症,单味吞服,亦能奏效。

3. 用于疮疡肿痛。

全蝎至疮疡肿毒,有解毒散结之功。多用以外敷,常配合栀子、黄蜡等,制膏应用。

【方剂名称】

全蝎、淡全蝎、全虫(沸水泡死后,晒干用)、蝎尾(过去认为蝎之尾部药力较强,现上海药店仅出售连尾的尸体,不单独供应尾部)

【用法用量】

五分至一钱,煎服。研末吞服每次二分至三分。本品以研末吞服功效较佳,故现在一般不入煎剂。但本品有毒,用量不可过大,必须注意。

【注】

全蝎能平息肝风而解痉挛,祛风通络以止痛,又能散结解毒以疗疮肿。它的镇痉、止痛、解毒三种功效当中,以镇痉、止痛为最佳。配蜈蚣、僵蚕,可加强息风只解痉之功;配壁虎、白芷,能增强祛风止痛之效。

【医典举例】

撮风散(《证治准绳》)：全蝎、蜈蚣、钩藤、僵蚕、朱砂、麝香。治惊痫，破伤风，抽搐瘛瘲。

十七、安神药

凡以镇静安神为其主要功效的药物，称为安神药。

安神药分为两类：属不质重的矿石药及介类药，取重则能镇，重可去怯的作用，为重镇安神药，多用于实症；属于植物药而取其养心滋肝的作用，为养心安神药，适用于虚症。

本章所介绍的药物适用于阳气躁动，心悸，失眠，惊痫，狂妄，烦燥易怒等症。如因邪热炽盛，须合清降火药；肝阳上越，须配平肝潜阳药；对于心血或肝阴不足，须配滋阴补血药同用。

柏子仁

【释名】

本品为柏科植物侧柏的种仁。

【性味】

甘、辛，平。入心、肝、肾经。

【功效】

养心安神，润肠通便。

【适应症】

1. 用于虚烦失眠、心悸怔忡等症。

柏子仁滋养阴血，功能养心安神，常与酸枣仁、生地等药治疗血不养心、虚烦不眠之症。

2. 用于肠燥便秘。

柏子仁质地滋润，有润肠之功，故可用于阴虚、年老、产后等肠燥便秘之症，临床多配合大麻仁、胡桃肉等同用。

【方剂名称】

柏子仁(用时打碎)

【用法用量】

三钱至五钱，煎服。

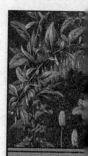

汤头歌诀

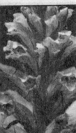

【医典举例】

养心汤(《证治准绳》)：柏子仁、酸枣仁、远志、五味子、当归、川芎、人参、茯苓、黄耆、茯神、肉桂、半夏曲、甘草。治心血不足,怔忡惊悸。

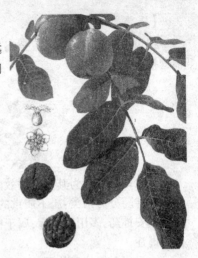

胡 桃

蜈蚣

【释名】

本品为蜈蚣科动物少棘巨蜈蚣的虫体。

【性味】

辛,温。有毒。入肝经。

【功效】

祛风、解痉、解毒。

【适应症】

1. 用于急慢惊风、破伤风。

蜈蚣能通经络而息肝风,肝风除而痉厥自止,故有祛风解痉之效。对于急慢惊风及破伤风呈现痉挛抽搐、角弓反张等症者,常与全蝎、钩藤、僵蚕等药配合应用。

2. 外用治疮疡肿毒、瘰疬溃烂等症。

蜈蚣有解毒功效,以本品和盐进油,取油擦小儿秃疮;以茶叶末同敷,可治瘰疬溃烂。

此外,本品又能止痛、解蛇毒,可用于风湿痛及毒蛇咬伤。

【方剂名称】

蜈蚣(晒干或烘干用)

【用法用量】

三分至一钱,煎服。外用适量。

【医典举例】

蜈蚣星风散(《医宗金鉴》)：蜈蚣、天南星、防风、江螵。治破伤风。

壁虎

【释名】

本品为脊椎动物壁虎科蹼趾壁虎或同属他种壁虎的干燥全体。

【性味】

咸,寒。有小毒。

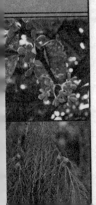

【功效】

祛风,定惊,止痛,散结。

【适应症】

1. 用于惊风,癫痫,破伤风,以及风湿性关节疼痛等症。

本品有祛风、定惊等功效,用于惊风、癫痫出现手足抽搐等症状,常与全蝎等配合应用;治风湿关节疼痛,常与蜈蚣、白芷等配合应用。

2. 用于瘰疬结核,以及癌肿。

壁虎具有散结、止痛等作用,治疗瘰疬结核,常与昆布、海藻、牡蛎、元参等配合应用;用于癌肿,可与蟾皮、蜂房等药配合应用。

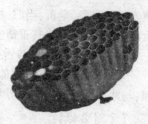

蜂房

【方剂名称】

壁虎、天龙、守宫(晒干或烘干用)

【用法用量】

五分至一钱五分,煎服。或研粉吞服,每次三分至五分。

【医典举例】

守宫膏(《奇效方》):守宫、珍珠、麝香、龙脑香。治久年惊痫。

朱砂

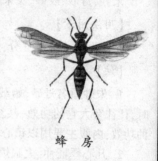

【释名】

本品为三方晶系天然的辰砂矿石。

【性味】

甘,微寒。有小毒。入心经。

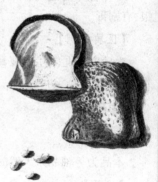

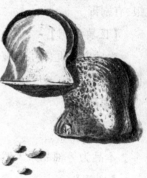

珍珠

【功效】

重镇安神,解毒。

【适应症】

1. 用于神志不安,心悸怔忡,失眠,惊痫等症。

朱砂能镇定心神,适用于各种神志不安的病症。如心火亢盛、心烦不寐,可配合清心安神的黄连、磁石等药同用;如高热神昏,可配清热、开窍的牛黄、麝香等同用;如痰热惊痫,可配豁痰定惊的天竺黄、胆南星等同用;如血虚心悸、失眠,可配养

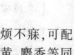

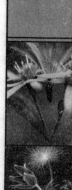

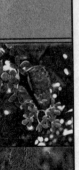
汤头歌诀

血安神的丹参、地黄、当归、柏子仁等同用。由此可见,朱砂随不同配伍能用于实热血虚等病症,无不取其重镇安神的作用。

2. 用于疮毒肿痛,口舌生疮,咽喉肿痛等症。

朱砂外用具有解毒功能,与雄黄、山慈菇、麝香、千金子等配伍,外涂治疮毒肿痛;与冰片、硼砂、玄明粉等吹喉,治疗口舌生疮、咽喉肿痛等症。

【方剂名称】

朱砂、丹砂、辰砂、飞朱砂(研末,水飞后用)

【用法用量】

每次吞服一分至三分,多入丸散剂。或拌其他药物,入汤剂煎服。外用适量。

【注】

1. 朱砂原名丹砂,始载于《本经》。前人因受方土炼丹的影响,故在记述本品时,往往夸大它的功效,甚至有迷信的色彩。根据临床实践,朱砂有安神及解毒两种功效,内服主要用以镇心安神,外用则取其解毒。

2. 凡心悸怔忡、失眠烦躁、惊痫、癫狂等症候,往往用朱砂以重镇安神。如朱砂安神丸、磁朱丸、牛黄清心丸、安宫牛黄丸、至宝丹、紫雪丹等著名成方中均有朱砂,都是取它镇心安神的功效。

3. 本品不可过量服用或持续服用,以防汞中毒。不可火煅,因见火后则析出水银,有剧毒。

【医典举例】

朱砂安神丸(《兰室秘藏》):朱砂、黄连、甘草、生地黄、当归。治心血虚,惊悸怔忡,失眠。

磁石

【释名】

本品为等轴晶系天然的磁铁矿石。

【性味】

辛、寒。入肝、肾经。

【功效】

重镇安神,纳气平喘,益肾潜阳。

【适应症】

1. 用于神志不安,心悸怔忡,失眠,惊痫等症。

磁石重镇安神,且有益肾平肝的功能,常与朱砂配合应用,以治各种心神不安的病症。

2. 用于肾虚气喘。

磁石有益肾镇纳的功效,故适用于肾虚不能纳气引起的虚喘病症,可以配合熟地、五味子等药同用。

3. 用于头晕目眩,眼目昏糊,耳鸣耳聋等症。

磁石有平肝潜阳之功,故对肝肾阴虚、浮阳上越引起的头晕目眩等症,可配合龙骨、牡蛎等药同用;如果肾虚目视不明,磁石又能养肾明目,可配朱砂、六曲等同用;对于肾虚引起的耳鸣、耳聋等症,由于磁石有养肾之功,故为临床所常用,常与熟地黄、山茱萸、五味子等配伍应用。

【方剂名称】

灵磁石、活磁石(生用,以有吸铁能力者为佳)、呆磁石(生用,失去吸铁能力者,功力较差)、煅磁石(将磁石放烈火中煅烧,趁热放醋中淬之,质地松脆,便于研末制丸散用)

【用法用量】

五钱至一两,先煎。

【注】

1. 磁石功能重镇安神、潜阳纳气,主要用于肾虚肝旺的症候。肾开窍于耳,肾虚则耳不聪,且不能摄纳肺气而致喘逆。肝开窍于目,肝阴不足则肝阳上越而致眼目昏眩;肝火上亢又往往上扰心火而攻心神不安。前人说它能"坠炎上之火以定志,引肺脏之气以入肾",无非是说明它有镇降潜纳的功效。

2. 磁石与朱砂相比较,重镇安神之功虽不如朱砂,但它能潜阳纳气,却是朱砂所没有的。

【医典举例】

磁朱丸(《千金方》):磁石、辰砂、六曲。治眼目昏暗。

龙骨(附:龙齿)

【释名】

本品为古代多种哺乳动物(包括象、犀牛、马、骆驼、羚羊等)骨骼的化石。

【性味】

甘、涩,平。入心、肝、肾经。

【功效】

重镇安神,平降肝阳,收敛固涩。

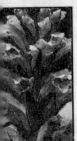

【适应症】

1. 用于神志不安,失眠,惊痫,癫狂等症。

龙骨功能重镇安神,为临床所常用,用治神志不安,失眠、惊痫等症,常与酸枣仁、茯苓、远志等同用。

2. 用于虚阳上越、头晕目眩等症。

龙骨又适用于肝阴不足、虚阳上越所引起的头目昏花等症,可配牡蛎、白芍等同用,有平肝益阴、潜敛浮阳的功效。

3. 用于遗精,崩漏,虚汗,泄泻,带下等症。

龙骨有收涩之功,应用比较广泛,可治疗多种体虚滑脱的病症。如用治崩漏、带下,常与牡蛎、乌贼骨等配合应用;如用于表虚自汗,又可配黄芪、白芍等同用;如属大汗亡阳,又能与附子、人参、牡蛎等同用。

本品外用,又可敛疮生肌。

【方剂名称】

生龙骨、花龙骨(生用,主要用以安神、平肝)、龙骨(用以收涩)

【用法用量】

五钱至一两,生用者须先煎。

【附药】

龙齿:为古代大型哺乳动物如象、犀牛、三趾马等的牙齿骨骼化石。性味涩凉。功能镇惊安神。适用于惊痫、心悸等症。用量与用法与龙骨相同。

【注】

1. 龙骨与朱砂、磁石虽都有重镇安神的功效,但龙骨重镇安神之功不如朱砂、磁石,收敛固涩却是它的特长。故在临床上常与牡蛎配伍,用以收涩固脱、潜敛浮阳。

2. 龙骨与龙齿相比,也各有特点,龙齿善能镇惊安神,而固下涩精之功不足;龙骨的作用正与它相反。

【医典举例】

金镇固精丸(录自《医方集解》):龙骨、牡蛎、沙苑子、芡实、莲须、莲肉。治遗精滑泄。

牡蛎

【释名】

本品为牡蛎科动物长牡蛎及同属动物的贝壳。

【性味】

咸、涩,微寒。入肝、胆、肾经。

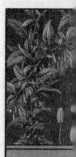

【功效】

重镇安神,平肝潜阳,收敛固涩,软坚散结,制酸止痛。

【适应症】

1. 用于神志不安,心悸怔忡,失眠等症。

牡蛎能重镇安神,临床用于神志不安、心悸、失眠等症,常与龙骨等配合应用。

2. 用于肝阳上亢,头晕目眩,以及肝风内动、惊痫、四肢抽搐等症。

牡蛎有养阴潜阳作用,故适用于肝阴不足、肝阳上亢之症,往往配伍珍珠母、钩藤等同用;对邪热伤阴、虚风内动,又可配伍龟板、鳖甲等同用,有养阴息风的功效。

3. 用于遗精,崩漏,虚汗,泄泻,带下等症。

牡蛎又具有良好的收涩作用,对体虚滑脱之症,常与龙骨配伍应用。

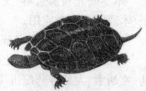

4. 用于瘰疬,瘿瘤等症。

牡蛎软坚化痰以消散结核,故常与玄参、贝母、夏枯草等配合,治疗瘰疬、瘿瘤等症。

5. 用于胃痛泛酸。

牡蛎制酸以除痛,为近时所常用,适用于胃痛泛酸的病症。

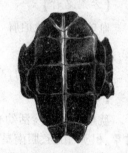

【方剂名称】

生牡蛎(生用,用以安神、平肝)、牡蛎(用以收涩、软坚、制酸)

【用法用量】

五钱至一两,生用宜先煎。

龟 板

【注】

牡蛎与龙骨的功用相近,用生重镇平肝,用收敛固涩,故在临床上龙、牡两药,往往同用。但龙骨重镇安神,功胜牡蛎;而牡蛎又能软坚散结,则是它的特点。

【医典举例】

清带汤(《衷中参西录》):牡蛎、龙骨、山药、乌贼骨、茜草。治赤白带下。

琥珀

【释名】

本品为古代松树、枫树等渗出的树脂,埋于地层下,经久而成的化石样物质。

【性味】

甘,平。入心、肝、膀胱经。

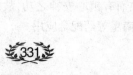

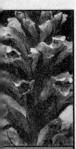

汤头歌诀

【功效】

镇惊安神,利水通淋,活血化瘀。

【适应症】

1. 用于惊风,癫痫,惊悸,失眠等症。

本品有镇惊安神的功效,治疗惊风、癫痫,可与朱砂、全蝎、麦冬等配合应用;治疗惊悸不安、失眠等症,可与夜交藤、酸枣仁、合欢花、朱砂、茯苓等配伍应用。

2. 用于小便癃闭、血淋等症。

本品既能利水通淋,又能活血化瘀,故适用于小便癃闭、血淋等症,可与车前子、木通等药配合应用。

3. 用于气滞血瘀、月经不通等症。

本品具有活血通经、化瘀破症之功,对经闭不通、症瘕疼痛等症,可与三棱、没药、玄胡索、大黄等药配伍应用。

【方剂名称】

血珀、琥珀、琥珀屑

【用法用量】

三分至五分,研粉,冲服。不入煎剂。

【医典举例】

琥珀抱龙丸(《活幼心书》):琥珀、天竺黄、雄黄、朱砂、金箔、人参、檀香、茯苓、甘草、枳实、山药、胆南星。治小儿急惊体质虚弱者。

珍珠(附:珍珠母)

【释名】

本品为软体动物真珠贝科及蚌科多种贝所分泌的真珠质包围异物并日益增大而成的圆粒状物。

【性味】

甘、咸,寒。入肝、心经。

【功效】

镇心定惊,清肝除翳,清热解毒,收敛生肌。

【适应症】

1. 用于惊悸,癫痫,惊风等症。

本品能清心经之热而有镇心安神之功,故对惊悸、癫痫、惊风等症,常与龙骨、牡蛎、朱砂、天竺黄、胆南星等药配合应用。

2. 用于目赤翳障,咽喉肿痛等症。

珍珠又能清肝火而养肝阴,故内服可用于肝虚有热的目赤翳障;但现在临床上多作外用,以本品配合琥珀、石决明、冰片等药,研细末点眼,以消翳障。本品又能清热解毒,治疗咽喉肿痛溃烂,可配合牛黄、青黛、冰片、象牙屑等药,研末吹喉。

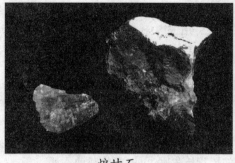

炉甘石

3. 用于溃疡疮面久愈合。

本品有较好的收敛生肌作用,对溃疡久不愈合,可单用珍珠粉外敷患处,也可配炉甘石、龙骨、赤石脂、血竭、象皮等同用。

【方剂名称】

真珠、珍珠、濂珠(研粉用)

【用法用量】

一分至三分,研末吞服。不入煎剂。外用适量。

【附药】

珍珠母:为真珠贝及蚌科多种贝的贝壳。性味咸甘寒。功能平肝潜阳,明目,安神。适用于肝阳上亢、眩晕耳鸣,目翳,惊痫,失眠等症。一般用量为五钱至一两,先煎。

【医典举例】

真珍散(《证治准绳》):真珠、青葙子、黄芩、人参、甘菊花、石决明、芎䓖、甘草。治眼生翳膜,赤涩疼痛。

酸枣仁

【释名】

本品为鼠李科植物酸枣的成熟种子。

【性味】

甘、酸,平。入心、脾、肝、胆经。

【功效】

养心安神,益阴敛汗。

【适应症】

1. 用于虚烦失眠,心悸怔忡等症。

酸枣仁养阴血、益心肝、安定心神,主要用于血虚不能养心或虚火上炎出现的

汤头歌诀

心悸失眠等症,往往与茯苓、柏子仁、丹参、熟地等同用。

2. 用于虚汗。

酸枣仁有收敛止汗的功能,治虚汗可与牡蛎、浮小麦等同用。

【方剂名称】

炒枣仁(炒微焦用,用时打碎)、生枣仁(生用,用时打碎)

【用法用量】

三钱至五钱,煎服。近来临床取枣仁研末或研末后制成丸剂,每次吞服五分。如果用治失眠,可以在临睡前吞服。

【注】

1. 酸枣仁味酸性平,功能养心益肝,为治虚烦不眠的要药。除汉代《金匮要略》的酸枣仁汤以本品为主药外,宋代《济生方》的归脾汤,也以酸枣仁配合人参、黄耆、白术、当归、龙眼肉等补气养血药,以治气血不足,心脾两亏、惊悸失眠、体倦汗出等症。

2. 前人有"熟用治不眠,生用治好眠"之说,经临床实践,本品不论生用或炒用,都有良好的镇静催眠功效,用治失眠并无不良作用。

【医典举例】

酸枣仁汤(《金匮要略》):酸枣仁、甘草、知母、茯苓、芎䓖。治虚烦不得眠及盗汗。

小麦

【释名】

本品为禾本科植物小麦的果实。

【性味】

甘,平。入心经。

【功效】

养心安神。

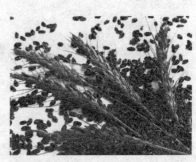

小　麦

【适应症】

用于神志不宁,失眠等症。

本品善于养心以宁神志,对于神志失常以及夜寐不安等心神不宁之症,常常配合炙甘草、大枣等药同用,有养心安神作用。

【方剂名称】

小麦、淮小麦(晒干用)

【用法用量】

五钱至一两,煎服。

【医典举例】

甘麦大枣汤(《金匮要略》):甘草、小麦、大枣。治脏躁,常悲伤欲哭,精神恍惚,不能自主,烦躁不安等。

秫米

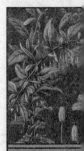

【释名】

本品为禾植物粟的干燥种子。

【性味】

甘,微寒。入肺、大肠经。

【功效】

和胃安眠。

【适应症】

用于夜寐不安。

本品有和胃安眠作用,主要用于脾胃虚弱,或胃失安和引起的夜寐不安,即所谓"胃不和则卧不安"之症,常配半夏同用。

【方剂名称】

北秫米(晒干用)

【用法用量】

三钱至五钱,煎服。包煎。

【医典举例】

半夏秫米汤(《内经》):半夏、秫米。治胃不和,夜不得眠。

安神药应用注意事项

一、安神药有重镇安神药和滋养安神药。临床一般应用滋养安神药用于虚症,重镇安神药用于实症。但为了加强安神作用,虚烦失眠、心悸等症,也每配用重镇安神药。

二、神志不安有热扰心神、肝火亢盛、痰热扰心、阴血不能养心等不同病因,应根据不同病因配用不同有关药物,以达标本兼治目的,如清泄心火或肝火,清热化痰,养阴补血等。

三、矿石、介壳类的安神药物,质地沉重,研粉服用,易损胃气,不宜多服久服,脾胃虚弱者更须慎用。

汤头歌诀

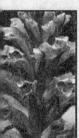

四、朱砂有毒,琥珀入煎易于结块,远志能引起恶心呕吐,均应注意用量用法。

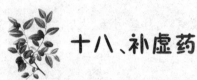

十八、补虚药

凡具有补虚扶弱作用,功能治疗人体虚损不足的药物,称为补虚药。又可叫做补益药。

补虚药在临床应用上,主要用于两个方面,一个方面是增强机体的抗病能力,可配合祛邪的药物,用于邪盛正虚的病人,以达到扶正祛邪的目的,从而战胜疾病;另一个方面是用于久病体虚的病人,能增强体质,消除衰弱的症状,辅助机体的康复能力,使之能早日恢复健康,重新走上工作岗位,从事生产劳动。因此,补虚药在临床上的应用,是具有积极意义的,而绝不是消极地用于"延年益寿",对于在身体健康、机体活动能力正常的情况之下,就不须服用这类药物。

补虚药主要用于虚症。所谓虚症,一般说来,有气虚、阳虚、血虚、阴虚等不同类型。补虚药根据它的效髓及应用范围,一般也分为补气药、助阳药、养血药、滋阴药等。

在临床上用药,主要根据虚症的不同类型而予以不同的补虚药,如气虚补气,阳虚助阳,血虚养血,阴虚滋阴。但阳虚的,每多包括气虚;而气虚的,常易导致阳虚。气虚和阳虚是表示机体活动能力的衰退。阴虚的每兼血虚;而血虚的,常易导致阴虚。血虚和阴虚是表示体内津液的损耗。这说明人体气血阴阳有着相互依存的关系。因此,益气和助阳,养血和滋阴,又往往相须为用。并且某些补气药兼有温补助阳的作用,而补血药大多也有滋阴的功能,所以在临床上遇到阳虚的病症时,往往用助阳药兼用补气药;遇见阴虚的病症,也常常滋阴药与养血药同用。更有气血两亏,阴阳俱虚,则补虚药的使用,更须兼筹并顾,灵活掌握,用气血并补或阴阳两补的方法。

此外,补虚药对实邪未尽的病人,应予慎用,以免病邪留滞。

人参(附:人参叶、人参芦)

【释名】
本品为五加科植物人参的根。

【性味】
甘,平。入脾、肺经。

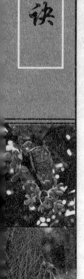

【功效】

大补元气,补肺益脾,生津,安神。

【适应症】

1. 用于气虚欲脱、脉微细等症。

人参功能大补元气,所以常用以挽救气虚欲脱之症。临床上如遇气息短促、汗出肢冷、脉微细,或大量失血引起的虚脱等危急的症候,可单用一味人参煎服,以补气固脱;如阳气衰微,又可与附子等同用,以益气回阳。

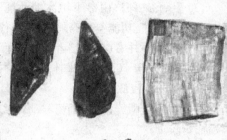

石膏

2. 用于肺虚气喘。

肺气虚则呼吸短促、行动乏力、动辄气喘。本品能补肺气,可用于肺虚气喘,常与蛤蚧、胡桃肉等同用。

3. 用于脾胃虚弱、倦怠乏力、食欲不振、胸腹胀满,以及久泻脱肛等症。

人参能补益脾胃的元气,对于脾胃虚弱之症,也用为要药。用于倦怠乏力,气虚脱肛等症,常与黄耆、白术等配伍;用于纳呆、腹胀、泄泻等症属于脾虚的,可与白术、茯苓、山药、莲肉、砂仁等配伍同用。

4. 用于消渴、热病耗伤津液等症。

人参能生津止渴,故可与生地、天花粉配伍,用于消渴;如高热大汗后,气伤液耗而见身热口渴者,还可与清热泻火药如石膏、知母等同用,这是取它的益气生津作用;如属热伤气阴,口渴汗多,气虚脉弱者,又可用本品与麦冬、五味子相配伍,以达益气养阴而敛汗之功。

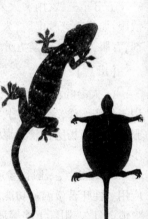
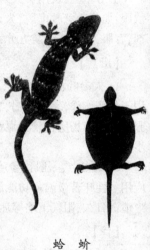

蛤蚧

5. 用于神志不安、心悸怔忡、失眠等症。

人参功能益心气、安心神,凡心悸怔忡、失眠健忘等属于气血两亏、心神不安之症,往往用为要药,常与养血安神药如酸枣仁、桂圆肉、当归等同用。

此外,人参与祛邪之药同用,可用于邪未清而正气已虚的病症,以起到扶正怯邪的功效。

【方剂名称】

1. 野山人参、野山参、吉林参。(系野生者,生长时期甚长,功效较佳。然产量较少,价格甚昂,非症情严重者一般少用)

2. 移山参(即栽培者,用冰糖汁灌制而成,色白。功同野山参而作用较弱,适用

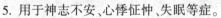

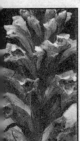

于气阴两亏的病症。本品的断枝、小枝及须根，通称"糖参"，功同移山参而作用较弱，价也较廉。）

3. 生晒参（即移山参不用冰糖汁灌制而晒干，功用与移山参相似。幼小者晒干，叫"皮尾参"，功能益气养阴，现常用代西洋参）

4. 红参、石柱参（即栽培者，经蒸制而成，色呈暗红。药性偏温。功同移山参而作用较强，适用于气虚及阳虚体弱者。本品的小枝及须根，叫"红参须"；功同红参而作用稍弱，价较低）

5. 别直参、朝鲜参（产于朝鲜，形似红参而枝大。性味、功用与红参相似而作用较强，价较贵）

【用法用量】

五分至三钱，用文火另煎，单独服（先饮汁，再食渣），或将参汁加入其他药汁内饮服；如用于急救虚脱，大剂可用五钱至一两，煎汁分数次灌服。如研粉或制成片剂，吞服，每次三分至五分，或三片至正片，每天一次至三次。

【附药】

1. 人参叶：一称参叶，即人参的叶片，性味甘苦寒。功能生津祛暑，降虚火。适用于热病伤津，暑热口渴，胃阴不足，虚火牙痛等症。一般用量为一钱至三钱。煎服。本品市场所售较为混乱，或以大叶三七的叶、或以竹节三七的叶应用，须进一步研究。

2. 人参芦：一般称参芦，即人参根部顶端的根茎部分，经蒸煮或用糖汁浸泡后应用。性味苦微温。功能涌吐，升提。过去主要用于体虚的痰饮病症，近又用于治疗泄泻日久、阳气下陷等症。一般用量为一钱至三钱，煎服。

【注】

1. 人参能大补元气、生津、安神，既能用于久病气虚，又可用于急救虚脱，故为补虚扶正的要药。如妇女崩漏失血过多，头晕腰瘦，消瘦虚弱，用之能补气益血，易于康复；又如年老体衰，在劳累过度之后，即感不思饮食，睡眠不安，心悸乏力，似患重病，用之能益气补脾，宁心安神，增进饮食，恢复体力。根据实践体会，功用确属显著。在临床上如遇气虚而兼有津液不足现象者，可用移山参；如属气虚而兼有肢冷畏寒、阳虚症状者，可用红参。至于参的小枝及参须，虽作用较弱而价较廉，功效也颇可靠。

2. 本品补气作用较强，一般不用于实症，如外感初起，或里热炽盛，或肝阳上亢，以及湿阻、食滞等引起的胸闷腹胀、便溏泄泻等症，都应忌用。如体质壮实之火，并无虚弱现象，则不必再进服补药，妄用本品，如误用或多用，往往反而导致闭气，而出现胸闷腹胀等症。此外，一般认为服用人参时，不可同时服食萝卜、茶叶等食物。

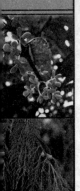

【医典举例】

参附汤(《世医得效力》):人参、附子。治大出血或大吐泻引起的虚脱,上气喘急,冷汗淋漓,手足厥逆等症。

《本经》:"补五脏,安精神,……止惊悸,除邪气,明目。"《别录》:"调中,止消渴。"《药性本草》:"主五劳七伤,虚损瘦弱,止呕哕,补五脏六腑,保中守神,……治肺痿……凡虚而多梦纷纭者加之。"《珍珠囊》:"治肺胃阳气不足,肺气虚促,短气、少气,补中,缓中……止渴生津液。"《本草纲目》:"治男妇一切虚证。"

党参(附:明党参)

【释名】

本品为桔梗科植物党参或川党参的根。

【性味】

甘,平。入脾、肺经。

【功效】

补中益气。

【适应症】

用于气虚不足,倦怠乏力,气急喘促,脾虚食少,面目浮肿,久泻脱肛等症。

本品为临床常用的补气药,功能补脾益肺,效近人参而为较弱,适用于各种气虚不足的病症,在临床上常与黄耆、白术、山药等配伍应用;如血虚萎黄及慢性出血疾患引起的气血两亏的病症,本品又可配补血药如熟地、当归等同用。

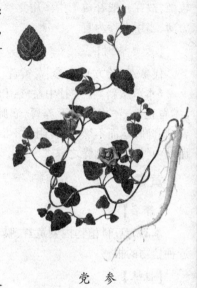

党 参

【方剂名称】

党参、潞党参、台党参(洗净,晒干,切片用。)、炒党参(麸皮拌炒至微黄色,药性和润,健脾力佳。)

【用法用量】

三钱至五钱,煎服。焙干,研末吞服,每次三分至五分。

【附药】

明党参:一名粉沙参。为伞形科植物明党参的根。性味微苦微寒。功能润肺化痰,和中养胃。适用于病后虚弱、食少口干,肺热咳嗽、咯痰不爽等症。一般用量为三钱至五钱,煎服。

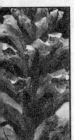

汤头歌诀

【注】

1. 党参既可补脾胃而益肺气，又能益气以补血，主要用于脾胃虚弱及气血两亏等症。又可用于虚实相兼之症，如虚火外感，可与解表药同用；体虚里实，可与攻下药配伍，都是用以扶正祛邪。

2. 党参的补气作用，与人参相似，但功力较弱；不过本品产量较人参为多，价亦较廉，故在一般补益剂中多用党参；但是如遇虚脱危重之症，急需补气固脱，因党参力薄，当用人参为宜。

【医典举例】

代参膏（验方）：党参、炙黄耆、白术、桂圆肉。治气血两虚。

《本草从新》："主补中益气，和脾胃，除烦渴，中气微弱，用以调补，甚为平安。"

《本草正义》："力能补脾养胃，润肺生津，健运中气，本与人参不甚相远，其尤可贵者，则健脾运而不燥，滋胃阴而不湿，润肺而不犯寒凉，并血而不偏滋腻，补益清阳，振动中气，而无刚燥之弊。"

黄耆

【释名】

本品为豆科植物内蒙黄耆、膜荚黄耆或其他同属相近种植物的根。

【性味】

甘，微温。入脾、肺经。

【功效】

补气升阳，固表止汗，托疮生肌，利水退肿。

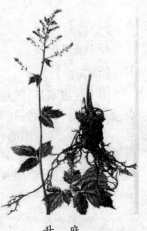

升麻

【适应症】

1. 用于气虚衰弱，倦怠乏力，或中气下陷、脱肛、子宫脱垂等症。

黄耆健脾益气，且具升阳举陷的功效，故可用于气虚乏力及中气下陷等症。在临床上用于补气健脾，常与党参、白术等配伍；用于益气升阳而举陷，常与党参、升麻、柴胡、炙甘草等合用。

2. 用于表虚不固的自汗症。

黄耆功能固护卫阳、实表止汗。用于表虚自汗，常与麻黄根、浮小麦、牡蛎等配伍；如表虚易感风寒者，可与防风、白术同用。

3. 用于气血不足、疮疡内陷、脓成不溃或久溃不敛者。

黄耆能温养脾胃而生肌，补益元气而托疮，故一般称为疮痈要药，临床上多用于气血不足、疮痈内陷、脓成不溃、或溃破后久不收口等症。如用于疮疡内陷、或久溃不敛,可与党参、肉桂、当归等配伍;用于脓成不溃,可与当归、银花、白芷、穿山甲、皂角刺等同用。

4. 用于水肿、脚气、面目浮肿等症。

黄耆能益气而健脾,运阳而利水,故可用于水肿而兼有气虚症状者,多配合白术、茯苓等同用。

此外,本品又可与活血祛瘀通络药如当归、川芎、桃仁、红花、地龙等配伍,用于中风偏枯、半身不遂之症,有益气活血、通络利痹的功效。对于消渴病症,也可应用,常与生地、麦冬、天花粉、山药等配伍。

【方剂名称】

生黄耆、绵黄耆、北口耆(生用,多用于固表、托疮、利水、利痹等)、炙黄耆(蜜炙用,用于补气健脾)、清炙黄耆(用麸皮拌炒至微黄色,用于补气)

【用法用量】

三钱至五钱,煎服。

【注】

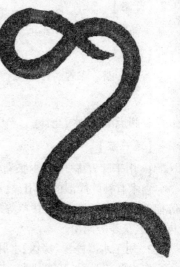

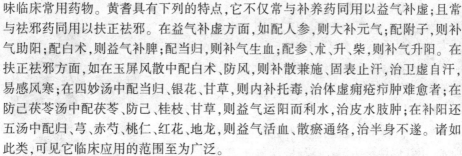

地 龙

1. 黄耆一药,原名黄耆,始载于《本经》是一味临床常用药物。黄耆具有下列的特点,它不仅常与补养药同用以益气补虚;且常与祛邪药同用以扶正祛邪。在益气补虚方面,如配人参,则大补元气;配附子,则补气助阳;配白术,则益气补脾;配当归,则补气生血;配参、朮、升、柴,则补气升阳。在扶正祛邪方面,如在玉屏风散中配白术、防风,则补散兼施、固表止汗,治卫虚自汗、易感风寒;在四妙汤中配当归、银花、甘草,则内补托毒,治体虚痈疮疖肿难愈者;在防己茯苓汤中配茯苓、防己、桂枝、甘草,则益气运阳而利水,治皮水肢肿;在补阳还五汤中配归、芎、赤芍、桃仁、红花、地龙,则益气活血、散瘀通络,治半身不遂。诸如此类,可见它临床应用的范围至为广泛。

2. 本品与人参、党参相比较,人参的补气作用较强,且能生津、安神;党参功专补肺脾而益气;黄耆的补气作用不及人参,但益气升阳,固表内托,且能利水退肿的作用则为人参、党参所不具。黄耆为补气扶阳的药物,故凡气滞湿阻、食滞胸闷、热毒疮疡、表实邪盛及阴虚阳亢等症,不宜应用。

【医典举例】

补中益气汤(《脾胃论》):黄耆、人参、白术、当归、升麻、柴胡、陈皮、甘草。治中气不足、清阳下陷、子宫下垂、脱肛,以及肢倦气短、气虚发热等。

汤头歌诀

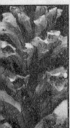

《大明本草》:"助气,壮筋骨,长肉,补血血崩,带下。"《珍珠囊》:"治虚劳自汗,补肺气实皮毛,益胃气。"《本草备要》:"生用固表,无汗能发,有汗能止,温分肉,实腠理泻阴火,解肌热,炙用补中益元气,温三焦,壮脾胃排脓内托。"

白术

【释名】

本品为菊科植物白术的根茎。

【性味】

苦、甘、温。入脾、胃经。

【功效】

补脾燥湿,利水,止汗。

【适应症】

1. 用于脾胃虚弱,食少胀满,倦怠乏力,泄泻等症。

白术有补脾燥湿的作用,故可用于脾胃虚弱、食少倦怠及脾虚湿困、腹胀泄泻等症。补脾胃可与党参、甘草等配伍;消痞除胀可与枳壳等同用;健脾燥湿止泻可与陈皮、茯苓等同用。

2. 用于水湿停留、痰饮、水肿等症。

白术既能燥湿,又能利水,故可用于水湿内停之痰饮或水湿外溢之水肿。治寒饮可与茯苓、桂枝等配伍;治水肿常与茯苓皮、大腹皮等同用。

3. 用于表虚自汗。

本品与黄耆、浮小麦等同用,有固表止汗之功,可治表虚自汗。此外,本品又可用于安胎,治妊娠足肿、胎气不安等症,有内热者可与黄芩等配伍;腰酸者可与杜仲、桑寄生等同用。

【方剂名称】

生白术(生用,燥湿、利水作用较好)、炒白术、焦白术(用麸皮炒黄用,减少燥性,功偏补脾。)、制白术(蒸熟用,燥性减弱,用于补脾益气)

【用法用量】

一钱至三钱,煎服。

【注】

1. 白术是一味培补脾胃的药物,它补气的作用较

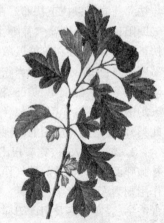

山 楂

弱,但苦温燥湿,能补脾阳。因脾司运化,喜燥而恶湿,得阳始运,能升则健。如脾

汤头歌诀

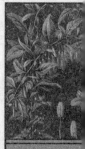

阳不振,运化失职,必致里湿不化,水湿停留,而发生痰饮、痞满、泄泻等病症,都可应用本品。至于胃阴不足,舌苔光剥,津液缺少,唇燥口干者,就不宜用性偏温燥的白术了。

【医典举例】

参苓散(验方):人参、白术、白茯苓、砂仁、甘草、薏苡仁、白莲肉、六曲、山楂肉、肉豆蔻、诃子、陈皮、木香。治脾虚泄泻。

《本经》:"主风寒湿痹死肌,痉疸,止汗除热,消食。"《别录》:"消痰水,逐皮间风水结肿……暖胃消谷嗜食。"《大明本草》:"利小便。"《珍珠囊》:"除湿益气,和中补阳,消痰逐水,生津止渴,止泻痢,消足胫湿肿,……得枳实消痞满气分,佐黄芩安胎清热。"

扁豆(附:扁豆衣、扁豆花)

【释名】

本品为豆科植物扁豆的成熟种子。

【性味】

甘,微温。入脾、胃经。

【功效】

健脾化湿。

【适应症】

1. 用于脾虚泄泻,妇女白带等症。

扁豆补脾而不滋腻,化湿而不燥烈,因其健脾化湿,故可用于脾虚泄泻及妇女白带,常与白术、山药等配合应用。

2. 用于暑湿内蕴、腹泻、呕吐等症。

本品能健脾和中而化湿,凡暑湿内蕴、脾胃运化失常而致呕吐腹泻者,临床往往取以配解暑之品如鲜荷叶、香薷等同用。

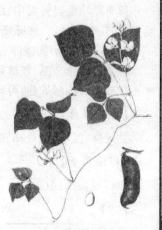

扁豆花

【方剂名称】

扁豆、白扁豆、生扁豆(生用,多用于暑湿病症。)、炒扁豆(炒微焦用,多用于健脾止泻)

【用法用量】

三钱至五钱,煎服。

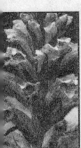

【附药】

1. 扁豆衣:即扁豆的种皮。功效虽逊于扁豆,惟无壅滞之弊。常与健脾胃药同用,治疗脾虚泄泻、浮肿等症。一般用量为一钱至三钱,煎服。

2. 扁豆花:即白扁豆之花。功能解暑化湿,适用于感受暑湿、发热、泄泻等症。一般用量为一钱至三钱,煎服。

《别录》:"和中,下气。"《图经本草》:"治女子带下。"《本草纲目》:"止泄痢,消暑,暖脾胃,除湿热。"

淫羊藿

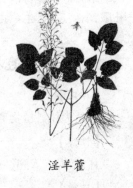

【释名】

本品为小檗科植物淫羊藿及同属其他植物的全草。

【性味】

辛,温。入肝、肾经。

【功效】

补肾助阳,祛风湿。

淫羊藿

【适应症】

1. 用于肾虚阳痿、遗精早泄、腰膝痿软、肢冷畏寒等症。

淫羊藿功能温肾助阳,故适用于肾阳不足的症候。治阳痿遗泄,可配仙茅、山萸肉、肉苁蓉等品;治腰膝痿软,可配杜仲、巴戟天、狗脊等品。

2. 用于寒湿痹痛或四肢拘挛麻木等症。

淫羊藿性味辛温,能散风除湿,故又可用于风湿痹痛偏于寒湿者,以及四肢麻木不仁或筋骨拘挛等症,可与威灵仙、巴戟天、肉桂、当归、川芎等配伍同用。

【方剂名称】

仙灵脾、淫羊藿(洗净,晒干,切碎用)

【用法用量】

三钱至五钱,煎服。

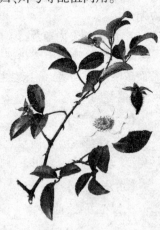

【注】

淫羊藿性味辛温,功能补命门、助肾阳,是临床上治肾阳不足的常用药物根据临床实践体会,本品温肾益火的功效,与仙茅、葫芦巴相近。但仙茅、葫芦巴两药性温偏热,温肾作用较强,服用稍久,即有口苦唇燥的弊害;本品则性温而不热,对偏于肾阳虚的患者,久服无不良现象。

金樱子

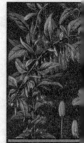

【医典举例】

补肾强身片(《上海中成药》):淫羊藿、菟丝子、金樱子、制狗脊、女贞子。治腰痰足软、头晕耳鸣。

《本经》:"主阴痿绝伤,茎中痛,利小便,益气力强志。"《大明本草》:"一切冷风劳气,筋骨挛急,四肢不仁,补腰膝。"《本草备要》:"补命门,益精气,坚筋骨,利小便。"

巴戟天

【释名】

本品为茜草科植物巴戟天的根。

【性味】

辛、甘、微温。入肾经。

【功效】

补肾助阳,散风祛寒湿。

【适应症】

1. 用于肾虚阳痿,遗精早泄,腰膝痿软等症。

巴戟天温而不燥,补而不滞,能补肾阳、强筋骨。用于阳痿遗泄,常与肉苁蓉、菟丝子等同用;治疗腰膝痿软,常与续断、杜仲等药配伍应用。

2. 用于下肢寒湿痹痛等症。

本品能助肾阳、散寒湿,治痹痛,用治上述症候,常与附子、狗脊等配合应用。

【方剂名称】

巴戟天、巴戟肉(洗净,晒干,切片用)

【用法用量】

三钱至五钱,煎服。

【注】

巴戟天温肾助阳而强筋骨,虽其味辛而兼温,可散风祛寒湿,但其性柔润而不燥,故在临床上不用于一般风湿痛,惟肾阳虚而下肢寒湿痹痛者,始考虑应用。如属湿热下注、足膝红肿热痛等症,忌用。

【医典举例】

巴戟丸(《医学发明》):巴戟天、五味子、人参、熟

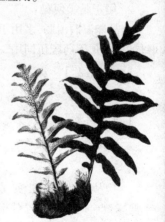

面碎补

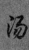

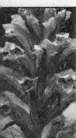

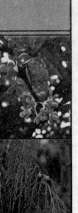

地、肉苁蓉、骨碎补、龙骨。治肝肾虚、腰痛、滑精。

《本经》："主大风邪气，阳痿不起，强筋骨，安五脏，补中，增志益气。"《本草纲目》："治脚气，去风疾，补血海。"《本草备要》："补肾益精，治五劳七伤，辛温散风湿，治风气脚气水肿。"

肉苁蓉

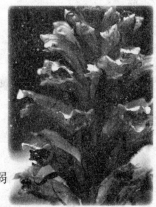

列　当

【释名】

本品为列当科植物肉苁蓉的肉质茎。

【性味】

甘、咸、温。入肾、大肠经。

【功效】

补肾助阳，润肠通便。

【适应症】

1. 用于肾虚阳痿，遗精早泄及腰膝冷痛，筋骨痿弱等症。

肉苁蓉温而不燥，补而不峻，用于肾虚阳痿、遗精、早泄等症，可配合熟地黄、菟丝子、山萸肉等同用；治腰膝冷痛、筋骨痿弱，可配合续断、补骨脂等同用。

2. 用于肠燥便秘。

本品能温润滑肠，多用于老年人及病后、产后津液不足，肠燥便秘之症，常与火麻仁，柏子仁等药配伍同用。

【方剂名称】

甜苁蓉、甜大云、肉苁蓉（切片用。）

【用法用量】

三钱至五钱，煎服。

【注】

1. 肉从蓉性温而柔润，功能补肾助阳，与巴戟天相似，都可用于下元虚冷的症候，且常配合同用。但巴戟天散风祛寒湿，可用于下肢寒湿痹痛；而肉苁蓉则滋液而润燥，可用治津液不足的肠燥便秘。从以上两药功用不同之处，可以看出肉苁蓉的性质较巴戟天更为柔润，是一味补阳益阴的药物。

2. 本品过去因炮制方法不同，有甜苁蓉、咸苁蓉、淡苁蓉的区别，现在上海地区对苁蓉的炮制方法，已简化而不再区分。

汤头歌诀

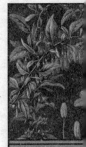

【医典举例】

肉苁蓉丸(《证治准绳》)：肉苁蓉、熟地黄、淮山药、五味子、菟丝子。治肾虚小便频数。

《本经》："主五劳七伤，补中，除茎中寒热痛，养五脏，强阴，益精气……妇人症瘕。"《药性本草》："益髓……大补壮阳……治女人血崩。"《汤液本草》："肾经血分药也。"

蛇床子

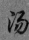

【释名】

本品为伞形科植物蛇床子的成熟果实。

【性味】

辛、苦，温。入肾经。

【功效】

温肾壮阳，燥湿杀虫。

【适应症】

1. 用于肾虚阳痿及女子不育等症。

本品内服有温肾壮阳之功，对肾虚阳痿及女子不孕等症，常与五味子、菟丝子等同用。

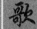

2. 用于阴部湿痒、疥疮、顽癣等症。

蛇床子外用煎水洗阴部，有杀虫、除湿热的功效。近来用本品制成栓剂，外用治阴道滴虫病。

【方剂名称】

蛇床子(晒干用)

【用法用量】

一钱至三钱，煎服。外用或煎汤熏洗，可酌量应用。

【医典举例】

蛇床子汤(《医宗金鉴》)：蛇床子、威灵仙，当归尾、大黄、苦参、砂壳、葱头。洗阴囊湿痒。

《本经》："主男子阳痿湿痒，妇人阴中肿痛，除痹气、利关节、癫痫，恶疮。"《别录》："温中下气，令妇人子脏热，男子阴强。"《大明本草》："去阴汗，湿癣，齿痛，赤白带下。煎汤浴大风身痒。"

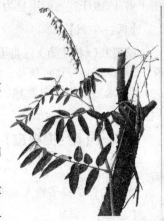

苦 参

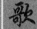

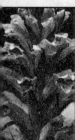

韭子(附:韭菜根)

【释名】

本品为百合科植物韭菜的种子。

【性味】

辛、甘,温。入肝、肾经。

【功效】

温肾壮阳,固精。

【适应症】

用于阳痿、遗精、遗尿、小便频数等症。

本品具有温肾壮阳、固精的功效,所以对肾阳虚衰引起的阳痿、遗精、腰膝痿软、小便频数、遗尿等症,为常用之品,可与枸杞子、五味子、覆盆子、菟丝子等同用。亦可单用本品,作散剂内服。

【方剂名称】

韭子、韭菜子(晒干用)

【用法用量】

一钱至三钱,煎服,或作散剂内服。

【附药】

韭菜根:即韭菜的根。性味辛温。功能止汗。适用于盗汗、虚汗。一般用量为三十至五十支,煎服。

【医典举例】

秘精丸(《济生方》):韭子、菟丝子、牡蛎、龙骨、五味子、桑螵蛸、白石脂、茯苓。治肾气不固、滑精频作。

《别录》:"主梦中泄精,溺血。"《本草纲目》:"治小便频数,遗尿,女人白淫白带。"

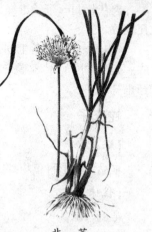

韭菜

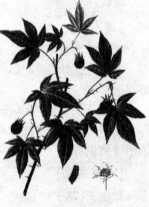

覆盆子

棉花子(附:棉根皮)

【释名】

本品为锦葵科植物大陆棉的种子。

【性味】

辛,热。

【功效】

补肾强腰,催乳,止痛,止血。

【适应症】

1. 用于肾虚腰痛,乳汁缺少。

本品有补肾强腰的功效,治疗肾虚腰痛、足膝无力,可配合菟丝子、补骨脂等药同用。同时,棉花子还具有催乳作用,适用于乳汁缺少的病症。

2. 用于胃痛、便血、崩漏。

棉花子具辛热之性,有止痛的功能,适用于胃寒疼痛。又有止血作用,配合莲蓬壳等,可治妇女崩中漏下;配合槐花等,可以治疗大便下血。

【方剂名称】

棉花子(炒用)

【用法用量】

三钱至五钱,煎服。

【附药】

棉根皮:即棉根部剥下之外皮。性味甘温。能益气活血。适用于气虚无力,子宫下垂等症,一般需配大枣同用。此外,还可用于老年慢性支气管炎,有良好的祛痰止咳作用。又有收缩子宫作用,故有通经及催产之功。一般用量为一两至三两,煎服。孕妇忌服。

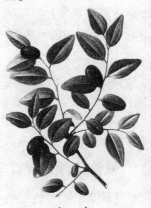

大 枣

薜荔果

【释名】

本品为桑科植物薜荔的果实。

【性味】

酸,平。

【功效】

补肾固精,通乳,活血消肿,解毒。

【适应症】

1. 用于肾亏腰酸,阳痿遗精等症。

本品性味酸平,有补肾固精作用,用于肾亏腰瘦,阳痿遗精等症,可配合楮实子、菟丝子、韭菜子等同用。

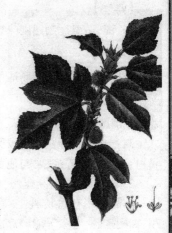

楮

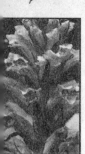

2. 用于乳汁缺少等症。

本品具有补益通乳作用,对于气血不足,乳汁缺少之症,可用薜荔果二三个,猪前蹄一只,加水煮熟,去薜荔果,饮服。

3. 用于痈肿初起等症。

本品又有活血消肿解毒的功效,对于痈肿初起之症,可与蒲公英,地丁草、野菊花等药同用。此外,临床亦有用本品配合紫草根、墓头回、半枝莲等药,用于子宫颈癌。

【方剂名称】

薜荔果、木馒头、木莲、鬼臼、鬼馒头(洗净,晒干用)

【用法用量】

三钱至五钱,煎服。

【医典举例】

木馒头散(《沈氏尊生》):木馒头、棕炭、乌梅肉,甘草治便血。

《图经本草》:"壮阳道尤胜。"《本草纲目》:"固精消肿,散毒止血,下乳,治久痢肠痔,心痛阴颓。"

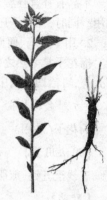

紫草

何首乌(附:鲜首乌)

【释名】

本品为蓼科植物何首乌的块根。

【性味】

苦、涩,微温。制熟则味兼甘。入肝、肾经。

【功效】

补肝肾,益精血,润肠通便,解毒,截疟。

【适应症】

1. 用于血虚萎黄,眩晕,失眠,头发早白,腰膝酸软,筋骨不健等症。

制首乌的补肝肾作用较为显著,又有补血作用,用于血虚萎黄、头晕目眩,头发早白、腰膝酸软等症,常与地黄、枸杞子、菟丝子等配伍。

2. 用于肠燥便秘,瘰疬,疮痈及久疟等症。

本品生用有润肠通便,消疮毒的功效。单用本品一两煎服,即有润肠通便作用;如配连翘、玄参等能解毒消痈;配人参、当归、鳖甲、知母等能治体虚久疟等。

【方剂名称】

制首乌(蒸熟用)、生首乌(即生干首乌)

汤头歌诀

【用法用量】

三钱至一两,煎服。

【附药】

鲜首乌:即首乌之新鲜者。性味甘苦微温。功能润肠通便,解毒消痈。适用于阴血不足之肠燥便秘以及瘰疬疮疡、痈疽肿毒等症。此外,同艾叶煎汤外洗,还能用治疮癣。一般用量为三钱至一两,煎服。

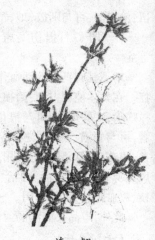

连翘

【注】

1. 何首乌生用润肠、解疮毒,制用补肝肾、益精血,功用不同。这是前人长期临床实践的宝贵经验,现已经科学研究所证实。

2. 现代临床上应用制首乌,已有所发展,如用治高血压、血管硬化、头晕等症,常与桑寄生、女贞子等配伍;用治冠状动脉硬化性心脏病,常与丹参、郁金、瓜蒌等配伍。

【医典举例】

何人饮(《景岳全书》):何首乌、人参、当归、陈皮、煨姜。治久疟。

《开宝本草》:"治瘰疬,消痈肿,疗头面风疮,治五痔,止心痛,益血气,黑髭发,……久服长筋骨,益精髓,……亦治妇人产后及带下诸疾。"《本草备要》:"补肝肾,涩精,养血去风,为滋补良药。气血大和,则劳瘦风虚,崩带疮痔,瘰疬痈肿,诸病自已。止恶疟。"

当归

【释名】

本品为伞形科植物当归的根。

【性味】

甘、辛,温。入肝、心、脾经。

【功效】

补血调经,活血止痛。

【适应症】

1. 用于月经不调、痛经、经闭、崩漏及血虚体弱等症。

当归功能补血,常与黄者、党参等配伍,用治血虚体弱;因它又能活血,故可用于调经,为妇科常用时药品。治月经不调、经行愆期或过少,常与熟地、白芍、川芎等配伍;治经行腹痛,常与香附、延胡索等同用;治经闭不通,可与桃仁、红花等配

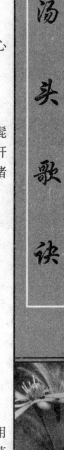

伍;治崩漏,可与阿胶、地黄、艾叶等同用。

2. 用于跌打损伤瘀痛,痈肿血滞疼痛,产后瘀滞腹痛,风湿痹痛及经络不利等症。

本品具有良好的活血作用,故临床上应用比较广泛,可适用于各种瘀滞作痛之症。在具体使用方面,治损伤瘀痛,可与红花、桃仁、落得打等品配伍。用治痈肿瘀滞疼痛,在肿疡期,可与银花、连翘、丹皮、赤芍、甘草等配伍;在溃疡期,如气血两虚者,可与黄耆、熟地、党参等配伍;如气血不和而有僵块未消、排脓未尽者,可合黄耆、银花、甘草、乳香等同用。治产后瘀滞腹痛,可与益母草、川芎、桃仁等配伍。治风湿痹痛,可与羌活、独活、防风、秦艽等配伍。用于经络不利、筋骨酸痛,可与桂枝、鸡血藤、白芍等同用。

此外,本品又能润肠通便,可用于血虚肠燥便秘,常与肉苁蓉、生首乌等配伍。

【方剂名称】

当归、全当归、西当归(洗净,晒干,切片用)、酒当归(酒炒用,加强活血之功)

【用法用量】

一钱至三钱,煎服。现在有用本品研粉做成片剂或丸剂,每片(丸)含原药一分,服用时,每次5片(丸),日服二至三次。

【注】

1. 当归既能补血,又能活血,故有和血的功效,为治血病的要药。因它长于调经,尤为妇科所重视,凡妇女月经不调、血虚经闭、胎产诸症,为常用的药品。而外科亦多应用,对肿疡期的散瘀消肿,溃疡期的养血生肌,都有着良好的疗效。

2. 当归甘温而润,辛香善于行走,因此可与理气药配合,用治气滞血瘀的症候;与祛风湿药配伍,用治风湿痹痛。本品行则有余,守则不足,故如属崩漏经多,使用时必须谨慎。

3. 过去临床应用当归,一般认为当归身功能补血,当归尾功能破血祛瘀,全当归活血和血,现上海地区只用全当归一种,不再区分。又有将当归放置日久而走油的,过去称之为“油当归”。认为功能养血润肠通便,适用于血虚便秘,现在也很少应用。

【医典举例】

生化汤(《傅氏女科》):当归、川芎、桃仁、黑姜、炙草。治产后恶露不行,少腹疼痛。

《本经》:“主妇人漏下,诸恶疮疡,……金疮。”《药性本草》:“治下痢腹痛。”《大明本草》:“破恶血,养新血,及症癖、肠胃冷。”《本草纲目》:“治头病,心腹诸痛,润肠胃、筋骨、皮肤,治痈疽,排脓止痛,和血补血。”《本草备要》:“润燥滑肠。”

桂圆肉

【释名】

本品为无患子科植物龙眼的假种皮。

【性味】

甘,温。入心、脾经。

【功效】

补心安神,养血益脾。

【适应症】

1. 用于心脾虚损的失眠健忘,惊悸怔忡等症。

本品有滋养作用,能补益心脾,对心脾虚损的失眠、惊悸、怔忡等症,常与酸枣仁、远志、白术、茯苓、当归等配合应用。

2. 用于气血不足,体虚力弱等症。

本品既能补脾胃之气,又能补营血不足,单用一味熬膏,或配合其他益气补血药物同用,可治气弱血虚之症。

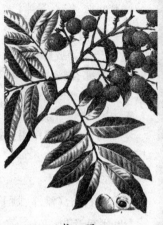

龙 眼

【方剂名称】

龙眼肉、桂圆肉(去壳与核用)

【用法用量】

一钱至三钱,煎服。

【医典举例】

归脾汤(《济生方》):党参、黄耆、白术、茯神、酸枣仁、桂圆肉、木香、炙甘草、当归、远志、生姜、红枣,治心脾两虚,气血不足,神疲食少,心悸失眠等。

《别录》:"主安志厌食。"《本草纲目》:"开胃益脾,补虚长智。"《随息居饮食谱》:"龙眼甘温,益脾阴,滋营充液。"

百合

【释名】

本品为百合科植物百合等的肉质鳞片。

【性味】

甘,微寒。入心、肺经。

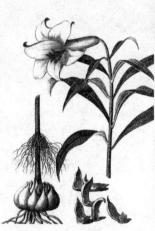

百 合

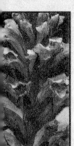

【功效】

润肺止咳，宁心安神。

【适应症】

1. 用于肺燥或肺热咳嗽等症。

本品甘寒，能清肺润燥，对肺燥或肺热咳嗽等症，常与麦冬、沙参、贝母、甘草等配合应用。

2. 用于热病后余热未清，神思恍惚等症。

本品有宁心安神作用，用于热病后余热未清、神思恍惚之症，与知母、地黄等配合应用。

【方剂名称】

百合、野百合(洗净，晒干用)

【用法用量】

三钱至五钱，煎服。

【医典举例】

百合知母汤(《金匮要略》)：百合、知母。治百合病。

百合固金丸(录自《医方集解》)：生地、熟地、麦冬、贝母、百合、当归、芍药、甘草、玄参、桔梗。治肺伤咽痛，咳喘痰血。

《本经》："邪气腹胀心病，利大小便，补中益气。"《别录》："除浮肿胪胀，痞满寒热，通身疼痛，及乳难喉痹，止涕泪。"《大明本草》："安心定胆，益志养五脏。"